Gesundheit optimieren – Leistungsfähigkeit steigern

Christoph Michalk

Gesundheit optimieren – Leistungsfähig- keit steigern

Fit mit Biochemie

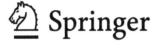 Springer

Christoph Michalk
Wallerfangen, Deutschland

Mit Beiträgen von Philipp Böhm
Böhm und Michalk GbR
Wallerfangen, Deutschland

ISBN 978-3-662-58230-5   ISBN 978-3-662-58231-2   (eBook)
https://doi.org/10.1007/978-3-662-58231-2

Die Deutsche Nationalbibliothek verzeichnet diese Publikation in der Deutschen Nationalbibliografie; detaillierte bibliografische Daten sind im Internet über http://dnb.d-nb.de abrufbar.

Springer

Fotonachweis Umschlag: Adobe Stock grki

Umschlaggestaltung: deblik Berlin

Springer ist ein Imprint der eingetragenen Gesellschaft Springer-Verlag GmbH, DE und ist ein Teil von Springer Nature.
Die Anschrift der Gesellschaft ist: Heidelberger Platz 3, 14197 Berlin, Germany

Geleitwort

Liebe Leserin, lieber Leser,

alles, was Sie in diesem Buch lesen, stammt aus meiner Feder. Damit Sie wissen, wem Sie da eigentlich zuhören, möchte ich Ihnen in aller Kürze etwas über mich erzählen.

Demnächst werde ich 28 Jahre alt. Ich gehöre also definitiv zur jüngeren Generation jener Autoren, die zum Thema Gesundheit und Leistungsfähigkeit schreiben. Doch wieso interessiere ich mich überhaupt für dieses Thema?

Körperlich betrachtet musste ich schon früh immer etwas mehr tun als andere. Die Frage nach dem „Warum" begleitete mich deshalb mein halbes Leben. In der Zwischenzeit war ich trotzdem ambitionierter Leistungssportler (anderthalb Jahrzehnte lang Handball auf hohem Leistungsniveau, später Triathlon, heute Kraftsport). Es schloss sich ein Sport- und Biologiestudium auf Lehramt für Gymnasien an, das ich kurz vor dem Abschluss aufgrund eines gesundheitlichen Schicksalsschlages, der mich viele Krankenhausaufenthalte kostete, abbrechen musste.

In der Zeit als Sportstudent und auch davor kam ich in Kontakt mit vielen, vielen verschiedenen Ernährungsformen und Diäten, erreichte oft ganzjährig mein angestrebtes Wettkampfgewicht und niedrige, einstellige Körperfettanteilwerte.

Im Laufe der Jahre entdeckte ich einen Grund, der in meinen Augen für viele meiner (gesundheitlichen und sportlichen) Probleme verantwortlich war: Innerhalb weniger Wochen verdoppelte ich mit den Methoden, die Sie in diesem Buch finden, die Werte meiner Schilddrüsenhormone, die vorher zu niedrig waren. Mit der Wucht der Wirkung hätte ich nicht gerechnet und daraufhin veränderte sich sehr viel in meinem Leben. Ich musste meinen Körper neu kennenlernen.

Etwas später begann ich Biowissenschaften zu studieren, und Anfang 2014 gründete ich einen Blog namens edubily – er sollte meine eigene Therapie sein. Ich dachte: Das, was ich über die Biochemie des Körper wusste und was ich aus meinem Verhalten gelernt habe, möchte ich anderen Menschen an die Hand geben, damit sie nicht dieselben Fehler machen wie ich.

Meinen Abschluss (B.Sc.) machte ich in zellulärer Biochemie (1,0). Leider verstarb meine Mutter mitten im Master-Studiengang (Molekulare Zellbiologie) an Krebs. Aus diesem und anderen Gründen entschied ich mich, mich zunächst voll auf meine über Jahre größer gewordene Rolle als Autor bei edubily zu konzentrieren – und die angestrebte Doktorandenposition vorerst nicht anzunehmen.

Ich wünsche mir, dass es für Sie in diesem Buch einige Heureka-Momente gibt – und dass Sie viele Tipps und Tricks entdecken, die Ihnen helfen können.

Mit den besten Grüßen

Chris Michalk
Wallerfangen, Deutschland

Vorwort

Es gibt viele Menschen, die über 70 Jahre in einem Körper leben, über den sie nur sehr wenig wissen. Glücklicherweise muss kein Löwe der Welt zunächst ein Biochemiebuch lesen, damit er ein gesundes Leben führen kann.

Der Unterschied zu uns ist, dass ein Löwe in einer Umwelt lebt, an die er angepasst ist – er braucht gar nichts über seinen Körper zu wissen. Das Feedback, das ihm sein Körper in diesem Augenblick gibt, reicht aus. Denn das, was er täglich tut, und das, was seine natürliche Umwelt ihm gibt, ist abgestimmt an das, was sein Körper braucht.

Bei uns Menschen ist dieses fein justierte System in vielen Fällen entgleist. Wir leben zu entkoppelt von unserem Ursprung, in einer Welt, an die der menschliche Körper nicht angepasst ist. Daraus sind viele Probleme erwachsen, denen die Wissenschaft nachgegangen ist. Genau deshalb gibt es heute eine Vielzahl an interessanten Erkenntnissen, von denen Sie profitieren können. Zeitgleich sind wir im Grunde die gleichen einfachen Lebewesen geblieben und haben deshalb oft ähnliche Bedürfnisse wie viele andere Lebewesen dieser Erde.

Das heißt, die Zugänge, mithilfe derer Sie gesund und fit werden und bleiben können, unterscheiden sich nicht von denen eines Löwen. Auch Sie werden von einer passenden Ernährung und regelmäßiger Bewegung profitieren.

Dieses Buch möchte Ihnen die spannende Welt der „angewandten Biochemie" näherbringen und die doch etwas langweiligen Begriffe „Ernährung" und „Bewegung" mit viel Hintergrundwissen und Information füllen. Sie erlangen dadurch Körperwissen, das ungemein motivierend sein kann.

Halten wir diesbezüglich zunächst einmal fest: Wir wissen, dass wir sind. Wir wissen, dass wir jetzt in diesem Moment durch unsere Augen auf bzw. in die Welt schauen. Zwar werden wir vermutlich nie beschreiben können, was wir sind. Fest steht aber, dass in dieser Welt alles naturwissenschaftlichen Gesetzen unterliegt: Das Gehirn, das Sie benutzen, das Herz, das für Sie schlägt, und die Beine, die Sie durch die Welt tragen, funktionieren, weil chemische und physikalische Gesetze es ermöglichen.

Das, was Sie überhaupt erleben können, hängt von Ihrem Körper ab – Sie sitzen sozusagen in einem Kino und erleben Ihr eigenes Leben. Zwischen dem, was außerhalb Ihres Körpers passiert, und Ihnen, steht ein Übersetzer, der das, was dort draußen passiert, für Sie erlebbar macht.

Dieser Übersetzer ist es, der Ihre Realität überhaupt erst entstehen lässt! Heruntergebrochen auf das Kleine bedeutet das, dass zwischen Ihnen und dem

Leben Ihre Biochemie, der Übersetzer, steht. Ohne die richtigen Neurotransmitter sehen Sie keinen Sinn im Dasein. Ohne das passende Immunsystem sind Sie nicht lebensfähig. Und: Ohne den bewegten Muskel fehlen Ihnen Stoffe, die Sie gesund halten.

Schleichen sich auf dieser untersten Ebene Fehler ein, kann das schwerwiegende Folgen für die Makroebene, also unser Leben haben. Und davon haben wir nur eins. Aus diesem Grund sollte jeder Mensch mehr über seinen eigenen Körper und speziell seine eigene Biochemie wissen. Ein Schulfach mit den Namen „Angewandte Biochemie: Essentielles Wissen über den ein eigenen Körper" wäre sicher eine großartige Bereicherung.

Chris Michalk
Wallerfangen, Deutschland
Oktober 2018

Inhaltsverzeichnis

Unsere Evolution weist uns den Weg

© Springer-Verlag GmbH Deutschland, ein Teil von Springer Nature 2019
C. Michalk, *Gesundheit optimieren – Leistungsfähigkeit steigern*,
https://doi.org/10.1007/978-3-662-58231-2_1

1

1.1 Das Stufe-2-Denken für den Blick hinter die Kulissen

Was hätten Sie gerne? Vielleicht …
— mehr Energie
— mehr Antrieb
— mehr Muskeln
— mehr geistige Leistungsfähigkeit
— mehr Libido
— mehr Gesundheit
— mehr Langlebigkeit
— weniger Körperfett

Sie können das natürlich auch als Frage formulieren:
— Stimmt meine Libido?
— Bin ich oft krank?
— Schlafe ich schlecht?
— Kann ich mein Arbeitspensum bewältigen?
— Mache ich Fortschritte beim Sport?
— Ist mir warm oder friere ich ständig?
— Kann ich mich konzentrieren?
— Bin ich dauerhaft antriebsarm?
— Gibt es weitere Probleme?

Die schlechte Nachricht ist, dass ein Punkt ganz sicher auf Sie zutreffen wird. Und oft ist genau dieser Punkt lediglich ein Marker dafür, dass es noch viele weitere Probleme gibt.

Es gibt zwei gute Nachrichten: Zum einen sind Sie nicht alleine – kein Mensch ist perfekt. Zum anderen gibt es für viele unserer vermeintlich unlösbaren Probleme eine Lösung. Dieses Buch will Ihnen als Einführung in die weite Welt der „angewandten Biochemie" dienen – im weiteren Sinne als Gebrauchsanleitung für Ihren Körper. Nach dem Lesen dieses Buchs werden Sie einen guten Eindruck davon haben, was die Natur – und somit Ihre Biologie als Homo sapiens – von Ihnen möchte. Wir werden den Spagat zwischen Ihrer ganz eigenen Biochemie und dem Wissen um unsere Evolution schaffen.

Unser Ziel ist es, dass Sie Ihre eigene Ideallinie finden und in der Lage sind, an Ihrem „genetischen Maximum" zu leben. Dafür brauchen Sie das Wissen um wesentliche Abläufe in Ihrem Körper und um die Gesetze, mit denen wir auf täglicher Basis arbeiten. Sie brauchen aber auch Ihre Intuition und Ihr Gefühl. Denn das Feedback, das unser Körper uns gibt, ist weit mächtiger als jeder Ratschlag, den Experten Ihnen geben können, und weit mächtiger als jedes jemals geschriebene Biochemiebuch. Dennoch können Sie das Feedback nur richtig deuten, wenn Sie etwas über die Gesetze Ihrer eigenen Biochemie wissen.

Sehen Sie: Die oben genannten Punkte und Fragen können Sie nur deshalb formulieren, weil Sie feststellen, dass Ihnen etwas fehlt – Sie erkennen, dass etwas von Ihrem normalen, idealen Zustand abweicht. Viele Menschen können kleinere Abweichungen im Alltag gut kompensieren. Manche Abweichungen können allerdings so gravierend sein, dass es sie in die Depression treibt. Denn zu wissen, dass man das eigene Potenzial nicht voll ausschöpfen *kann*, weil etwas Fundamentales nicht funktioniert, kann eine der bittersten Erkenntnisse überhaupt sein.

Umgekehrt zeichnen sich alle Gewinner im Leben dadurch aus, dass Sie einfach ein paar Prozent besser sind. Sie sind anderen Menschen immer einen Schritt voraus. Strengen Gewinner sich dafür mehr an? Nein, sie *sind* Gewinner – ohne mehr Arbeit. Der Nachbar isst auf jeder Geburtstagsparty die halbe Schüssel Nudelsalat und ist trotzdem immer schlank. Sie gehen täglich laufen, kennen jede Diät der Welt und können nicht mal ein Schokoeis essen, ohne direkt zuzunehmen. Das zu sehen und Vermutungen anzustellen, würden wir als „Stufe-1-Denken" bezeichnen. „Stufe-2-Denken" bedeutet, die Hintergründe zu verstehen. Vielleicht nicht im Detail, aber beispielsweise eine Vorstellung davon zu bekommen, was bei diesem Nachbar anders läuft als bei uns.

Zeitgleich müssen wir uns die Frage stellen, ob wir überhaupt den für uns vorgesehenen Weg gehen – oder ob wir uns im Leben falsch positionieren. Soll heißen: Natürlich mag etwas mit Ihnen nicht stimmen, wenn jede Kugel Schokoeis direkt zu Fettpölsterchen wird. Auf der anderen Seite darf die Frage erlaubt sein, ob Sie sich überhaupt mit dem Nachbar vergleichen können.

Auf jeder Stufe des Lebens, in jedem Bereich des Lebens findet – auch jetzt gerade – eine Evolution statt. Im Idealfall schöpfen Sie Ihr Potenzial voll aus und landen irgendwann genau da, wo Sie hingehören.

Ist Ihnen schon mal aufgefallen, dass Menschen mit steigendem Differenzierungsgrad immer ähnlicher werden? Haben Sie sich mal Schwimmprofis angeschaut? Den Körperbau? Diese Menschen sehen nicht so aus, weil ein Profischwimmer in bestimmter Weise trainiert und deshalb breite Schultern und schmale Hüften bekommt. Vielmehr zeigt sich, dass es der perfekte Einklang zwischen genetischer Ausstattung und Umweltanforderung ist, der diese Menschen bis in den Profibereich getragen hat.

Heißt: Wir müssen zum einen unsere genetische Ausstattung voll entfalten können – zum anderen müssen wir uns in eine für uns passende Position im Leben bringen, damit auch wir vom Leben getragen werden und in unserem eigenen „Profibereich" landen.

Auch diese Erkenntnis ist nichts weiter als Biologie. Denn genau auf diese Art und Weise funktioniert Evolution. Mit dem Unterschied, dass unsere Vorfahren sich die Umwelt, in der sie geboren wurden, nicht aussuchen konnten. Es gibt für uns Menschen – mit biologischer Abweichung natürlich – eine passende Umwelt, in der wir ideal gedeihen können. Und erst dann können wir uns gut fühlen. Lassen Sie uns vor diesem Hintergrund doch zunächst anschauen, wie Ihre Vorfahren gelebt haben.

1.2 Die Anfänge der Gattung Homo

Unsere Geschichte beginnt vor 3 Millionen Jahren, auf den Bäumen Afrikas. Man nennt uns zu diesem Zeitpunkt noch Australopithecus. Wir interessieren uns natürlich für Gesetze, deshalb interessieren wir uns auch für die äußerlichen Merkmale dieser Spezies. Primaten, auch Australopithecinen, zeichnen sich durch große Kauapparate mit großen Zähnen aus. Sie haben lange Arme, relativ kleine Gehirne und zeigen einen für

1

Pflanzenfresser typischen Magen-Darm-Trakt. Doch was haben solche Primaten mit uns zu tun?

Reisen wir 100 Jahre zurück. Sie sind jetzt ein forschender Zoologe. Sie fliegen ab und an nach Afrika und besuchen Ausgrabungsstätten. Dabei stoßen Sie immer wieder auf Überreste von Tieren, die Ihnen von der Gestalt her ähneln, aber definitiv nicht Ihrer Art angehören. Sie finden einen Schädel, der vielleicht 2 Millionen Jahre alt ist. Er ähnelt sehr dem, was Sie als Primatenschädel bezeichnen. Dieser Schädel zeigt jedoch Tendenzen zur Vermenschlichung: Der Kauapparat ist nicht mehr so mächtig, die Zähne sind kleiner und die Zahnmorphologie ist anders. Sie als Naturwissenschaftler würden die Hypothese verkünden: Wir haben hier einen Primaten gefunden, der sich gerade zum Menschen entwickelt. Sie machen einen weiteren Fund. Dieses Mal ist das Skelett jünger – vielleicht eine Million Jahre alt. Nun sind Sie sicher: Das ist unser Vorfahr.

Australopithecus afarensis, mit dem bekannten Vertreter „Lucy", war der Ausgangspunkt einer dramatischen Entwicklung. Australopithecus ist der Name der Gattung, in der sich ähnelnde Arten zusammengefasst werden. Afarensis ist die Bezeichnung der genauen Art (Kimbel und Delezene 2009).

Unsere Gattung „Homo" musste von der Natur zunächst erfunden werden. Freilich handelt es sich dabei nur um eine vom Menschen erstellte Kategorie. Arten und Individuen der Gattung Australopithecus mussten sich von den Arten, die in der Gattung Homo zusammengefasst werden, deutlich unterscheiden – so sehr, dass man sie eindeutig einer neuen Gattung zuordnen konnte. In der Tat sind die frühsten Arten der Gattung Homo, Homo rudolfensis und Homo habilis, so Australopithecus-ähnlich, dass lange darüber diskutiert wurde, ob sie überhaupt in die Gattung Homo gehören und nicht eher der Gattung Australopithecus zugeordnet werden sollten.

Genau genommen unterscheidet man Arten innerhalb einer Gattung dadurch, dass sie nicht mehr in der Lage sind, sich zu verpaaren. In der Gattung Homo sieht die Sache, wie Sie sehen werden, etwas anders aus. Homo habilis und Homo rudolfensis lebten in stark bewaldeten Umgebungen. Es wurde und wird davon ausgegangen, dass Wälder an Fluss- und Seeufern das zu Hause dieser Individuen war (Kuman und Clarke 2000).

Wie bereits eingangs erwähnt, hatten sowohl Australopithecinen als auch die frühen Arten der Gattung Homo recht kleine Gehirne. Im Vergleich zu Ihnen war das Gehirn dieser Vertreter im Schnitt um zwei Drittel kleiner, aber schon minimal größer als das Gehirn von heute lebenden Primaten wie Schimpansen (Aiello 1997). Die Entwicklung des Gehirns war außergewöhnlich: Es dauerte ca. eine Million Jahre, um die Gehirngröße zu verdoppeln (◘ Abb. 1.1).

Nun stand ein anderer Vertreter auf dem Plan der Evolution: Homo erectus. Homo erectus ist der erste Vertreter der Gattung Homo, der uns mit Blick auf die Körpergröße, das Gewicht, den Gang, die Fortbewegungsart im Allgemeinen, die Nutzung von Werkzeugen und mit Blick auf die Arten der Kommunikation sehr ähnelt. Doch wie kann es sein, dass ein Gehirn, das energetisch kostspieligste Organ überhaupt, so dramatisch wächst? Die Antwort findet sich möglicherweise im Essverhalten.

Alle Primaten, außer wir, haben einen sehr langen Dickdarm, aber nur einen relativen kurzen Dünndarm. Wir hingegen haben einen mehr als doppelt so langen Dünn-

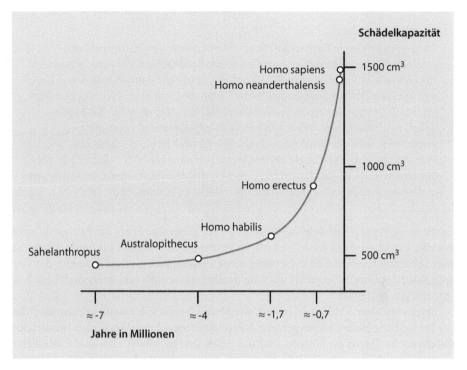

Abb. 1.1 Die Schädelkapazität im Verlauf der menschlichen Evolution

darm und nur ein Drittel der Dickdarmlänge anderer Primaten (Milton 1999). Gorillas und andere Primaten verbringen fast den ganzen Tag damit, Nahrung aufzunehmen. Die komplette skelettäre Anatomie eines Gorillas ist darauf ausgerichtet, Platz für den Bauchraum zu schaffen. Denn der Magen-Darm-Trakt dieser Tiere braucht viel Raum. Das liegt daran, dass ein Gorilla hauptsächlich zellulosereiche Kost, zum Beispiel Blätter, isst. Diese Blätter bestehen im Grunde nur aus Ballaststoffen, können also von normalen Verdauungsenzymen nicht zerlegt werden. Aus diesem Grund gehören Gorillas zu den „hindgut fermenters".

Das bedeutet, dass Gorillas den von Bakterien üppig besiedelten Dickdarm benutzen, um Nährstoffe aus den Blättern zu extrahieren (Popovich et al. 1997). Die im Dickdarm lebenden Bakterien nämlich verfügen über die nötigen Verdauungsenzyme und Stoffwechselwege, um die Kost zu zerlegen. Ähnlich wie bei anderen Herbivoren, etwa Kühen, entstehen dabei große Mengen an Gasen, was den Bauch aufbläht – für die große Menge an pflanzlicher Kost und die Gase braucht es Platz.

Die Stoffwechselaktivität des Darms ist aus diesem Grund sehr hoch. Entsprechend verbraucht so ein riesiger, schwer arbeitender Dickdarm auch große Mengen an Energie. Während Ihr Gehirn bis zu 25 % Ihres Grundumsatzes frisst, beträgt dieser Wert bei anderen Primaten gerade einmal 8 % (Leonard et al. 2010). Nach dem Kleiber-Gesetz wäre es unmöglich, über einen energetisch so kostspieligen Darm zu verfügen und gleichzeitig das Gehirn eines Menschen zu haben.

1

Das Kleiber-Gesetz

Das bereits erwähnte Kleiber-Gesetz beschreibt den engen Zusammenhang zwischen der Masse eines Tieres und seiner Stoffwechselrate. Würden wir irgendein Tier nehmen, das in etwa so groß bzw. schwer ist wie wir, dann müsste dieses Tier sehr ähnliche Stoffwechselraten aufweisen. Nun ist uns aber im Zuge der Evolution ein riesiges, extrem kostspieliges Gehirn gewachsen. Um weiterhin das Kleiber-Gesetz zu erfüllen, muss etwas anderes, ebenfalls energetisch Kostspieliges, weggefallen sein: der große (Dick-)Darm. Der nämlich ist bei Primaten sehr lang, um Pflanzen optimal zu verdauen. Bei uns Menschen hingegen fällt er kürzer aus, der Dünndarm ist im Vergleich allerdings deutlich länger. Einen langen Dünndarm gibt es dann, wenn die Nahrung qualitativ hochwertig ist (Milton 2003).

Damit ist im Prinzip bereits alles gesagt: Es ist vor allem eine Frage der Energetik, wenn man die Evolution eines primitiven hin zu einem hochmodernen Primaten, Homo sapiens, beurteilen möchte. Es steht völlig außer Frage, dass irgendein Vertreter der Gattung Australopithecus vermehrt auf eine deutlich nährstoff- und energiereichere Kost umgestiegen sein muss.

Bereits vor über 3 Millionen Jahren, also beim Übergang der Gattung Australopithecus zur Gattung Homo, haben gewisse Australopithecus-Arten Werkzeuge benutzt, um Knochen von Tieren zu brechen und das Mark auszuschaben. Das ist ein deutlicher Hinweis darauf, dass sogar frühere Hominini-Arten qualitativ hochwertige Fette zu sich nahmen, die eine sehr hohe Energiedichte aufweisen (McPherron et al. 2010).

Es ist bis heute nicht klar, wann das erste Mal Feuer genutzt wurde. Fakt ist: Damit das Gehirn wachsen kann, musste die Darmaktivität kleiner werden. Damit die Darmaktivität kleiner werden kann, bedarf es mehr leicht zugängliche Energie. Im Idealfall werden dabei zeitgleich Stoffe mitgeliefert, die die hohe Stoffwechselaktivität des Gehirns unterstützen.

Nährstoffzufuhr versus Blutwert

Viele von Ihnen erstellen sich gerne Ernährungspläne, die sowohl die Kalorienzahl als auch die Mikronährstoffdichte aufzeigen. Laut solcher Rechnungen sind Sie in den meisten Fällen bestens mit Mikronährstoffen versorgt. Meistens führen Sie so sogar das Doppelte von dem zu, was die Deutsche Gesellschaft für Ernährung (DGE) Ihnen empfiehlt.

Lassen Sie aber tatsächlich im Blut messen, sieht es nicht selten mau aus. Die 30 mg Eisen, die Sie in Ihrem Ernährungsplan finden, finden Sie nicht in Ihrem Blut. Der Eisenspeicher (Ferritin) zeigt sich häufig geleert.

Das Problem ist, dass viele Menschen, die sich für Gesundheit interessieren, davon ausgehen, dass pflanzliche Kost generell gesünder ist als tierische Kost. Gesundheit mit pflanzlicher Kost zu assoziieren, hat sich tief in die Köpfe vieler Menschen gesetzt. Damit wir uns richtig verstehen: Pflanzen sind gesund und sollten ohne Wenn und Aber eine große Rolle in unserer Ernährung spielen.

Dennoch: Sie können nicht davon ausgehen, dass Sie ohne Probleme wie ein Gorilla oder andere Primaten leben bzw. essen können. Eine Wissenschaftlerin namens Milton, die sich mit der Ernährung diverser Primaten befasst, hat einmal nachgemessen, wie viele Mikronährstoffe so ein kleines Äffchen pro Tag aufnimmt: Ein 7 kg schwerer Brüllaffe nimmt 5-mal so viel Kalzium, 3-mal so viel Magnesium und 3-mal so viel Kalium auf wie Sie. Und das, obwohl die Werte nicht mal auf Ihr Körpergewicht umgerechnet waren. Das heißt: So ein 7 kg schwerer Brüllaffe wiegt ein Zehntel von Ihnen, nimmt aber das 5-Fache an Kalzium auf (Milton 2003). Was läuft da schief? Machen Sie etwas „falsch" oder übertreibt die Natur?

Die Wahrheit liegt wohl in der Mitte: Erstens kommen beim Affen tatsächlich mehr Mikronährstoffe im Blut an als bei Ihnen. Aber viel wichtiger ist, dass diese Äffchen lediglich 3–4 % von den oben genannten Mineralien aufnehmen. Wir sprechen in diesem Zusammenhang von Bioverfügbarkeit. Der Affe führt mithilfe seiner Pflanzen also 5 g Kalzium zu, am Ende bleiben davon vielleicht 200 mg hängen, die im Blut ankommen.

Mikronährstoffe aus Pflanzen weisen häufig eine niedrige Bioverfügbarkeit auf – das heißt, der Körper kann Mikronährstoffen aus Pflanzen nur sehr schlecht aufnehmen. Dazu mehr in ▶ Kap. 4.

Doch zurück zur Entwicklung: Homo erectus lebte vor ca. 1,5–0,5 Millionen Jahren. Mit einem Gehirn, das zwei Drittel so groß war wie Ihres. Ein Teil der Homo-erectus-Population wanderte schon sehr früh nach Europa aus. Dort entwickelte sich daraus Homo neanderthalensis. Sie, Homo sapiens, entwickelten sich ebenfalls aus Homo erectus, aber nicht in Europa, sondern in Afrika. Wir stammen also nicht vom Neanderthaler ab, und tatsächlich ist er auch nicht unser Vorfahr. Es ist eine Art, die sich zeitlich relativ parallel in Europa entwickelte, während sich „die Wiege der Menschheit" in Afrika findet. Immerhin haben Sie einen gemeinsamen Vorfahren mit dem Neanderthaler.

Sie sollten wissen, dass die Evolution immer selektiert. „Survival of the fittest" – hat mit Fitness, wie wir sie kennen, eigentlich überhaupt nichts zu tun. Vielmehr beschreibt es *die Fähigkeit eines Individuums, sich an die gegebenen Umweltbedingungen anzupassen und sich auch dort fortzupflanzen.* Wobei Fortpflanzung als Folge ein Marker dafür ist, wie gut wir mit den jeweiligen Umweltbedingungen klarkommen. Das ist Fitness.

Die Evolution nutzt ein paar Tricks, wenn es um die Weiterentwicklung von Arten geht. Angenommen, Sie bekommen zehn Kinder. Keines dieser zehn Kinder sieht aus wie das andere. Vielmehr finden wir – in einem physiologischen Bereich – immer Schwankungen. Vielleicht kommen einige Ihrer Kinder mit Merkmalen auf die Welt, die es ihnen erlauben, besser mit der Umwelt zu interagieren. Ein Gehirn, das wie ein Schalldämpfer wirkt, wäre heute beispielsweise Gold wert. Das würde vor etlichen stressbedingten Erscheinungen schützen. Umgekehrt könnte es sein, dass ein Kind auf die Welt kommt, das besonders empfindlich auf Stress reagiert. Im schlimmsten Fall würde dieses Kind, noch bevor es sich fortpflanzen kann, sterben – so hätte die Evolution dafür gesorgt, dass es seine Gene und somit die starke Stressempfindlichkeit nicht weitergeben kann.

1

Was sehr hart klingt, ist ein brachiales Beispiel für natürliche Selektion und „Fitness". Das Kind mit dem ruhigen Buddha-Gehirn kann sich mit hoher Wahrscheinlichkeit fortpflanzen und gibt so die „Buddha-Gene" an die nachfolgende Generation weiter.

Daher denkt man als Biologe, dass jede Art an einen spezifischen Lebensraum angepasst ist. Wenn das für jede Tierart gilt, dann sollte das auch für Sie gelten. Wir wollen in diesem Buch – auch – herausfinden, welche Kernelemente das sind. Sie können sich dann in die für Sie richtige Umwelt setzen. Denn: Jede Art bleibt gesund, solange sie in der für sie vorgesehenen Nische lebt.

Homo erectus war die erfolgreichste Art der Gattung Homo und lebte über eine Million Jahre. Wir, Homo sapiens, leben bisher lediglich circa 200.000 Jahre. Sie sollten sich also durchaus fragen, warum dieser Vertreter nicht mehr existiert. Wir aber schon.

Was wir vorab festhalten können: In 2,5 Millionen Jahren hat sich mit Blick auf die Umwelt wahrscheinlich sehr vieles verändert. Afrikanische Landschaften dürften anfänglich noch von üppiger Bewaldung geprägt gewesen sein – vor 200.000 Jahren dürften das vor allem Savannen gewesen sein.

1.3 Die Geschichte des Homo erectus

Von Homo erectus können wir möglicherweise lernen. Denn Homo erectus ist unser direkter Vorfahr, daher ist es sehr interessant zu wissen, warum dieser Vertreter ausstarb und wie er lebte.

Homo erectus war Großwildjäger. Damit ist nicht der Hirsch gemeint, sondern beispielsweise der europäische Waldelefant oder ein Rhinozeros – beide mehr als 1000 kg schwer. Studien legen nahe, dass Homo erectus gerne Elefanten jagte. Entsprechende Überreste des Waldelefanten wurden in Afrika, Europa und Asien gefunden.

Der Wissenschaftler Ben-Dor und seine Kollegen von der Universität Tel Aviv (2011) haben sehr aufwendig das Ernährungsverhalten von Homo erectus rekonstruiert. Bezogen auf die Morphologie des Kauapparats zeigt sich Homo erectus deutlich graziler als Vorgängerarten. Die Kiefer dieser Vorgängerarten waren viel größer und kräftiger, die Backzähne waren extrem groß – man spricht von „post canine megadontia". Dieser Kauapparat sei besonders geeignet gewesen, um sehr harte und feste Nahrungsbestandteile zu verdauen – etwa Pflanzen und Pflanzenteile, die sogenannte „underground storage organs" (USO), sprich Wurzeln und Co.

All diese Merkmale hatte Homo erectus nicht mehr. Aus diesen und energetischen Gründen gehen Ben-Dor und Kollegen davon aus, dass solche USO nicht mal als Notnahrungsmittel genutzt wurden. Argumentativ wird das von Genanalysen untermauert, die zeigen, dass die ausgeprägte Nutzung von stärkehaltigen Lebensmitteln erst vor ca. 200.000 Jahren begann (Perry et al. 2007).

Um die Nahrung vorzuverdauen, hätte Homo erectus das Feuer nutzen können – so haben das spätere Individuen der Gattung Homo ausgiebig getan. Für diese Zeit ist das aktive Nutzen von Feuer allerdings nicht belegt. Nüsse waren zwar vorhanden, aber aufgrund des hohen Anteils an Stoffen, die die Verwertung der Nährstoffe eines Lebensmittels einschränken (Antinährstoffe), hätten sie vorher bearbeitet werden müssen. Das ist heute gang und gäbe bei „natürlich" lebenden Kulturen: Die rohen Nüsse (oder eine andere pflanzliche Kost) werden dabei vor dem Verzehr beispielsweise geröstet oder eine Zeit lang im Wasser getränkt.

Das halten Ben-Dor und Kollegen für unwahrscheinlich und erläutern weiter, dass die Energie, die man pro Stunde potenziell gewinnen kann, für Nüsse und Samen ca. 4000 Kilojoule, für Wurzelgemüse ca. 4000 Kilojoule und für Jagdbeute das 10-Fache betrug. Jagen war also – aus energetischer Sicht – die weitaus sinnvollere Variante. In wenigen Momenten werden Sie sehen, dass es bei den noch heute lebenden Buschmännern der Kalahari (!Kung San) ganz anders aussieht.

Unterm Strich, so die Autoren, gewann Homo erectus ca. 30–40 % seiner Energie aus dem Konsum von Pflanzen. Die Proteinzufuhr war aller Wahrscheinlichkeit nach sehr ausgeprägt, sie lag bei ca. 30–35 % der Gesamtkalorien.

> ❯ Bei 2500 kcal, die Sie täglich verbrauchen, wären 30–35 % etwa 750–875 kcal. Da 1 g Eiweiß 4 kcal liefert, entspricht das rund 190–220 g Eiweiß. 200 g Eiweiß sind in ca. 1 kg Fleisch enthalten. Zum Vergleich: Wir verzehren rund 100 g Eiweiß täglich.

Die Leber kann allerdings nur ca. 200–300 g Protein am Tag verarbeiten. Deshalb glauben die Wissenschaftler, dass diese Menge nicht überschritten wurde. Folglich sei ein großer Anteil der täglich zugeführten Energie durch tierische Fette abgedeckt worden. Die Autoren kalkulierten sogar den dafür nötigen Körperfettanteil der Tiere. Er musste mindestens 45 % betragen – das trifft nur auf sehr große Tiere, etwa Elefanten, zu.

Leider starb der in unseren Wäldern beheimatete Elefant ob der intensiven Jagd aus. Nicht gut für Homo erectus, aber gut für uns. Denn genau deshalb brachte die Evolution einen leichteren, agileren und intelligenteren Vertreter auf den Plan: Homo sapiens. Homo sapiens hatte niedrigere energetische Bedürfnisse und konnte somit auch ohne den Elefanten überleben.

Womit wir auch schon bei uns angekommen sind. Sie haben Afrika vor ca. 100.000 Jahren verlassen und erreichten vor ca. 40.000 Jahren schließlich Europa. Mitten hinein in eine Kaltzeit (vgl. deMenocal und Stringer 2016). In dieser Zeit nannte man Sie Cro-Magnon, der frühe europäische Homo sapiens. Zur gleichen Zeit lebte in Europa allerdings schon der Neanderthaler, der sich dort parallel zu Ihnen entwickelt hatte. Er hatte eine sehr viel robustere Statur. Der Neanderthaler hatte ein großes Becken und kurze, dafür extrem kräftige Beine. Der Rumpf war kompakter. Insgesamt waren Neanderthaler-Individuen bei gleichem Gewicht deutlich kleiner als Sie – wir würden diese Statur vielleicht als untersetzt bezeichnen.

Der Neanderthaler war deutlich besser an das harsche Klima angepasst als wir. Das lässt sich ableiten: Die Nase war sehr groß. Zusätzlich besagt die Allen-Regel, dass Körperanhänge von Tieren kürzer werden, je kälter das Gebiet ist, indem das Tier lebt. Es gibt dazu eine mathematische Gleichung, die man „crural index" nennt. Sie setzt die Länge des Schienbeinknochens in Relation zur Länge des Oberschenkelknochens. In Anlehnung an die Allen-Regel ist der „crural index" bei Neanderthalern deutlich niedriger als bei Homo sapiens. Oder anders ausgedrückt: Die Unterschenkel sind deutlich kürzer. Dieses Phänomen lässt sich auch innerhalb unserer Art beobachten. So haben Inuit als Zeichen der Kälteadaptation einen niedrigeren „crural index" als beispielsweise Afrikaner, die sehr warme Habitate bewohnen (Porter 1999).

1

Zum einen lässt sich dies als Anpassung an die Kälte werten. Zum anderen aber auch als Anpassung an Steppenlandschaften. Eine Arbeit von Steudel-Numbers und Tilkens (2004) zeigt, dass Neanderthaler-Individuen sehr schlechte Ausdauerläufer waren. Wenn der Unterschenkel kürzer ist, wird die Fortbewegung ineffizienter. Um genauer zu sein, investierte der Neanderthaler in direktem Vergleich mit einem modernen Menschen 30 % mehr Energie in seine Fortbewegung. Sobald die Landschaft hügelig und uneben wird, hebt sich dieser Unterschied auf.

Die Ernährung des Neanderthalers basierte auf Fleisch vom Großwild. Diverse Studien legen nahe, dass Neanderthaler sogenannte Top-Level-Karnivoren waren (u. a. Richards und Trinkaus 2009). Das sind Jäger, die an oberster Stelle der Nahrungskette stehen. Das lässt sich in Form von Atomisotopen eindeutig bestimmen. Der Neanderthaler hatte Isotopwerte, die darauf schließen lassen, dass er sich wie eine Hyäne oder andere Karnivoren ernährt haben muss.

Ähnliche oder dieselben Studien zeigen, dass der Mensch, Homo sapiens, noch deutlich höhere Stickstoffwerte hatte als der Neanderthaler. Noch höhere Stickstoffwerte deuten nicht etwa auf einen noch höheren Fleischkonsum hin, sondern zeigen, dass eine beträchtliche Menge Protein von marinen Organismen stammt. Sprich: Homo sapiens war der bessere Fischer. Überhaupt scheinen Nahrungsmittel marinen Ursprungs – Muscheln, Tang, Fische und Co. – eine wichtige Quelle diverser „Schlüsselmikronährstoffe“ gewesen zu sein, die eine große Rolle in der Entwicklung von Homo sapiens und Vorgängerarten gespielt haben müssen.

Insgesamt kann man davon ausgehen, dass die Ernährung des Homo sapiens mehr Diversität zeigte, als es beim Neanderthaler der Fall war. Allerdings gibt es auch diesbezüglich Funde, die auf eine signifikante Zufuhr von pflanzlicher Nahrung beim Neanderthaler hindeuten (Richards und Trinkaus 2009; Henry et al. 2011). Erstaunlicherweise fanden Forscher auf den Zähnen von Neanderthalern Spuren von Datteln, Bohnen und Gräsern, deren chemische Konstellation außerdem darauf hindeutet, dass sie mit Wärme behandelt wurden. Haben diese Neanderthaler bereits mit stärkehaltigen Kohlenhydraten gekocht?

Zeitgleich sollten wir nicht vergessen, dass es nicht *das* Klima, *die* ökologische Nische gab. Ähnlich wie heute lebten diverse Individuen in verschiedenen geografischen Bereichen. So gesehen gab es nicht nur das sehr kalte Klima, sondern auch wärmere Gebiete. *Die* Paläoernährung gab es deshalb nicht.

Der Vollständigkeit halber sei noch angemerkt, dass sich Neanderthaler und Homo sapiens wohl verpaarten, weshalb alle heute lebenden Europäer ca. 3–5 % Neanderthaler-Gene in sich tragen. Es ist nicht bekannt, ob sie Einflüsse auf unseren Stoffwechsel haben. Bekannt ist die Funktion im Keratinhaushalt. Keratin, ein Protein, spielt eine Rolle im Stoffwechsel der Haare, der Nägel und der Haut (Sankararaman et al. 2014). Es ist denkbar, dass diese Gene Anteil an unserer Fähigkeit hatten, mit dem damals vorherrschenden Klima zurechtzukommen.

1.4 Die San: Heutige Jäger und Sammler und Träger der „ältesten Gene“

Wie hat es ausgesehen, bevor wir Afrika damals verließen? Um eine Ahnung davon zu bekommen, könnten wir uns mit noch heute lebenden, mehr oder weniger unberührten Populationen befassen. Die „ältesten“ und somit „ursprünglichsten“ Gene haben die San (Behar et al. 2008). Das ist eine Jäger-und-Sammler-Gruppe, ansässig im Süden Afrikas.

Das Aussehen dieser Menschen könnte uns noch ehesten verraten, wie der „originale Homo sapiens" damals ausgesehen haben muss. Sie finden Bilder dieser Menschen im Internet. Ebenso kann uns die Lebensweise dieser Menschen verraten, wie die Lebensweise der frühen Menschen ausgesehen haben könnte.

Die Buschmänner der Kalahari sind alle relativ klein. Im Schnitt ca. 1,55 m groß und 50 kg schwer. Ein Großteil der Buschmänner zeigt einen BMI von unter 20. Etwa 25 % der Frauen dort sind – nach den Kriterien der WHO (Weltgesundheitsorganisation) – untergewichtig. Nach unseren Standards wäre das ein kritischer Ernährungszustand. Tatsächlich aber zeigen diese Menschen keinerlei Anzeichen einer Unterversorgung. Kaum zu glauben, aber der Körperfettanteil schwankt zusätzlich je nach Saison. Das heißt, dass die Buschmänner und -frauen durchaus „noch dünner", also abgemagert, sein können – für diese Population ist das ganz normal (Kirchengast 1998).

Die recht hohe pflanzliche und tierische Diversität in Afrika, die das Angebot an verzehrbaren Pflanzen und Tieren unseres Supermarkts deutlich übersteigt, sorgt für eine vielfältige Nahrungsgrundlage. Trotzdem ist das Grundnahrungsmittel der Buschmänner die Mongongo-Nuss. Sie essen im Schnitt 250 g Fleisch pro Tag, was einer Menge von 40 g Protein entspricht. Insgesamt verzehren diese Menschen ca. 100 g Protein pro Tag. Gut 40 % des verzehrten Proteins stammt somit aus der Mongongo-Nuss.

Ergänzt wird diese Grundlage durch den Verzehr einiger Pflanzen, was insgesamt ca. 2200 Kilokalorien ergibt, die ein Mensch dort durchschnittlich zu sich nimmt. Bezogen auf die Größe und das Gewicht dieser Menschen wäre das eine Ernährung mit einem hohen Gehalt an tierischen und pflanzlichen Proteinen, einem hohen Anteil pflanzlicher Fette und einem mäßigen Kohlenhydratanteil.

Jagte Homo erectus der Ökonomie wegen noch sehr ausgiebig Großwild, sieht es bei den !Kung San ganz anders aus: Hier ist das Großwildangebot begrenzt, weswegen vorrangig kleine Tiere gejagt werden – aus ökonomischer Sicht ist das natürlich ungünstiger. Hier zeigt sich, dass das Sammeln von Pflanzen pro Stunde ca. 2500 Kilokalorien liefert, die Jagd lediglich 1000 Kilokalorien. Zusätzlich geht das Pflanzensammeln mit einer höheren Erfolgsrate einher. Die Jagd hingegen ist bei den !Kung San eine unsichere Variante der Energiebeschaffung. Trotzdem oder gerade deshalb wird Fleisch als wertvoller betrachtet und immer bevorzugt, wenn es verfügbar ist.

Alle frei lebenden Tiere (auch wir sind Tiere!) kümmern sich rund um die Uhr um die eigene Gesunderhaltung. Bei den !Kung San ist es selbstverständlich nicht anders. Ein Großteil der täglichen Tätigkeiten dreht sich um Nahrungsbeschaffung und -zubereitung. Allerdings wird lediglich an zwei oder drei Tagen in der Woche gearbeitet – jeweils ca. sechs Stunden. Pro Woche macht das somit etwa 12–18 Stunden, in denen gearbeitet, also gejagt, gesammelt und gebaut wird.

Frauen sammeln an einem Tag so viel Essen, dass sie damit drei Tage lang ihre Familie ernähren können. Auch Männer jagen nicht täglich, sondern unregelmäßig. So kann es sein, dass eine ganze Woche durchgehend gejagt wird, aber danach drei Wochen überhaupt nichts passiert.

Was ist mit dem Rest der Zeit? In unserem Leben wäre das: Fernsehen, Beine hochlegen und Freunde treffen. In der Sprache der Buschmänner ist das Unterhaltung (was immer das auch sein mag), andere Buschmänner besuchen und Tanzen. Frauen kochen.

1

Die Männer üben sich in Trancetänzen. Fast jeder Buschmann kennt Techniken, die ihn in eine andere Welt eintreten lassen. Das lässt sich sogar anhand der Hirnströme messen. Die Ströme, die dann entstehen, nennt man beispielsweise α-Wellen (vgl. Lee und DeVore 1987).

Ähnliche Studien finden Sie zu vielen Jäger-und-Sammler-Gruppen. Besonders gut studiert sind beispielsweise die Hadza, Kitava oder auch die Aborigines. Doch wie aussagekräftig sind solche Studien? Eckpfeiler eines gesunden Lebensstils können wir daran sicher ableiten. Aber gilt das auch für konkrete und spezifische Empfehlungen? Eher weniger. Denn: Wenn wir feststellen, dass die San-Jäger sehr viele Nüsse essen, heißt das nicht, dass das die optimale Ernährung des Menschen darstellen muss.

Wie auch? Wie Sie sehen konnten, stammen wir von pflanzenfressenden Primaten ab. Wir selbst aber haben davon nur wenige Merkmale behalten. Heißt das umgekehrt, dass wir jetzt nur noch Fleisch essen sollen? Nein, wohl kaum.

Auf die Eckpfeiler solcher primitiven Ernährungsformen werden wir im Verlauf noch einmal zu sprechen kommen – das wird uns helfen, für uns passende Lösungen zu finden. Und es wird uns aufzeigen, warum Menschen von diesen Eckpfeilern profitieren.

Literatur

Aiello LC (1997) Brains and guts in human evolution: the expensive tissue hypothesis. Braz J Genet 20(1):141–148

Behar DM et al (2008) The dawn of human matrilineal diversity. Am J Hum Genet 82(5):1130–1140

Ben-Dor M et al (2011) Man the fat hunter: the demise of Homo erectus and the emergence of a new hominin lineage in the Middle Pleistocene (ca. 400 kyr) Levant. PLoS One 6(12):e28689

deMenocal P, Stringer C (2016) Human migration: climate and the peopling of the world. Nature 538:49–50

Henry AG, Brooks AS, Piperno DR (2011) Microfossils in calculus demonstrate consumption of plants and cooked foods in Neanderthal diets (Shanidar III, Iraq; Spy I and II, Belgium). Proc Natl Acad Sci U S A 108(2):486–491

Kimbel WH, Delezene LK (2009) A review of research on Australopithecus afarensis. Am J Phys Anthr 140(S 49):2–48

Kirchengast S (1998) Weight status of adult !Kung San and Kavango people from northern Namibia. Ann Hum Biol 25(6):541–551

Kuman K, Clarke RJ (2000) Stratigraphy, artefact industries and hominid associations for Sterkfontein, Member 5. J Hum Evol 38(6):827–847

Lee RB, DeVore I (Hrsg) (1987) Man the hunter. Aldine de Gruyter, Hawthorne

Leonard W, Snodgrass J, Robertson M (2010) Evolutionary perspectives on fat ingestion and metabolism in humans. In: Fat detection: taste, texture, and post ingestive effects. CRC Press, Boca Raton, S 3–18

McPherron SP et al (2010) Evidence for stone-tool-assisted consumption of animal tissues before 3.39 million years ago at Dikika, Ethiopia. Nature 466(7308):857–860

Milton K (1999) Nutritional characteristics of wild primate foods: do the diets of our closest living relatives have lessons for us? Nutrition 15(6):488–498

Milton K (2003) Micronutrient intakes of wild primates: are humans different? Comparative biochemistry and physiology part A. Mol Integr Physiol 136(1):47–59

Perry GH et al (2007) Diet and the evolution of human amylase gene copy number variation. Nat Genet 39(10):1256–1260

Popovich DG et al (1997) The western lowland gorilla diet has implications for the health of humans and other hominoids. J Nutr 127(10):2000–2005

Porter AMW (1999) Modern human, early modern human and Neanderthal limb proportions. Int J Osteoarchaeol 9(1):54–67

Richards MP, Trinkaus E (2009) Isotopic evidence for the diets of European Neanderthals and early modern humans. Proc Natl Acad Sci U S A 106(38):16034–16039

Sankararaman S et al (2014) The genomic landscape of Neanderthal ancestry in present-day humans. Nature 507(7492):354–357

Steudel-Numbers KL, Tilkens MJ (2004) The effect of lower limb length on the energetic cost of locomotion: implications for fossil hominins. J Hum Evol 47(1):95–109

Biochemie: Grundlage Ihrer Gesundheit und Leistungsfähigkeit

© Springer-Verlag GmbH Deutschland, ein Teil von Springer Nature 2019
C. Michalk, *Gesundheit optimieren – Leistungsfähigkeit steigern*,
https://doi.org/10.1007/978-3-662-58231-2_2

2

2.1 „Trade-off" – alles ist ein Kompromiss

Überall in der Biologie wird gehandelt – das Grundprinzip des Handels ist: Sie bekommen etwas in Ihren Augen Wertvolles, und im Gegenzug zahlen Sie dafür einen gewissen Preis. Es herrscht also eine gegenläufige Abhängigkeit zweier Größen. Grob formuliert: Wird das eine besser, wird das andere zeitgleich schlechter. Wenn Sie etwas haben wollen, müssen Sie also damit rechnen, dass es Sie etwas kostet. Sie müssen immer die unter diesen Voraussetzungen beste Lösung für Sie finden, Kompromisse eingehen. In diesem Zusammenhang spricht man von Trade-off.

Hätte ein Mensch und nicht die Natur Ihren Körper gebaut, würden Sie vermutlich ganz anders aussehen. Denn auch Sie sind ein einziger Kompromiss. Die Natur nämlich lässt nicht jene überleben, die in jedem erdenklichen Bereich herausragend sind, sondern jene, die mit den gerade vorherrschenden Umweltbedingungen klarkommen. Das kann bedeuten: Genau das, was für Sie in diesem Bereich vorteilhaft ist, kann sich in einem anderen Bereich als fatal erweisen. Interessiert die Natur nicht – Trade-off.

Dies gilt auch für alle besprochenen Themen dieses Buches. Das heißt, alles was Sie lesen, bringt Vor- und damit zeitgleich Nachteile. Es wird nie die einzige Schablone für Sie geben. Stattdessen müssen Sie – kontextabhängig – die beste Lösung für sich selbst finden. Sie werden dabei *immer* Kompromisse eingehen müssen. Verabschieden Sie sich also bitte von der Vorstellung, dass es die eine perfekte Lösung gibt. Das wird Ihnen viel Zeit, Mühe und Arbeit sparen. Akzeptieren Sie es besser gleich.

Bitte wundern Sie sich nicht. Die kommenden Seiten werden wir Ihnen einiges an Konzentration abverlangen. Die behandelten Themen werden etwas abstrakter – dafür aber noch spannender!

2.2 Genexpression und Phänotyp

Bevor wir überhaupt irgendein Thema anreißen, das mit Biologie und Biochemie zu tun hat, müssen Sie etwas ganz Wesentliches wissen:

> **Biologische Prozesse sind plastisch, das heißt veränderbar.**

Stellen Sie sich eine Krebszelle vor. Glauben Sie, eine normale Zelle steht morgens auf und denkt sich, „Och, heute möchte ich dem Körper mal so richtig übel mitspielen, also bin ich eine Krebszelle"? Nein. So ist es natürlich nicht.

Eine Zelle reagiert auf eine Vielzahl von äußeren und inneren Signalen und verändert schließlich ihr Stoffwechselprogramm. Nur deshalb können sich aus Zellen mit gleicher Erbinformation viele verschiedene Zelltypen und Gewebearten entwickeln, die unterschiedliche Aufgaben wahrnehmen. Und nur deshalb kann eine normale Zelle zur Krebszelle werden.

Wie Sie wissen finden Sie in jeder Ihrer Zellen einen Zellkern, der die Erbinformation (DNA) enthält. Diese Erbinformation besteht im Wesentlichen aus Bauplänen für Proteine – im Zusammenhang mit diesen Bauplänen sprechen wir von Genen. Die gebildeten Proteine ermöglichen zig Tausende chemische Reaktionen, die wir in der Gesamtheit als *Biochemie* bezeichnen.

Noch bis vor ein paar Jahren ging man davon aus, dass jedes Gen für genau ein Protein codiert. Heute weiß man, dass aus einem Gen Hunderte, wenn nicht Tausende

Proteinvarianten entstehen können, was die Potenz der DNA als Informationsträger unglaublich steigert. Gene können darüber hinaus an- oder abgeschaltet, teilweise oder gänzlich aktiv oder inaktiv sein. Diese Genregulation ist extrem komplex.

Fakt ist: Jedes Signal kann in das Geschehen einer jeden Zelle so integriert werden, dass die Zelle über Genregulation eine entsprechende Antwort zeigt. Durch gewisse Signale können Sie auf diese Weise auch das Schicksal von Zellen verändern – Stammzelltherapien setzen hier beispielsweise an.

Das heißt: Jede Sekunde am Tag, also auch jetzt gerade, werden Ihre Zellen von einer Flüssigkeit, Ihrem Blut (genauer: der Zwischenzellflüssigkeit), umspült, die eine Vielzahl an Substanzen (Nährstoffe, Hormone, Zellbotenstoffe etc.) enthält. All diese Substanzen wirken auf Ihre Zellen, genauer: auf die DNA – Ihre Zellen verstehen darin eine „Information" und antworten entsprechend. Die Gesamtheit dieser Zellantworten nennt sich Phänotyp. Der Phänotyp entsteht also aus der Reaktion Ihrer Zellen auf die Signale der Umwelt – wir sprechen von **Genexpression** (◘ Abb. 2.1). Das Wissenschaftsfeld, das sich mit dem Einfluss der Umwelt auf die Gene bzw. letztlich den Phänotyp befasst, nennt sich *Epigenetik*

Ein prominentes und schönes Beispiel für die Macht der Genexpression sind die Zwillingsbrüder Otto und Ewald – Sie finden ein Bild von ihnen im Internet (Suchbegriff: „gene expression otto ewald"). Man sagt, einer der beiden sei ein Ausdauer-, der andere ein Kraftsportler gewesen. Beide setzten sich also bewusst anderen Umwelteinflüssen und somit anderen Umweltsignalen aus – hier in Form unterschiedlicher Sportarten. Das Ergebnis ist deutlich: Beide haben die gleiche genetische Ausstattung. Sie haben aber unterschiedliche Genschalter betätigt und damit andere Gene aktiviert, was letztlich dafür gesorgt hat, dass sie einen jeweils anderen Phänotyp aufweisen.

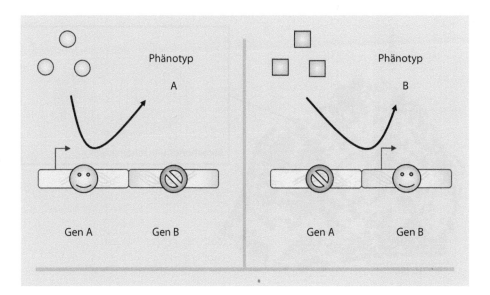

◘ **Abb. 2.1**   Die Genexpression. Je nach Umweltbedingungen können unterschiedliche Substanzen an der DNA wirken, was zur Folge hat, dass andere Genprodukte entstehen, die wiederum den Phänotyp beeinflussen

2

Alles, was Sie in diesem Buch lernen werden, funktioniert nur, weil Sie mit jeder erdenklichen Intervention Einfluss auf Ihre Gene haben. Vereinfacht ausgedrückt gilt deshalb:

> **❯ Es geht in Ihrem Leben um Schalter, die Sie drücken – oder nicht drücken.**

2.3 Die Zelle: Entstehungsort der Lebensenergie

Die Wahrheit beginnt in der Zelle. Sie sollten sich immer bewusst sein, dass Sie im Prinzip aus einer unzählbaren Menge an Zellen bestehen. Und jede Zelle könnte theoretisch
ein Lebewesen für sich sein und wäre dann eben ein Einzeller. Sie sind derjenige, der Ihre
Zellen beherbergt und umsorgen muss. ◻ Abb. 2.2 zeigt eine Zelle. Die Punkte stellen die
Mitochondrien dar. Heute sind diese „Kraftwerke der Zelle" allseits bekannt, rücken sie
doch immer mehr in den Fokus der Forschung – man liest sogar in den Medien davon.

Sollten Sie sie noch nicht kennen, ändern wir das jetzt: Mitochondrien sind kleinste
Organellen (als Analogie zu Organen), die dafür zuständig sind, Energie zu produzieren, und zwar in Form eines universalen Energieträgers namens ATP. Mitochondrien
sind also Energieproduzenten.

Alle Prozesse, die in der Zelle stattfinden, benötigen ATP, also Energie. Es liegt nahe
zu glauben, dass „mehr ATP" bedeutet, dass zelluläre Prozesse rascher ablaufen. Das
stimmt natürlich – sofern Sie zu wenig davon haben. Um das zu überprüfen, sollten Sie
sich mal beobachten, wenn Sie mal wieder „keine Energie haben", wie produktiv sind Sie
da? Der Körper (und somit Ihre Zellen) ist ökonomisch und haushaltet genauso wie Sie.

In der Tat kann die ATP-Produktion aufgrund unterschiedlicher Ereignisse absa-
cken: Es zeigt sich zum Beispiel ein inverses Verhältnis zwischen dem Alter und den

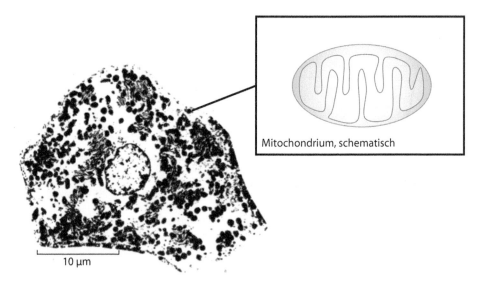

Mitochondrium, schematisch

10 µm

◻ **Abb. 2.2** Mitochondrien werden umgangssprachlich als „Kraftwerke der Zelle" bezeichnet.
Mehrere Tausend Mitochondrien sind für die Energieproduktion in jeder Zelle verantwortlich

ATP-Werten. Heißt: Je älter Sie werden, desto weniger ATP, sprich Energie, produzieren Sie und desto schlapper laufen Ihre zellulären Prozesse ab (Miyoshi et al. 2006). Leider produzieren wir oft auch ohne ein gehobenes Alter zu wenig ATP. Warum das so ist, ist unter anderem Thema dieses Buchs.

Ein zweiter, sehr wichtiger Prozess ist die Proteinsynthese. Sie findet in jeder Zelle statt, also nicht nur in Muskelzellen. Den Ort erkennen Sie ebenfalls oben in ◨ Abb. 2.2: die „schlangenähnlichen" Objekte, die sich zwischen den Mitochondrien winden.

Sie sollten wissen, dass über 50 % der Trockenmasse (also Knochen, Muskeln etc. abzüglich Wasser) Ihres Körpers Proteine sind. Sie bestehen quasi aus Proteinen. Das liegt daran, dass alle Prozesse in Ihrem Körper nur mithilfe von Proteinen ablaufen. Die kleinsten Einheiten dieser Proteine kennen Sie auch, das sind die Aminosäuren.

Die Proteinsynthese ist für Sie wichtig, weil Sie ein Immunsystem haben wollen (Antikörper bestehen aus Proteinen!), weil sie schnell wachsende Haare und Fingernägel haben wollen (das sind Strukturproteine), weil sie stabile Sehnen und Bänder haben wollen (auch Strukturproteine), weil Sie „Lust auf das Leben" haben wollen (Ihre Neurotransmitter werden aus Aminosäuren gemacht), weil sie Muskeln aufbauen wollen (die wachsen nur, wenn genug „Rohstoff" da ist) und vor allem auch, weil Sie wollen, dass alle Stoffwechselprozesse in Ihrem Körper schnell ablaufen (Enzyme bestehen aus Proteinen!). Alle diese Prozesse funktionieren nur mit Proteinen, die vorher hergestellt werden müssen. Diesen Prozess nennt man Proteinsynthese.

In jedem Augenblick Ihres Lebens laufen unzählige chemische Reaktionen in Ihnen ab. Sie sind im Prinzip ein großer Chemiebaukasten, der sich selbst organisiert. Jede chemische Reaktion Ihres Körpers wird gespeist durch Proteine: Ausgangssubstanzen, Enzyme und Endprodukte bestehen alle aus Eiweiß, also Proteinen, also Aminosäuren. Für Sie ist wichtig:

❯ **Die Proteinsynthese ist ein Marker für Ihr Lebensgefühl.**

Logischerweise hängen Proteinsynthese und Energieproduktion direkt voneinander ab. Denn gerade die Proteinsynthese benötigt Energie, und umgekehrt brauchen wir Proteine, damit die Energieproduktion funktioniert (Tavernarakis 2007).

Bis hierhin können wir festhalten, dass eine Steigerung der Proteinsynthese und der Energieproduktion maßgeblich dafür verantwortlich sein könnten, uns ein besseres Lebensgefühl entstehen zu lassen.

Stockt die ATP-Produktion, kommt es zu einem Zustand namens Leichenstarre. Sie werden hart. Kennen Sie diese „Härte" vom Sport? Oder vom Alltag, wenn störende „Myogelosen" (kleinste, lokale Muskelverhärtungen) im Rücken schmerzen? Die ATP-Produktion lässt sich sogar messen und stockt oft dann, wenn wir ein (gesundheitliches) Problem haben. Sie können es auch anders sehen: Alle Menschen, die schnell oder lange laufen wollen, die kräftig sein wollen oder müssen, brauchen auch mehr „Energie", also mehr ATP, richtig?

2.4 Wie zelluläre „Schalter" den Stoffwechsel der Zellen regulieren

Der ungarische Biochemiker Albert Szent-Györgyi war der Entdecker des Vitamin C. Dafür erhielt er 1937 den Nobelpreis für Physiologie oder Medizin. Szent-Györgyi soll einmal gesagt haben: „Um etwas zu regulieren, bedarf es immer zweier gegensätzlicher Faktoren. Man kann nicht mit einem einzigen Faktor regulieren. Um ein Beispiel zu nennen: Der Verkehr auf den Straßen könnte nicht allein durch eine grüne oder rote Ampel gesteuert werden."

Dieser Biochemiker erklärt uns also: Die Zellbiologie funktioniert mit Schaltern. Es braucht im Wesentlichen nur zwei Schalter, die auf gegensätzliche Ereignisse reagieren und entsprechend gegensätzliche Funktionen innerhalb der Zelle ausüben.

An dieser Stelle beginnt die große Reise der zellulären Leistungsfähigkeit. Egal, ob Sportler oder Kopfarbeiter: An Leistungsfähigkeit und Gesundheit sind in der Regel alle interessiert. Um zu verstehen, wie das in der Zelle „gemacht" wird, müssen wir ganz wesentliche Funktionsweisen der Zellen verstehen. Oder, um bei der Aussage von Szent-Györgyi zu bleiben: Wir müssen verstehen, welche Schalter es gibt, auf was sie reagieren und welche Auswirkungen das auf die Gesundheit und die Leistungsfähigkeit hat.

Halten wir zunächst mal eine essenzielle und stichhaltige Beobachtung fest: Sportliches Training sorgt immer dafür, dass sich die Mitochondrien in der (Muskel-)Zelle vermehren (Hood 2009). Hängt das mit einem Trainingseffekt, den wir danach erfahren, zusammen?

Gleichzeitig sollten wir auch immer etwas Weitsichtigkeit mitbringen und zum Beispiel an Langlebigkeit interessiert sein. Darum: Was passiert in Zellen von alten Menschen und was ist für ein gesundes Altern essenziell? Langes Leben ohne Produktivität kann man sich nämlich auch schenken. Wie können wir Leistungsfähigkeit auch langfristig aufrechterhalten oder gar wiederherstellen?

Unterm Strich bleibt die mehr oder weniger überraschende Erkenntnis, dass fitte Zellen immer gleich aussehen – oder jedenfalls sehr ähnliche Merkmale aufweisen.

Wir müssen uns immer fragen, warum und wie Zellen mit ihrer Umgebung kommunizieren. Jede Zelle des Körpers ist mit Blick auf die Energieversorgung im Prinzip auf sich alleine gestellt. Jede Zelle muss also für sich selbst sorgen und muss sich die Frage stellen: „Wie reagiere ich?" Wie reagiert die Zelle auf Nahrungsknappheit, auf Nahrungsüberfluss, auf Stress? Das sind Situationen, auf die Ihre Zellen reagieren, aber meistens so gut und reibungslos, dass Sie davon nichts merken.

Wir unterscheiden generell zwei Zustände:

- Fastenzustand („Nahrungsmangel")
- Sattzustand („Nahrungsüberfluss")

Beide Zustände wechseln sich zyklisch ab. Nachdem Sie gegessen haben, zirkulieren viele Nährstoffe im Blut, darunter beispielsweise Kohlenhydrate. Dieser akute Anstieg hält etwa zwei bis vier Stunden an. Danach deckt Ihr Körper seine Energie aus den Speichern. Es sei denn, Sie führen wieder Nahrung zu (◘ Abb. 2.3).

Ihre Zelle muss zwischen diesen Zuständen adäquat und rasch wechseln. Sie muss erkennen, welcher Zustand vorherrscht, um zu reagieren. Denn: Das Wichtigste, die ATP- und damit die Energieproduktion dürfen nicht zu stark variieren, sondern müssen relativ konstante Werte vorweisen. Alles andere wäre eine Tragödie.

Das Entscheidende ist, dass wir genau beschreiben können, welche Stoffe in der Zelle dafür verantwortlich sind, dass sie richtig auf Umweltbedingungen (Fasten, satt, Stress) reagieren können. Und zu unserer Überraschung: Es sind lediglich zwei

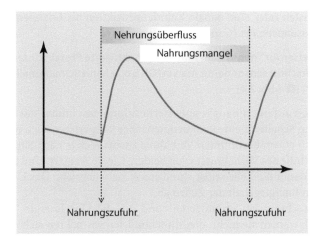

⬛ Abb. 2.3 Die Zelle unterscheidet zwischen den Zuständen „Nahrungsmangel" und „Nahrungsüberfluss", die beide von der Nahrungszufuhr abhängen

„zentrale Schalter", die komplexe chemische Reaktionskaskaden einleiten, die das Besprochene regulieren.

Einer dieser „Schalter" wird aktiv, wenn Ihre Zelle gerade im Fastenzustand ist, der
andere Schalter wird aktiv, wenn Sie gerade gegessen haben und die Zelle mit Nahrungsüberschuss konfrontiert wird (Laplante und Sabatini 2012; Xue und Kahn 2006).

— Ein Schalter der Zelle wird aktiv, wenn Sie gegessen haben, was Nahrungsüberfluss
signalisiert.

— Ein zweiter Schalter der Zelle wird aktiv, wenn Sie gerade nicht mehr essen, wenn
Sie im Fastenzustand sind. Fastenzustand nennt man all das, was nicht Nahrungsaufnahme ist.

Für uns ist wichtig zu wissen, was die Schalter in unseren Zellen verursachen, damit die
Energieproduktion konstante Werte zeigt. Haben wir das im Kern verstanden, verfügen
wir über Werkzeuge, mit denen wir selbst gewisse Aspekte steuern können.

Also: Sport schenkt uns mehr Mitochondrien. Warum bildet eine Zelle mehr „Kraft-
werke"? Um mehr Energie produzieren zu können. Aber wieso sollte eine Zelle mehr
Energie produzieren? Weil während des Trainings ein latenter Energiemangel in den
Zellen herrschte. Nur dieser (latente) Energiemangel sorgt offensichtlich dafür, dass die
Zelle mehr Mitochondrien baut. Wir merken uns:

❯❯ Latenter Energiemangel sorgt für eine Mitochondrienvermehrung.

Mitochondrien produzieren unsere Energie. Auch dann, wenn Sie gerade keinen Sport
treiben, versteht sich. Doch woher weiß die Zelle, was latenter Energiemangel ist, und
wie schafft sie es, die notwendigen Schritte einzuleiten, damit weiterhin ausreichend
Energie produziert wird?

Wie Sie nun wissen, gibt es innerhalb der Zelle nur zwei Schalter, die darüber entscheiden, ob und inwieweit gerade Nahrung zur Verfügung steht. Die Zelle macht es
sich einfach und interpretiert alles, was nicht Energieüberschuss ist, als Energiemangel.

So wird das Fasten oder eine banale Kalorienrestriktion als Energiemangel gewertet, genauso wie Ausdauersport (Canto et al. 2010).

> ❯ Den „Mangelsensor" nennt man AMPK (AMP-aktivierte Proteinkinase). Den Energieüberschusssensor nennt man mTOR („mechanistic/mammalian target of rapamycin") (◘ Abb. 2.4).

Die Zelle reagiert auf interne sowie auf externe Stimuli fast immer mit der Aktivierung einer der beiden Schalter. Beide konkurrieren, aber kooperieren auch miteinander und stehen immer in einem bestimmten Verhältnis zueinander, je nach Situation. Die Zelle entscheidet mithilfe des Verhältnisses von beiden, wie sie reagiert. Und das auch nur aus einem Grund: damit die Zelle selbst – und somit Sie – überlebt. Das Überleben wiederum hängt vom Energiegehalt der Zellen ab.

Unsere Mitochondrien produzieren rund um die Uhr Energie – zeigt sich ein Energiemangel, werden sie mehr, die Mitochondrien vermehren sich. Das können Sie sich so vorstellen: Angenommen, Sie stellen einen großen Trichter in Ihren Garten, der jeden Regentropfen für Sie auffängt. Diese Regentropfen gelangen dann in eine Tonne, aus der Sie Ihr Trinkwasser gewinnen. Wenn es viel mehr regnet, dann kann mithilfe des Trichters locker ausreichend Wasser gesammelt werden, damit Sie überleben können.

Doch was passiert, wenn nur einige Tröpfchen vom Himmel fallen? Dann reicht ein großer Trichter nicht mehr aus. Was würden Sie tun? Sie würden entweder sehr viele Trichter in Ihren Garten stellen oder den „großen Trichter" zu einem „riesigen Trichter" vergrößern. In jedem Fall hätten Sie die Trichterfläche vergrößert, entweder über Vergrößerung des Trichters selbst oder über Bereitstellung mehrerer Trichter. Damit stellen Sie sicher, dass jeder Tropfen des Regens genutzt werden kann.

So verhält es sich auch mit Ihren Mitochondrien. Der Regen entsprich hier dem Signal „Nahrungsüberfluss": Ist dieses Signal nicht mehr stark genug, wird die mitochon-

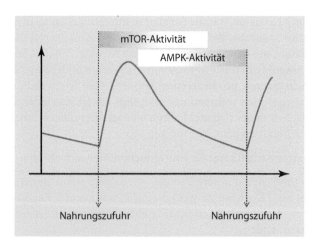

◘ **Abb. 2.4** Nahrungszufuhr bzw. Nahrungskarenz aktiviert unterschiedliche Schalter innerhalb der Zellen. Der zelluläre Energiesensor mTOR wird aktiv bei Nahrungszufuhr, der Energiesensor AMPK hingegen verhält sich gegenläufig zu mTOR und wird bei Nahrungskarenz aktiv

driale Fläche vergrößert, indem Mitochondrien selbst größer werden oder sich vermehren. Letzteres stellt die Regel dar. Das Schöne ist, dass diese mitochondriale Vermehrung auch dann noch Bestand hat, wenn Sie gerade keinen Sport treiben oder gerade nicht mehr im Fastenzustand leben. Natürlich nur für eine gewisse Zeit.

Stellen Sie sich vor: Sie haben jetzt sehr viele oder sehr große Trichter in Ihrem Garten stehen, die eigentlich dazu gedacht waren, jedes Tröpfchen Regen aufzufangen. Was passiert, wenn es jetzt heftig regnet? Richtig: Sie haben nun deutlich mehr Fläche, um den Regen aufzufangen und für Sie nutzbar zu machen. So verhält es sich auch mit Ihren Zellen und Ihren Mitochondrien: Wenn Sie sehr viel essen und somit auch Ihren Zellen sehr viel Nahrung zur Verfügung stellen, dann haben Sie deutlich mehr Mitochondrien in Ihren Zellen. Und: Mitochondrien sind es, die Kohlenhydrate und Fette verwerten.

Sie sollten sich immer vor Augen halten: Es ist gut, viele Trichter im Garten stehen zu haben. Bei Regenüberfluss genau wie bei Regenmangel. In beiden Fällen werden Sie davon profitieren.

Wir können festhalten, dass die Zelle das ganze Innenleben mithilfe von zwei Zellschaltern reguliert, die AMPK (AMP-aktivierte Proteinkinase) und mTOR („mechanistic/mammalian target of rapamycin") heißen. AMPK soll Prozesse einleiten, die uns vor Nahrungsmangel schützen. mTOR hingegen soll Prozesse einleiten, die … ja was eigentlich?

Die Zelle macht es sich einfach. Sie reguliert ein breites Spektrum an Funktionen nur mithilfe dieser beiden Schalter. mTOR wird bei Nahrungsüberfluss aktiv. Jedes Mal, wenn Sie größere Mahlzeiten zuführen, sind Sie im Nahrungsüberfluss. Im Verlauf werden wir noch etwas genauer definieren, worum es sich bei diesem Nahrungsüberfluss eigentlich handelt.

Das ganze zelluläre Leben dreht sich im Prinzip nur um Wachstum und Überleben. Wenn Sie einen Welpen oder ein Kind bei sich zu Hause haben, wissen Sie eine Sache ganz bestimmt: Die essen den ganzen Tag. Daran können Sie erkennen, dass sehr viel Energie benötigt wird, um Wachstumsprozesse zu speisen. In der Zelle, der kleinsten Einheit Ihres Körpers, verhält es sich genauso. Wachstumsprozesse benötigen Energie.

Ein Wachstumsprozess kann sein, dass sich die Zelle deutlich schneller vermehrt. Wie Sie wissen, teilen und vermehren sich Zellen konstant, damit wir am Leben teilhaben können. Wenn Sie eine Wunde haben, müssen sich Zellen teilen und vermehren, damit die Wunde geschlossen werden kann. Im Prinzip handelt es sich dabei um einen Wachstumsprozess.

Ein viel genaueres Maß für Wachstum ist die bereits besprochene Proteinsynthese. Diese ist sehr kostspielig. Dies trifft im Speziellen natürlich auf Ihre Muskelzelle zu, denn sie beinhaltet deutlich mehr Proteine als andere Zellen. Ihr ganzer Bewegungsapparat besteht gelinde gesagt aus Proteinen.

Ob viel Wachstum in Ihnen ist, können Sie anhand des Wachstums Ihrer Haare erkennen. Sind die Haare dünn und wachsen nicht schnell genug nach, wissen Sie spätestens jetzt, dass Wachstumsprozesse in Ihnen langsam(er) ablaufen.

Halten wir fest, dass zelluläres Wachstum direkt gekennzeichnet ist durch eine gesteigerte Proteinsynthese. Wichtig ist, dass Sie, wenn Sie Proteinsynthese hören, nicht an den Bizeps oder an Arnold Schwarzenegger denken, sondern vor allem an chemische

2

Reaktionen, die alle nur mithilfe von Proteinen funktionieren. Doch was genau hat mTOR damit zu tun?

Ihre Zellen werden seit Millionen, ja Milliarden von Jahren mit diversen Umweltbedingungen konfrontiert. Wie Sie sicherlich erahnen, ist die konstante Nahrungszufuhr, wie wir sie heute kennen, eine Erfindung von uns. Für Ihre Zellen war es völlig normal, im Wechsel mit Mangel und Überfluss konfrontiert zu werden. Ständig und auf täglicher, vielleicht sogar stündlicher Basis. Die Zelle musste konstant reagieren und das zelluläre Leben an genau diese Umweltereignisse anpassen, um immer genug und ausreichend Energie zu produzieren – damit sie nicht stirbt.

Nahrungsüberfluss aktiviert mTOR, was Ihren Zellen signalisiert: Es ist genügend da, ihr könnt jetzt Wachstumsprozesse einleiten. mTOR heißt für uns und unsere Zellen „Wachstumsprozess", was wiederum bedeutet: mehr Zellteilung und mehr Proteinsynthese.

Sie können nun auch erahnen, was AMPK bedeutet. Dieser zweite Schalter verlangsamt die Zellteilung, stellt Energie konsumierende Wachstumsprozesse vermehrt ein und sorgt dafür, dass gewisse Proteine und Enzyme gebildet werden, die Ihre Zellen vor dem Absterben schützen.

AMPK und mTOR sind Gegenspieler. Zwar leiten Sie unterschiedliche Prozesse ein. Am Ende aber ist es der Synergismus, die Zusammenarbeit, die entscheidet. Das ganze Leben Ihrer Zellen dreht sich genau um diesen Dualismus, um „Fortpflanzung", sprich Wachstum, und Überleben, sprich Stressresistenz (◘ Abb. 2.5).

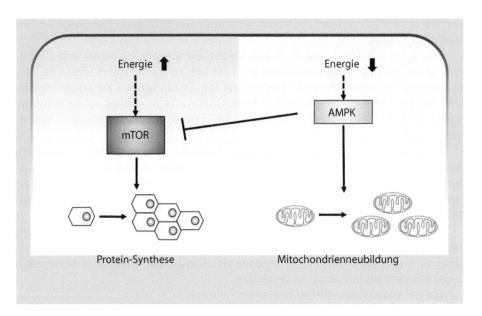

◘ **Abb. 2.5**   Die Zellschalter mTOR und AMPK sind zentrale Stoffwechselschnittstellen innerhalb der Zellen. mTOR wird bei Nahrungszufuhr und hohen Energiewerten aktiv. Es steigert die Proteinsyntheserate, leitet damit Wachstums- und Proliferationsprozesse ein. AMPK wird bei sinkenden Energiewerten aktiv – es stellt Energie konsumierende Prozesse ein, indem es mTOR hemmt, sorgt für die Bildung von Schutzproteinen und aktiviert die Mitochondrienbiogenese

2.5 Blutzucker und Körperfett

Wollen wir das noch etwas präzisieren, und klären wir zusätzlich, was Nahrungsmangel und Nahrungsüberschuss biochemisch betrachtet überhaupt ist. Das müssen chemische Prozesse sein, sonst würden unsere Zellen das gar nicht verstehen.

Ihr Körper kennt drei wesentliche Nahrungsbestandteile: Fette, Kohlenhydrate und Proteine (Eiweiß). Das können Sie auf der Verpackung von Nahrungsmitteln nachlesen. Dort finden Sie immer die genauen Mengenangaben.

2.5.1 Wie Kohlenhydrate auch Überschuss signalisieren

Die Frage ist, was mit den Nährstoffen passiert, nachdem Sie sie gegessen haben. Beginnen wir zunächst mit der Geschichte der Kohlenhydrate. Das sind im Prinzip große Stoffe, die aus einzelnen Einheiten zusammengesetzt sind. Jeder von Ihnen kennt den Begriff „Zucker". Allerdings wissen nur wenige, um was es sich dabei handelt. Es gibt viele verschiedene Zucker, und alle haben unterschiedliche Wirkungen im Körper.

Wenn wir von Zucker sprechen, meinen wir in der Regel jenen Zucker, der bei uns im Schrank steht und um 15.30 Uhr im Kaffee landet. Dieser weiße Zucker besteht aus zwei Teilen: aus einem Teil der mittlerweile bekannten Fruktose und einem Teil Glukose (◘ Abb. 2.6). Freilich bestehen die beiden Einzelteile wiederum aus Atomen, nämlich aus Kohlenstoff-, Wasserstoff- und Sauerstoffatomen.

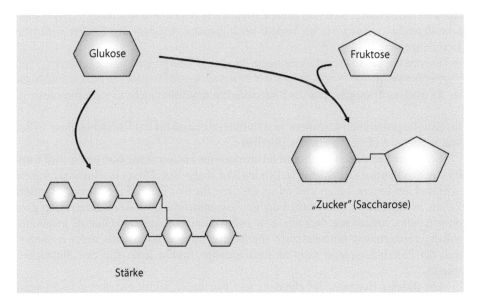

◘ **Abb. 2.6** Die Einfachzucker Glukose und Fruktose sind die kleinsten Kohlenhydrateinheiten. Glukose und Fruktose gelangen nach der Verdauung in die Zellen und werden dort verarbeitet. Stärke besteht aus langen Glukoseketten, Haushaltszucker (Saccharose) ist ein Zweifachzucker, der aus jeweils einer Glukose- und einer Fruktoseeinheit zusammengesetzt ist

2

Die Kartoffel oder das Brötchen unterscheiden sich vom weißen Haushaltszucker darin, dass die enthaltenen Kohlenhydrate deutlich größer sind, mit viel mehr Atomen und mit viel mehr einzelnen Teilen: Kartoffeln und Brötchen bestehen aus riesigen Glukoseketten.

❯ Solche großen Speicherkohlenhydrate pflanzlichen Ursprungs, bestehend aus langen Glukoseketten, nennt man Stärke.

Unsere Zellen, genauer die Mitochondrien, verwerten allerdings nicht das Kohlenhydrat in seiner Gesamtheit, sondern immer nur die kleinsten Einheiten. Am Beispiel der Stärke, etwa der Kartoffel, wäre das die Glukose. Ihre Mitochondrien möchten ein Glukosemolekül verarbeiten können. Natürlich nicht nur ein Glukosemolekül, sondern Tausende Glukosemoleküle. Aus diesen Glukosemolekülen gewinnt Ihre Zelle Energie in Form von ATP.

Wie viel Energie die Zelle aus den jeweiligen Substraten, also den kleinsten Einheiten der Kohlenhydrate, Fette und Proteine, gewinnen können, finden wir ebenfalls auf der Verpackung von Nahrungsmitteln angegeben. Dort lesen wir von Kalorien.

Die Aufgabe Ihres Darms ist dabei, riesige Kohlenhydratketten so zu verarbeiten, dass am Ende einzelne Glukoseeinheiten ins Blut strömen und letztlich in jede Zelle gelangen können. Diesen Job übernehmen Enzyme, die von der Bauchspeicheldrüse und dem Magen gebildet und ins Magen-Darm-System abgegeben werden. Diese Enzyme können die langen Kohlenhydratketten so zerlegen, dass einzelne Glukoseteile übrig bleiben.

Verspeisen Sie eine Kartoffel, schießen wenige Minuten später Glukoseeinheiten in Ihr Blut. Ihr Körper muss dabei darauf achten, dass der Blutzuckerspiegel einigermaßen stabil bleibt. Es dürfen sich also keine Extremwerte zeigen. Auf sogenannte „physiologische Bereiche" werden wir im Verlauf noch genauer eingehen. Ihr Körper wird jetzt zwei Dinge tun:

— Er wird die Glukose dort hinbringen, wo sie zur Energiegewinnung genutzt werden kann.
— Er wird dafür sorgen, dass die Blutzuckerkonzentration nicht zu stark schwankt.

Im Grunde genommen sind diese zwei Punkte essenziell für das Überleben Ihrer Zellen und somit auch für unser eigenes Überleben.

Bei dieser Regulation spielen zwei Hormone die Hauptrollen. Zum einen wird Insulin von den Bauchspeicheldrüsenzellen ins Blut abgegeben. Dieses Insulin wirkt wie ein Schlüssel auf unsere Zellen und öffnet die Tore für den Blutzuckereinstrom in unsere Zellen. Wohlgemerkt: Ein Großteil der Glukoseaufnahme in unsere Zellen erfolgt ganz ohne Insulin, einfach nur dadurch, dass Zellen „hungrig" sind und Glukose insulinunabhängig aufnehmen. Grundsätzlich aber ist die Aufgabe des Insulins, dafür zu sorgen, dass der Blutzuckerspiegel nicht zu stark ansteigt. Insulin senkt also den Blutzuckerspiegel.

Ein anderes Hormon, das ebenfalls von Bauchspeicheldrüsenzellen gebildet wird, wird ausgeschüttet, wenn der Blutzuckerspiegel fällt – Glukagon. Glukagon hebt den Blutzuckerspiegel (◻ Abb. 2.7).

Sowohl Insulin als auch Glukagon wirken auf viele Zellen, vor allem aber auf Leberzellen. Denn die Leber ist der zentrale Ort der Glukosespeicherung und -freisetzung.

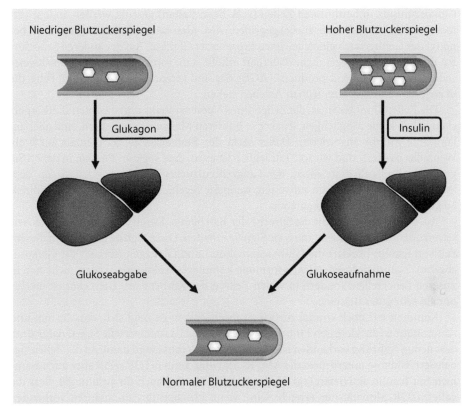

Abb. 2.7 Glukagon und Insulin regulieren die Blutzuckerkonzentration. Bei niedrigen Blutzuckerwerten schüttet die Bauchspeicheldrüse Glukagon aus, das auf die Leber wirkt und dort die Glukoseabgabe anregt. Als Folge steigt der Blutzuckerspiegel. Insulin wiederum wird von der Bauchspeicheldrüse bei erhöhten Blutzuckerspiegeln abgegeben und sorgt sowohl in der Leber als auch in anderen Geweben für die Aufnahme von Glukose, was als Folge den Blutzucker sinken lässt

Die Leber ist somit der Hauptort der Blutzuckerregulation. Die Leberzellen haben etliche Funktionen, aber eine der wichtigsten Funktionen ist, Glukose abzugeben, damit der Blutzuckerspiegel nicht zu stark fällt und in einem gewissen physiologischen Bereich bleibt. Die prinzipielle Speicherform von Glukose in Ihrem Körper heißt Glykogen – analog zur Stärke bei Pflanzen.

Doch wieso wird eigentlich so oft vom Blutzucker und seiner Bedeutung gesprochen? Sie kennen das mit Sicherheit. In einer Zeitschrift lesen Sie von Nahrungsmitteln, die Ihren Blutzucker konstant halten. Das ist neuerdings ganz wichtig. Den Blutzuckerspiegel können Sie natürlich bei Ihrem Arzt messen lassen. Der liegt, morgens nüchtern, in der Regel zwischen 80 und 95 mg/dl. Das ist „normal". Da der Wert nach der Kohlenhydratzufuhr ansteigt, sind durchschnittliche Blutzuckerwerte von 100–105 mg/dl okay – das können Sie in Form des Langzeitblutzuckers HbA1c bestimmen lassen.

Doch wieso muss der Blutzuckerwert in engen Bereichen gehalten werden? Das Gehirn, Ihre Nervenzellen, manche Nierenzellen und Ihre roten Blutkörperchen sind unbedingt abhängig von Glukose, also Zucker. Wie Sie später sehen werden, kann der

2

Glukoseumsatz in bestimmten Zeiten (z. B. beim Fasten) gesenkt werden, indem vermehrt auf andere Substrate zurückgegriffen wird. Aber selbst in diesen Situationen benötigt das Gehirn noch einen gewissen Prozentsatz Glukose. Auf der anderen Seite dürfen die Blutzuckerspiegel nicht dauerhaft erhöht sein, sonst bilden sich beispielsweise „advanced glycation end-products" (AGE), das sind verzuckerte Proteine und Fette, die in enger Verbindung zum frühen Ableben stehen.

Die Zellen Ihres Gehirns, die Zellen Ihres Nervensystems und die roten Blutkörperchen haben keine Möglichkeit, Zucker in größeren Mengen zu speichern, sind aber auf konstante Zufuhr angewiesen. Daher sackt der Blutzuckerspiegel niemals auf 0 ab. Wenn das passiert, sind wir tot. Tatsächlich ist es so, dass sogar in Phasen, in denen Sie gar keine Kohlenhydrate essen, der Langzeitblutzucker HbA1c sich kaum von dem Wert unterscheidet, den Sie aufweisen, wenn Sie regelmäßig Kohlenhydrate zuführen. So gut funktioniert diese Regulation.

Auch Ihre Leber spricht die Sprache der Biochemie. Damit die Leber Glukose freisetzen oder speichern kann, muss sie Signale erhalten. Diese Signale erhält sie in diesem Fall von Insulin (forciert die Glukoseaufnahme) und Glukagon (forciert die Glukoseabgabe). Natürlich lösen solche Hormone komplexe Reaktionskaskaden nicht nur in unseren Leberzellen, sondern in vielen Zellen des Körpers aus. Die Leber ist hierfür nur ein sehr gutes Beispiel.

Kommen wir noch einmal zurück zu Ihren Zellen: Es zeigt sich, dass Insulin und Aminosäuren (die kleinsten Einheiten von Proteinen) das universelle Signal dafür sind, dass genug Nahrung vorhanden ist – Nahrungsüberschuss wird damit an die Zellen signalisiert. Glukose unterdrückt die AMPK-Aktivität, kann mTOR selbst aber nur zusammen mit Insulin aktivieren (vgl. Naito et al. 2013). Und auch für Insulin gilt, dass die volle mTOR-Aktivität nur erreicht wird, wenn gleichzeitig Aminosäuren vorhanden sind. Das ergibt auch Sinn, denn mTOR will die Proteinsynthese aktivieren – und dafür braucht es Aminosäuren (Drummond et al. 2008).

Unterm Strich bedeutet das also, dass die volle mTOR-Aktivität dann erreicht werden kann, wenn größere Mengen Eiweiß (Aminosäuren) und Kohlenhydrate gleichzeitig gegessen werden – Insulin steigt als Folge deutlich an, denn sowohl Kohlenhydrate als auch Eiweiße stimulieren die Insulinausschüttung (Abb. 2.8).

> Insulin, zusammen mit Aminosäuren, aktiviert mTOR und damit die Proteinsynthese.

2.5.2 Fette und Fettsäuren: der Weg in Ihre Körperzellen

Wie Sie sicherlich wissen, nutzt der Körper nicht nur Kohlenhydrate als Energiequelle, sondern auch Fette. Daher besitzen Sie ein passendes Gewebe, bei dem es sich um ein riesiges Energiereservoir handelt, das Ihnen konstant und rund um die Uhr zur Verfügung steht – eigentlich.

Fette nennt man auch Triglyceride. Das haben Sie mit Sicherheit schon mal gehört oder gelesen. Spätestens dann erfährt man davon, wenn der Arzt mitteilt, dass der Triglyceridwert zu hoch sei und man das eigene Ernährungsverhalten ändern sollte.

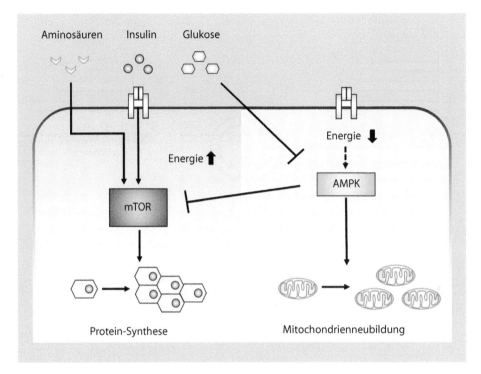

Abb. 2.8 Die Zellschalter mTOR und AMPK sind zentrale Stoffwechselschnittstellen innerhalb von Zellen. mTOR wird durch Aminosäuren, Insulin und hohe Energiewerte aktiviert. Es steigert die Proteinsyntheserate, leitet damit Wachstums- und Proliferationsprozesse ein. AMPK wird bei sinkenden Energiewerten aktiv. Es stellt Energie konsumierende Prozesse ein, indem es mTOR hemmt, sorgt für die Bildung von Schutzproteinen und aktiviert die Mitochondrienneubildung. Glukose wiederum senkt die AMPK-Aktivität

Butter, Olivenöl, Sahne, Schweinespeck – diese Nahrungsmittel bestehen vorrangig aus Fetten, also Triglyceriden. Triglyceride nennt man deshalb so, da sie aus drei einzelnen Fettsäuren bestehen, die miteinander verknüpft sind. Unsere Mitochondrien verbrennen nur einzelne Fettsäuren, nicht etwa ganze Triglyceride (Fette).

Kohlenhydrate bestehen wie gesagt auch aus einzelnen Einheiten, die zu langen Ketten verknüpft sind. Diese großen Strukturen werden im Darm in die Einzelteile (Glukose) zerlegt. Dies gilt auch für die Fette: Sie müssen zunächst in die einzelnen Bestandteile (drei Fettsäuren) zerlegt werden (**Abb. 2.9**). Dieser Zerlegeprozess findet – wie bei Kohlenhydraten – im Darm statt. Dort sitzen fettspaltende Enzyme, die sich Lipasen nennen. In diesem Fall spalten Darmlipasen die Triglyceride in Fettsäuren.

Noch bevor die Fettsäuren in Lymphgefäße bzw. die Blutbahn gelangen, werden sie in Darmzellen wieder zu einem Triglycerid zusammengebaut. Der biochemische Fachausdruck hierfür lautet „Veresterung". Dieses erneut zusammengebaute Fett braucht ein Transportprotein, damit es im Blut löslich ist. Wie Sie jeden Tag in der Küche sehen, ist Fett nicht wasserlöslich. Deshalb verpackt Ihr Körper es in Pakete, die es wasserlöslich machen. Dieses im Blut schwimmende Fett kann Ihr Arzt messen. Wenn der Wert

2

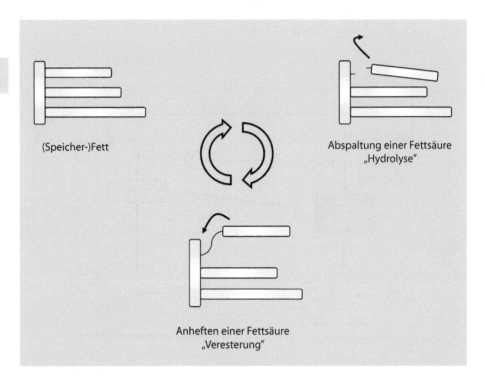

(Speicher-)Fett

Abspaltung einer Fettsäure
„Hydrolyse"

Anheften einer Fettsäure
„Veresterung"

◘ Abb. 2.9 Der Fettsäure-Fett-Zyklus. Im Körper liegen Speicherfette genau wie Nahrungsfette als Triglyceride vor – diese können bei Bedarf gespalten werden (Hydrolyse), dabei werden einzelne Fettsäuren frei. Umgekehrt können Fettsäuren genutzt werden, um Fette aufzubauen (Veresterung)

höher als 250 ist, sehen Sie aller Wahrscheinlichkeit nach den erhobenen Zeigefinger des Arztes.

Verspeisen Sie Fette, schwimmt frisch verpacktes Fett irgendwann in Ihrem Blut. Die Problematik ist aber nun: Ihre Zellen können kein Fett aufnehmen, sondern lediglich Fettsäuren. Wir erinnern uns daran, dass die gegessenen Fette bereits im Darm durch Lipasen gespaltet wurden. Doch bevor die Fettsäuren ins Blut eintreten konnten, wurden sie erneut zu einem Fett zusammengebaut, was nun im Blut schwimmt.

Glücklicherweise findet sich in Geweben ein anderes fettspaltendes Enzym, das sich Lipoproteinlipase nennt. So kann sich jede Zelle rein theoretisch selbst mit Fettsäuren versorgen. Tatsächlich wird das meiste Fett, das wir essen, vom Fettgewebe aufgenommen. Dort finden wir nämlich sensible Lipasen, die dafür sorgen, dass das gegessene Fett dahin kommt, wo es hinsoll: ins Fettgewebe.

Im Fettgewebe selbst liegen die Fettsäuren nun wieder als Fette vor. Bei Bedarf werden sie von zelleigenen Lipasen erneut gespalten und in den Blutstrom abgegeben – dieser Prozess nennt sich Lipolyse. Speicherfette in Geweben werden normalerweise von der hormonsensitiven Lipase (HSL) oder „adipose triglyceride lipase" (ATGL) gespalten. Sobald Ihr Körper nun Fettsäuren als Energiequelle braucht, werden die Fette im Fettgewebe bearbeitet und als sogenannte freie Fettsäuren in den Blutkreislauf abgegeben. Wann immer man von freien Fettsäuren spricht, wissen Sie, dass es sich dabei um Fettsäuren handelt, die vom Fettgewebe kommen.

Wichtig für Sie: Die Hauptregulatoren der Lipolyse sind Insulin (niedriges Insulin = Fettfreisetzung), Adrenalin, Noradrenalin und das Wachstumshormon Somatotropin, auch als „human growth hormone" (► Kap. 6) bekannt. Zusätzlich: Je dicker Sie werden, umso mehr „spill over" finden wir – die Fettzellen wollen nicht zu groß werden und geben Fettsäuren „einfach so" in den Blutstrom ab, ganz ohne weitere Stimuli.

Während des Tages laufen diverse Prozesse simultan ab, und da Sie konstant Energie benötigen, organisiert der Körper das so, dass Sie überhaupt nicht merken, dass konstant Fette in das Fettgewebe eingebaut oder Fettsäuren freigesetzt werden.

Normalerweise nimmt Ihr Fettgewebe das nach einer Mahlzeit im Blut zirkulierende Fett auf. Es zeigt sich allerdings, dass Teile dieses Fetts direkt wieder in den Blutstrom abgegeben werden. Auch das ist „spill over", was dafür sorgt, dass Sie Teile dessen, was Sie gerade gegessen haben, direkt verbrennen können. Umgekehrt aber bedeutet das auch, dass Sie in den meisten Fällen nicht das verbrennen, was Sie gerade gegessen haben. Denn Ihrem Fettgewebe ist es reichlich egal, ob das Fett, das es gerade abgibt, aus der letzten Mahlzeit kommt oder schon ein bisschen länger im Fettgewebe verweilt (vgl. Fielding 2011).

> **Zusammengefasst**
> - Nahrungsfette sind, chemisch betrachtet, Triglyceride.
> - Triglyceride bestehen aus drei Fettsäuren.
> - Mitochondrien verbrennen nur einzelne Fettsäuren (keine Fette).
> - Die Speicherform von Fettsäuren im Organismus sind immer Triglyceride.
> - Nahrungsfett wird im Darm in einzelne Fettsäuren gespalten.
> - Noch vor Eintritt in das Blut bzw. die Lymphbahnen werden sie wieder zum Triglycerid.
> - Im Blut zirkulieren diese Triglyceride.
> - Die Triglyceride werden – hauptsächlich im Fettgewebe – mithilfe von Lipoproteinlipasen erneut gespalten.
> - In Zellen, vor allem im Fettgewebe, lagern die Fettsäuren dann erneut als Triglycerid.
> - Bei Bedarf werden sie von HSL und ATGL gespalten und gehen als freie Fettsäuren ins Blut über (Lipolyse), gelangen dann zu anderen Geweben, wo sie verbrannt werden können.

2.5.3 Exkurs: Der Schlüssel zur Zelle – die Zellmembran

Lassen Sie uns noch einen kurzen Abstecher machen. Fettsäuren nutzt Ihr Körper nicht nur als Brennstoff, sondern auch als Baumaterial. Jede Zelle verfügt über eine Zellmembran, die sie von der Umgebung abgrenzt (◘ Abb. 2.10). Diese Zellmembran besteht aus einer Lipiddoppelschicht – im Grunde genommen liegen sich Fettsäuren hier in einer Reihe gegenüber. Die Zellmembran ist der Zugang zu Ihren Zellen. In dieser Membran sitzen viele Rezeptoren, zum Beispiel der Insulinrezeptor.

Die Funktionsfähigkeit vieler Rezeptoren und Stoffe, die in diese Membran eingebettet sind, hängt von der Beweglichkeit der Zellmembran ab. Dass Fette

2

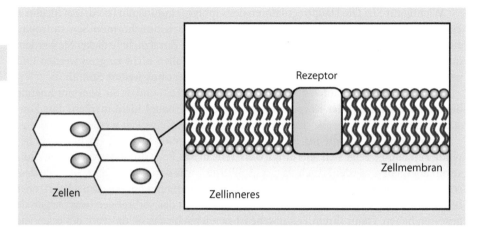

◨ **Abb. 2.10**   Zellen sind umgeben von einer Zellmembran, in die Rezeptoren eingebettet sind. Durch diese Membran grenzen sich Zellen von ihrer Umgebung ab. Die Membran besteht aus einer Lipiddoppelschicht, wobei sich jeweils zwei Schichten von Fettsäuren gegenüberliegen. Die Fettsäurekomposition wird auch bestimmt durch die Fettsäuren, die mit der Nahrung zugeführt werden. Die Eigenschaften der Membran bestimmen, wie gut die darin eingebetteten Rezeptoren funktionieren

unterschiedliche Eigenschaften aufweisen, wissen Sie genau: Ein Fett kann hart wie Butter oder flüssig wie Olivenöl sein. Aus genau demselben Grund hängt die Beweglichkeit der Membran von der Art der Fettsäuren ab, die eingebaut werden. Die Regel: Ungesättigte Fettsäuren machen die Membranen beweglicher, gesättigte Fettsäuren (und Cholesterin) versteifen sie. Die Beweglichkeit der Membran nennt sich Fluidität.

Diese „Fettsäurekomposition" der Zellmembran entscheidet auch darüber, wie gut Ihre Rezeptoren funktionieren. So weisen die Membranen von Insulinsensitiven oftmals einen höheren Anteil an ungesättigten Fettsäuren auf (Pan et al. 1995) – ein Effekt, der auch durch Ausdauersport (Andersson et al. 1998) und durch das, was Sie essen (Andersson et al. 2002) entsteht.

Generell kann man die Fettsäurekomposition der Lipiddoppelschicht nicht beliebig ändern. Allerdings zeigt sich, wie eben angemerkt, dass auch marginale Änderungen der Membranfluidität größere Auswirkungen auf die „Gesundheit" der Zelle haben können.

2.5.4 **Das falsche Bild von Proteinen**

Proteine nutzt der Körper nicht nur als Strukturkomponente, sondern auch als Reaktionskomponente für jede chemische Reaktion, die in Ihnen abläuft. Ohne Proteine, kein Leben. Proteine sind ohne Zweifel der für Sie wichtigste Makronährstoff. Doch nicht nur für Sie, sondern für jedes Lebewesen dieser Erde.

Gegessenes Protein, bestehend aus riesigen Aminosäureketten, wird im Magen-Darm-Trakt – genau wie Fette und Kohlenhydrate – gespalten. In diesem Fall mithilfe von Enzymen, die man Proteasen nennt. Ihr Dünndarm nimmt die Aminosäuren auf.

Wohlgemerkt spalten Proteasen die langen Proteinketten in der Regel nicht so, dass dabei die kleinsten Einheiten, Aminosäuren, entstehen. Vielmehr entstehen bei der Spaltung kurze Proteinketten, die aus mehreren Aminosäuren bestehen. Diese Peptide rücken derzeit in den Fokus der Wissenschaft, da sie selbst eine Wirkung im Körper entfalten können. Man spricht in diesem Zusammenhang von bioaktiven Peptiden (▶ Kap. 10).

Doch weiter: Diese Aminosäuren bzw. kurzen Aminosäureketten können nun von allen Gewebetypen und einzelnen Zellen genutzt werden, um Proteinsynthese zu betreiben. Der Körper nutzt somit körperfremde Proteine, um körpereigene Proteine aufzubauen, sei es der Muskel oder ein Enzym. Alles das besteht aus Proteinen, also Eiweiß.

Hauptregulator ist einmal mehr die Leber. Sie sorgt nämlich dafür, dass Blutproteine gebildet werden. Das ist für Ihr Überleben absolut essenziell. In diesem Zusammenhang spricht man auch von „Gesamteiweiß", denn die Gesamtheit aller im Blut vorkommenden Proteine lässt sich messen. Je nach Stoffwechsellage des Körpers hängt die Menge an gebildeten Plasmaproteinen natürlich davon ab, wie viel Eiweiß wir essen. Das Ganze ist etwas komplexer, weswegen „mehr Nahrungseiweiß" auch nicht per se bedeutet „mehr Muskeln" oder „mehr Gesamteiweiß".

Aber: Wenn Sie zu wenig Eiweiß essen, was durchaus einige von Ihnen tun, haben Sie logischerweise auch einen niedrigeren Eiweißspiegel im Körper. Ein niedriger Eiweißspiegel im Blut ist immer ein Zeichen dafür, dass Ihr Körper sich in einer Abbauphase (Katabolie) befindet. Niedrige Eiweißspiegel finden Sie beispielsweise bei Verbrennungen der Haut, bei schlimmen Viruserkrankungen, aber auch bei Krebs.

Nahrungsproteine haben Eigenheiten, die sehr nützlich sind. Sie können beispielsweise nur sehr bedingt als Energiequelle genutzt werden. Die Kalorien, die man Ihnen beim mageren Steak anrechnet, können Sie getrost vergessen. Ihr Körper wird keine oder kaum Energie aus diesem Steak gewinnen. Das hat man bei den Inuit bereits vor fast einem Jahrhundert beobachtet. Dieses Volk lebt hauptsächlich von Eiweiß und Fett. In bestimmten Jahreszeiten ist das Fleisch der erlegten Tiere äußerst mager. So wie das Hüftsteak, das Sie essen.

Den Inuit gelingt es nicht, sich daran satt zu essen. Im Gegenteil: Sie können davon so viel essen, wie sie wollen – sie bleiben hungrig. Irgendwann stellen sich Übelkeit und starke Kopfschmerzen ein – beginnende Vergiftungserscheinungen (Phinney 2004). Dieses Phänomen taufte man Hasenhunger („rabbit starvation"), weil das Hasenfleisch nicht genug Fett enthält, um als Energie lieferndes Nahrungsmittel dienen zu können (Bilsborough und Mann 2006).

Ergo: Nur von Proteinen können Sie nicht leben. Ihre Leber hat eine maximale Kapazität, um Proteine zu verarbeiten. Die Wissenschaftler nennen diese Obergrenze „protein ceiling". Konkret: Sie können je nach Konstitution etwa 200–300 g Eiweiß am Tag verarbeiten. Danach wird's giftig.

Sie werden im Laufe des Buches erfahren, warum Proteine und insbesondere Aminosäuren für Ihr körperliches Wohlbefinden, für Ihre Gesundheit und Leistungsfähigkeit absolut unabdingbar sind.

Literatur

Andersson A et al (1998) Effects of physical exercise on phospholipid fatty acid composition in skeletal muscle. Am J Physiol-Endocrinol Metab 274(3):E432–E438

Andersson A et al (2002) Fatty acid composition of skeletal muscle reflects dietary fat composition in humans. Am J Clin Nutr 76(6):1222–1229

Bilsborough S, Mann N (2006) A review of issues of dietary protein intake in humans. Int J Sport Nutr Exercise Metab 16(2):129

Canto C et al (2010) Interdependence of AMPK and SIRT1 for metabolic adaptation to fasting and exercise in skeletal muscle. Cell Metab 11(3):213–219

Drummond M, Bell J, Fujita S et al (2008) Amino acids are necessary for the insulin-induced activation of mTOR/S6K1 signaling and protein synthesis in healthy and insulin resistant human skeletal muscle. Clin Nutr 27(3):447–456

Fielding B (2011) Tracing the fate of dietary fatty acids: metabolic studies of postprandial lipaemia in human subjects. Proc Nutr Soc U S A 70(3):342–350

Hood DA (2009) Mechanisms of exercise-induced mitochondrial biogenesis in skeletal muscle. Appl Physiol Nutr Metab 34(3):465–472

Laplante M, Sabatini D (2012) mTOR Signaling in growth control and disease. Cell 149(2):274–293

Miyoshi N, Oubrahim H, Chock PB et al (2006) Age-dependent cell death and the role of ATP in hydrogen peroxide-induced apoptosis and necrosis. Proc Natl Acad Sci U S A 103:1727–1731

Naito T, Kuma A, Mizushima N (2013) Differential contribution of insulin and amino acids to the mTORC1-autophagy pathway in the liver and muscle. J Biol Chem 288(29):21074–21081

Pan DA et al (1995) Skeletal muscle membrane lipid composition is related to adiposity and insulin action. J Clin Invest 96(6):2802

Phinney SD (2004) Ketogenic diets and physical performance. Nutr Metab (Lond) 1(1):2

Tavernarakis N (2007) Protein synthesis and aging. Cell Cycle 6(10):1168–1171

Xue B, Kahn B (2006) AMPK integrates nutrient and hormonal signals to regulate food intake and energy balance through effects in the hypothalamus and peripheral tissues. J Physiol Lond 574(1):73–83

Behind the Scenes: Wie der Mensch mit seiner Umwelt interagiert

© Springer-Verlag GmbH Deutschland, ein Teil von Springer Nature 2019
C. Michalk, *Gesundheit optimieren – Leistungsfähigkeit steigern*,
https://doi.org/10.1007/978-3-662-58231-2_3

3

Wir streiten uns leider viel zu oft noch auf „Stufe 1" des Denkens. Dabei nutzen uns einfache Beschreibungen oder Beobachtungen von Prozessen und Sachverhalten reichlich wenig. Wir sollten uns immer daran erinnern, dass wir im Reich der Gesetze leben und lernen, „hinter die Kulissen" zu blicken. Sei es in Bezug auf unseren Geist oder in Bezug auf unseren Muskel. Dafür müssen wir allerdings ein Grundverständnis entwickeln.

Das heißt ganz konkret: Das Auto springt an, sobald Sie den Schlüssel ins Schloss stecken und drehen. Da gibt es kein „Vielleicht", „mal sehen", da gibt es keine Diskussionen. Das Auto springt an, sobald ich den Schlüssel drehe. Sollte es nicht anspringen, wissen wir, dass es dafür Gründe gibt, die wir ändern können. Wieso aber fällt uns dieses Denken in Bezug auf uns und unser Leben oft so schwer?

3.1 Die eine Seite der Waage: „Power law" oder das Gesetz der Wechselwirkung

Wir haben gerade das Jagdverhalten von Menschen kennengelernt. Es passiert zufällig, völlig variabel und phasenweise – nicht chronisch. Andere Jäger im Tierreich, also zumeist Karnivoren (Fleischfresser), verhalten sich ähnlich. Zwischen der Jagd gibt es längere Pausen und die Belastung ist damit akut – nicht chronisch (❏ Abb. 3.1).

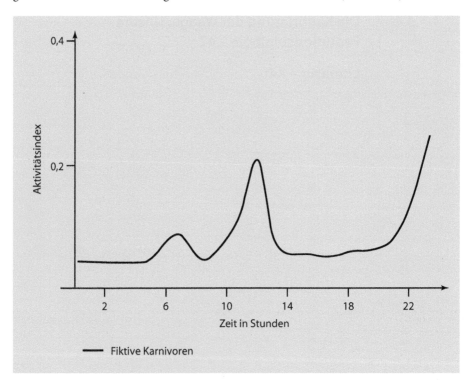

❏ **Abb. 3.1** Jagd- bzw. Bewegungsverhalten eines fiktiven Karnivoren. Jagende Fleischfresser bewegen sich intermittierend. Phasen, die durch eine hohe körperliche Belastung gekennzeichnet sind, erfolgen sporadisch, während Phasen, die durch eine niedrige körperliche Belastung gekennzeichnet sind, einen Großteil der Zeit ausmachen (vgl. Li et al. 2013)

Das lässt sich natürlich messen – hier in Form eines Aktivitätsindex. Dieser gibt die Intensität der Aktivität an: 0,04 könnte Faulenzen sein, 0,2 könnte Sport entsprechen. Es fällt auf, dass die Belastungshöhepunkte immer nur sporadisch auftauchen. Mathematisch betrachtet entsprechen diese Peaks einem „power law". Immer und überall gibt es gewisse Gesetze, die wir beobachten können. Überall in der Natur finden wir das „power law". Es besagt im Grunde: Ein Stimulus ist eine bestimmte, meist kurze Zeit gegeben. Danach flacht jegliche Aktivität ab.

Ein „power law" (engl. Potenzgesetz) ist durch eine für dieses Gesetz typische Relation von zwei Größen gekennzeichnet. Bleiben wir kurz beim bekanntesten Beispiel, der Pareto-Verteilung. Pareto war Ökonom, Ingenieur und Soziologe, der die Wirtschaft von Italien untersuchte. Dabei fiel ihm auf, dass 20 % der Bevölkerung 80 % des Bodens besitzen. Hier also haben wir zwei Größen: Bevölkerung und Boden.

Bei unserem Beispiel der Jagdaktivität von Karnivoren haben wir andere Größen: Aktivität und Zeit. Sie könnten also sagen, dass Jäger 80 % ihrer täglichen Aktivität oder Arbeit in 20 % ihrer verfügbaren Zeit (24 Stunden) verrichten. Natürlich muss es kein 20/80-Verhältnis sein. Einfach ausgedrückt bedeutet das für unser Verständnis, dass sehr viel von irgendetwas in kurzer Zeit passiert, worauf Phasen folgen, in denen wenig passiert. Doch welche Implikationen hat das für uns?

3.2 Die Waage: Von Systemlehren, physiologischen Bereichen und Adaptation

Sie sind in einem System eingebettet. Alles, was Sie im täglichen Leben sehen und tun, ist Teil dieses Systems. Ihr eigenes Verhalten, Ihr Aufgehen im „System" dient letztendlich nicht Ihnen, sondern dem System, *dem System Leben*.

Sie werden geboren, und Ihr Ziel ist es instinktiv, Teil dieses Systems zu sein – selbst dann, wenn Sie glauben, Sie würden das alles für sich tun. Sie zeugen Nachkommen und sorgen instinktiv dafür, dass das System Leben weiter Bestand hat: Akut dadurch, dass Sie arbeiten gehen, soziale Kontakte pflegen und gesellschaftliche Tätigkeiten ausüben. Nachhaltig dadurch, dass Sie Nachkommen zur Welt bringen, denen Sie beibringen, wie man Teil des Systems wird. Natürlich können Sie die Beispielliste hier beliebig ergänzen.

Wohlgemerkt: Das ist nicht schlimm. Im Gegenteil: Ihr Streben dient dem Leben. Selbst wenn Sie Chef eines Konzerns werden, können Sie nur Chef sein, wenn Sie anderen die Möglichkeit geben zu arbeiten. Umgekehrt können andere nur arbeiten, weil Sie einen Konzern führen. In Ihrem Körper ist es nicht anders. Natürlich gibt es gewisse Hierarchien. Dennoch dienen übergeordnete Ebenen immer den nachfolgenden. Heißt: Übergeordnete Subsysteme des Körpers helfen den untergeordneten Subsystemen zu überleben – das dient letztlich dem Überleben des Systems als Ganzes. So ist das Herz beispielsweise dann noch mit Eisen versorgt, wenn andere Gewebe im Körper, allen voran die Skelettmuskulatur, längst verarmt sind. Ähnliches gilt häufig auch für das Gehirn. Diese hierarchische Ordnung sorgt dafür, dass das komplette System überleben kann.

Sie interagieren konstant mit der Umwelt, genauer gesagt Ihr Gehirn. Sie merken das womöglich nur nicht. Wenn Sie sich mit Freunden treffen wollen, dann ist das nicht

Ihre Intention gewesen, sondern eine Idee bzw. ein Verlangen Ihres Gehirns. Das bedeutet auch: Wie viele Entscheidungen treffen tatsächlich *wir* – und wie viele Entscheidungen trifft *das Gehirn* und wir glauben, wir hätten die Entscheidung getroffen? Letztlich spielt es keine Rolle, denn die Entscheidungen, die wir oft unbewusst treffen, dienen unserer Gesunderhaltung.

Ihr inneres System navigiert Prozesse, die Sie konform mit dem Leben, mit dem äußeren System interagieren lassen. Denn als Teil des Systems Leben sind Sie genauso abhängig vom „großen System" wie das „große System" von Ihnen. Der Punkt ist: Sie interagieren mit dem System mithilfe des „power law", das sich in unterschiedlichen Variationen und Intensitäten zeigt.

Versuchen wir mal, es etwas einfacher auszudrücken. Drehen Sie die Musik so laut auf, wie Sie können. Wie lange halten Sie das aus? Fünf Sekunden? Oft aber hören Sie unterwegs im Auto Musik. Wie lange halten Sie das aus? Den ganzen Tag. Es zeigt sich somit, dass sich die Intensität, also die Lautstärke der Musik, gegenläufig zur Dauer der Musik verhält. Wissenschaftler würden sagen: „Intensität korreliert invers mit Volumen bzw. Dauer."

Das bringt uns zu einem sehr wichtigen Punkt. Im Laufe des Buches sprachen wir mehrmals von einem „physiologischen Bereich". Physiologische Bereiche kennen Sie bereits. Misst der Arzt Ihnen den Blutdruck, wird er Ihnen mitteilen, dass Sie mit einem systolischen Wert von 140 an der Grenze zum Hochdruck liegen. Beträgt der Wert lediglich 100, wird er von einem zu niedrigen Blutdruck sprechen. Physiologische Bereiche könnte man somit auch als Referenzbereich bezeichnen.

„Physiologisch" impliziert Natürlichkeit. Es ist ein *natürlicher* Bereich. Wir müssen also erkennen, dass wir im Zusammenhang mit Biologie immer von Bereichen sprechen und nicht von der perfekten Ideallinie, die getroffen wird oder nicht. Die Ereignisse sind damit viel mehr „zufällig" um eine Ideallinie verteilt. Deshalb: Der wissenschaftlich festgestellte Idealwert des Blutdrucks ist vielleicht 120 – dennoch schwanken die gemessenen, aber noch gesunden Werte um eben diesen Wert.

Sollte sich bei Ihnen eine Störung im Haushalt der männlichen Sexualhormone ergeben, kann es sein, dass man Ihnen Testosteronspritzen anbietet. Vielleicht fahren Sie alle zwei Wochen zum Arzt und bekommen eine Spritze gesetzt. Das wiederholen Sie alle zwei Wochen, damit Sie unterm Strich einen Wert im *physiologischen Bereich* wahren.

Auch hier korreliert die Konzentration der Dosis (= Intensität) invers mit der Zufuhrhäufigkeit (= Volumen bzw. Dauer). Natürlich könnte man die Testosterondosis erhöhen oder das Testosteron häufiger spritzen. Damit würden allerdings Werte erzeugt, die nicht mehr im physiologischen Bereich liegen.

Ihr Körper schafft den Spagat zwischen Umwelt (= Anforderungen an Sie) und Genen (= Ihr physiologischer Bereich) mithilfe von drei Zuständen.

- Adaptation
- Kompensation
- Schaden

Einige Systeme im Körper werden sich an die hohen Testosteronmengen adaptieren, vielleicht den Verbrauch erhöhen oder den Abbau beschleunigen. In jedem Fall wird Ihr Körper die Restproduktion im Hoden abstellen und verhindern, dass das viele Testosteron wirken kann. Letztendlich aber, bei dauerhaft überhöhter Zufuhr, wird Ihr Körper Schaden nehmen.

Häufig ist es so, dass wir Adaptationsprozesse nur sehr schwer von Kompensationsprozessen unterscheiden können. Und oftmals sind Adaptationsprozesse gar nicht von Kompensationsprozessen zu unterscheiden. Der Übergang ist fließend. Das, was für uns im Alltag die (hoffentlich) größte Rolle spielt, ist die Adaptation.

Ihr Körper kommt mit einer gewissen Ausstattung auf die Welt. Diese Ausstattung hilft ihm, mit den jeweiligen Umweltbedingungen umzugehen. Das heißt konkret, dass Ihr Körper beispielsweise über Entgiftungsorgane bzw. -enzyme verfügt.

Viele von Ihnen werden schon erlebt haben, dass der Körper beim ersten Alkoholkonsum sensibler reagiert als nach wiederholtem Alkoholkonsum. Das heißt, dass die Fähigkeit zur Alkoholentgiftung beim ersten Mal zwar schon da war, aber erst durch den wiederholten Konsum so verbessert wurde, dass sich die Toleranzgrenze erhöht. Das heißt im Umkehrschluss, dass der Körper damit zunächst nicht gut klarkam. Daraus folgt: Mit dem (wiederholten) Konsum haben Sie ihn „gereizt".

Ihr Körper reagiert auf einen Reiz dadurch, dass er vermehrt Ausstattung zur Verfügung stellt, um besser mit der jeweiligen Bedingung klarzukommen. Oder, anders ausgedrückt: Sie können mit der Zeit mehr Alkohol trinken – ohne dabei gleich das Delirium zu erleben. Somit hat sich Ihre persönliche Position bezogen auf die Alkoholverträglichkeit verschoben.

Wann immer Sie dem Körper mithilfe des „power law" Ressourcen rauben, ihn reizen, wird er alles versuchen, um das nächste Mal besser vor dem jeweiligen Ereignis geschützt zu sein. In der Sportwelt nennt man dieses Prinzip Superkompensation. Mithilfe dieses Prinzips kann der Körper besser und mit weniger Schaden auf ein Umweltereignis reagieren.

Sie erinnern sich bestimmt an das eingangs erklärte Jagdverhalten von Tieren. Dort fiel der Begriff Aktivitätsindex. Wir konnten immer dann einen „Ausschlag der Kurve" im Koordinatensystem sehen, wenn sich das Tier bewegt. Bewegt es sich nicht, so verzeichnen wir auch keinen Anstieg der Kurve. Genauso könnte es sich auch mit dem Alkoholkonsum verhalten: Trinken wir keinen Alkohol, gibt es auch keine „Ausschläge des Graphen". Das dürfte für die meiste Zeit der Fall sein. Vielleicht trinken wir täglich, dafür wenig. Vielleicht aber trinken wir massiv – beispielsweise an den Wochenenden. Je nachdem würde sich dann auch der Anstieg des Graphen verhalten. Dennoch gilt, dass die Intensität (= Menge des konsumierten Alkohols) invers korreliert mit der Häufigkeit der Zufuhr. Alles andere schadet – Sie können also nicht jeden Tag große Mengen Alkohol trinken.

Das heißt: Im Wesentlichen können Sie Ihre Position innerhalb dieses Bereichs verschieben. Sie können den physiologischen Bereich aber nicht auflösen. Sie werden diesen Gesetzen weiterhin unterliegen, wenngleich Sie Raum für mehr Aktivität geschaffen haben. Letztendlich entscheiden Sie sich unbewusst immer für ein „power law", das Sie im physiologischen Bereich hält. Tun Sie das bewusst und mit viel Einsatz nicht, werden Sie – längerfristig betrachtet – krank.

❯ **Sie werden Dinge also selten, aber intensiv tun oder öfter, aber moderater.**

Ihr Körper ist bestrebt, seinen Zustand so zu verändern, dass Sie davon profitieren, ganz automatisch. Das Einzige, was ihn davon abhält, sind in der Regel wir selbst. Denn unsere Neurotik sorgt oft dafür, dass wir diese Anpassungsprozesse übergehen. Mit bisweilen fatalen Folgen für unsere Gesundheit.

3

Apropos „der Mittelwert bleibt gleich" und „menschliche Neurotik". Sport per se wird uns nicht schlank machen, jedenfalls solange wir uns nur auf den Sport verlassen. Wissenschaftler haben entdeckt: Menschen, die sehr viel Sport treiben, kompensieren dieses „Mehr" mit mehr Ruhephasen – das heißt, sie faulenzen mehr. Menschen hingegen, die wenig Sport treiben, sind dafür oftmals im Alltag mehr in Bewegung, bewegen sich also ausgeglichener. Das ist das „power law" in Aktion, denn der Mittelwert bleibt gleich, obwohl unterschiedliche Power-law-Variationen vorliegen.

Freilich: All das gilt immer nur für gesunde Menschen, bei denen die einzelnen Systemkomponenten des Körpers noch ineinandergreifen können. Dieses Buch soll Ihnen dabei helfen, herauszufinden, ob das der Fall ist – und die einzelnen Zahnräder noch ineinandergreifen.

3.3 Die andere Seite der Waage: Chemiebaukasten Mensch

Ein Biochemiker würde Ihnen sagen, dass alle Abläufe auf chemischen Reaktionen basieren – somit ist alles in Ihnen Biochemie. Es gibt keine Ausnahme. Selbst physikalische Reize werden in biochemische Signale übersetzt.

Unser Körper braucht uns im Grunde gar nicht. Wir könnten unseren Körper getrost „verlassen", und er würde trotzdem funktionieren. Das liegt ganz einfach daran, dass das System dafür sorgt, dass es sich selbst erhält. Ihr Körper ist also – im Grunde ganz ohne Ihr Bemühen – konstant damit beschäftigt, sich selbst zu erhalten. Natürlich setzt das einen funktionierenden Chemiebaukasten voraus, in dem alle nötigen Stoffe vorhanden sind.

Ihr Körper reagiert mithilfe dieser Prozesse konstant auf Umwelteinflüsse. Für uns ist es eigentlich nicht wichtig zu wissen, welche Reaktionen es gibt oder wofür sie verantwortlich sind. Stellen Sie sich vor, ein Tiger müsste überlegen, welche chemische Reaktion ihm ermöglicht, dass er auf Beutejagd geht. Das Ziel unseres Daseins ist, dafür zu sorgen, dass der Chemiebaukasten regelmäßig „gefüttert" wird. Wir müssen neue für uns lebensnotwendige Atome liefern, damit die chemischen Reaktionen auch weiterhin gespeist werden.

Der Unterschied zu Kochsalz (also Natrium und Chlorid) in einem Topf und den vielen chemischen Bausteinen in Ihrem Körper ist, dass es in Ihnen einen „turn over" (= Umsatz) gibt. Ihr Körper verbraucht konstant, was Sie ihm geben. Heißt: Sie müssen die nötigen Stoffe im Prinzip auf täglicher Basis zuführen.

Ihre Aufgabe ist außerdem, Substrate zuzuführen, aus denen Ihr Körper Energie gewinnen kann. Das wiederum basiert auch auf chemischen Reaktionen. Sie kennen bereits Fettsäuren und Kohlenhydrate. Egal, wie kompliziert Ihnen die Welt und das, was wir hier beschreiben, erscheint, im Grunde hat uns die Natur – mit Blick auf den Chemiebaukasten – lediglich eine Aufgabe zugeteilt:

> ❯❯ Wir müssen den Chemiebaukasten mit für uns lebensnotwendigen Atomen füttern – und mit Energie in Form von Kohlenhydraten und Fetten.

Das ist Ihre Aufgabe und die Aufgabe eines jeden Lebewesens dieser Erde. Bitte halten Sie kurz inne: Das bedeutet doch im Umkehrschluss, dass das quasi alles ist, was sämtliche Lebewesen für ihre Gesunderhaltung tun. Das, was wir zu uns nehmen, *muss* entscheidenden Einfluss auf unser Wohl- und Lebensgefühl haben. Die nächste Frage könnte lauten, welche Atome es sind, die wir auf täglicher Basis aufnehmen müssen.

Im letzten Jahrhundert hat man diesbezüglich Pionierarbeit geleistet und herausgefunden, welche Stoffe, welche Atome, absolut essenziell für die Entwicklung Ihres Körpers sind. Um auf der chemischen Ebene zu bleiben: Man hat herausgefunden, welche Atome Sie dem Chemiebaukasten zuführen müssen, damit jede chemische Reaktion in Ihnen funktioniert. Weil Ihr Chemiebaukasten ohne diese Atome und Substanzen nicht funktionieren könnte, hat man sie „essenziell" genannt. Es handelt sich somit um Stoffe, die absolut notwendig sind, damit Sie auf dieser Welt überhaupt leben können.

Sehen Sie: Eigentlich müssten wir jetzt *verstanden* haben und unsere Energie darauf ausrichten, diesen Chemiebaukasten mit Atomen zu füllen bzw. zu testen, wie es denn um diesen Chemiebaukasten bestellt ist. Doch das, was viele Menschen tun, ist, direkt anzunehmen, dass der Chemiebaukasten kaputt ist, gar nicht funktionieren *kann*. Dann, klar, wird die Aufmerksamkeit auf ganz andere Vorgehensweisen gelenkt – etwa auf den Gang zum Arzt.

Jeder von uns kann das Prinzip leicht verstehen: In jedem Biochemiebuch werden wir unzählige chemische Reaktionen und die zugehörigen Reaktionsbestandteile finden. Schnell können wir beispielsweise über Wikipedia herausfinden, welche essenziellen Stoffe, also Atome, die wir zuführen müssen, an diesen Reaktionen beteiligt sind. Es kann einen staunen lassen! (Alternativ können Sie natürlich auch einfach dieses Buch lesen.)

Dieses Buch will Sie auch sensibilisieren für Ursache-Wirkungs-Konstellationen. Das, was vom Chemieunterricht in der Schule oft hängen bleibt, ist die Tatsache, dass es einen Zusammenhang gibt zwischen dem, welche Stoffe miteinander reagieren, und dem, was daraus entsteht. Nicht nur bezogen auf einen direkten Zusammenhang zwischen den Edukten (= Ausgangsstoffe) und Produkten, sondern auch auf den direkten Zusammenhang der Mengen dieser Stoffe. Sprich: Ihnen ist eigentlich völlig klar, dass Sie mehr Produkt erhalten werden, wenn Sie mehr Edukt zur Verfügung stellen. Das ist ein Grundgedanke, den Sie überall in Ihrem Leben anwenden.

Sie wissen nun, dass Ihr eigenes System mithilfe von zwei Komponenten arbeitet: *essenziellen Substanzen und Energie.* Alles andere, alles das, was für eine optimale Gesunderhaltung benötigt wird, würde sich das System selbst holen, denn es kann sich – wie gesagt – völlig ohne Sie selbst speisen. In aller Regel müssen Sie nicht darüber nachdenken, ob Sie gerade Hunger haben, Sie müssen Ihre Zellen also nie fragen, ob die gerade wieder Essen brauchen, um Energie zu produzieren. Das System Körper sorgt alleine dafür.

Wenn etwas nicht so gut läuft, läuft es „nicht rund". Wir haben „einen Achter drin". Kann das auch im „Chemiebaukasten Mensch" passieren? Wie bereits erwähnt ist Ihr Körper ein System, das aus mehreren Subsystemen besteht. Alle sind bestrebt, in einem gewissen physiologischen Bereich zu bleiben. Doch was passiert, wenn eine Komponente des Systems ausfällt oder nicht mehr richtig arbeitet?

Ihr Körper ist adaptiv. Er kann sich an ein breites Spektrum von Ereignissen anpassen, und zwar so, dass Sie den physiologischen Bereich nicht verlassen. Fällt beispielsweise die Herzleistung, wird Ihr Körper darauf reagieren. Er erhöht das Blutvolumen oder steigert die Herzfrequenz. Sie merken das gegebenenfalls in Form eines höheren

3

Blutdrucks. Aus dieser Perspektive zeigt sich der höhere Blutdruck nicht mehr als Krankheit, sondern vielmehr als Teil von Kompensationsmechanismen, die dafür sorgen, dass Ihr Körper weiterhin auf ähnlichem Niveau funktionieren kann.

Es ist daher sinnlos, einen Zustand im Körper zu beschreiben und genau diesen Zustand zu behandeln. In einem System hängt jede Komponente von einer anderen Komponente ab. Anhand des obigen Beispiels wäre es nicht ausreichend, den hohen Blutdruck zu behandeln. Sie müssten die Ursache behandeln: die Herzleistung – und die ist nichts weiter als eine Systemkomponente, die aus Subsystemen besteht. Man kann somit davon ausgehen, dass Ihre Herzleistung gefallen ist, weil sich Fehler in Subsystemen eingeschlichen haben. Zum Beispiel beim Mitochondrium.

Fehler sind normal. Das heißt, dass Ihr Körper immer damit beschäftigt ist, fehlgeleitete Prozesse zu kompensieren, um ein normales Funktionieren zu gewährleisten. Viele von Ihnen verlassen sich täglich (unbewusst) auf diese Kompensationsprozesse – das hat mit dem Optimum allerdings wenig zu tun.

An dieser Stelle beginnt häufig die Misere. Warum essen Fettleibige oft (nicht immer!) mehr als Sie? Frei nach dem Motto: „Ach, dem schmeckt's halt …" Die Wahrheit ist, dass das System falsch justiert ist. Dieser Fettleibige kann gar nichts dafür. Wir können auch nichts dafür, wenn wir Appetit haben. Tatsächlich besteht der Hunger, den wir spüren, auch nur aus chemischen Reaktionen. Die Hauptkomponenten dieser Reaktionen kann man sogar im Blut messen, quasi als Marker für die Stoffwechselfehlfunktion.

Der große Schwachpunkt eines Systems ist, dass die eine negative Veränderung einer Variablen dazu führt, dass sich wie ein Rattenschwanz viele weitere Veränderungen ergeben, die vielleicht ebenfalls nicht wünschenswert sind. Kompensationsprozesse an sich sind in den meisten Fällen nicht gut für Sie, und bei einigen Prozessen im Körper gibt es gar keine oder nur eine sehr unzureichende Kompensation.

Sie haben mit Sicherheit schon den Spruch gehört: „Eine Kette ist nur so stark wie das schwächste Glied." Sie können alles auf der Welt richtig machen: Schleicht sich irgendwo ein gravierender Fehler ein, bemühen Sie sich vielleicht umsonst.

Da sich das System Körper selbst speisen kann (und muss), haben wir ein Problem, wenn unser eigenes System nicht mehr ordentlich auf Umweltreize reagiert. Umweltreiz ist all das, mit dem wir am Tag konfrontiert werden. Von Kälte bis hin zur Diskussion mit dem Nachbarn. Und dieser eine Fehler kann dafür sorgen, dass das ganze System langsam, aber sicher in sich zusammenfällt.

Kompensationsprozesse weichen dann langsam einem Schaden. Da es sich hierbei um fließende Übergänge handelt, merken wir das nicht. So etwas kann man „Abwärtsspirale" nennen. Sie befinden sich womöglich gerade jetzt in einer Abwärtsspirale, aber Sie wissen es gar nicht. Womöglich fällt Ihnen das erst Jahre später auf.

3.4 Die Kalibrierung der Waage: Unsere Evolutionsbiologie

Nun müssen wir etwas fachübergreifender denken: Zunächst haben Sie gelernt, dass Ihr Körper ein Chemiebaukasten und ein System ist, das via „power law" mit der Umwelt interagiert. Jetzt kommt Ihre Waage ins Spiel. Bevor wir unsere Waage benutzen, müssen wir sie eichen. Sie können dazu natürlich auch Kalibrierung oder Justierung sagen. Ein System braucht eine Referenz. Etwas, auf das es sich bezieht. Diese Referenz ist unsere Biologie. Wenn Sie so wollen, unsere Evolutionsbiologie. Die gibt uns Auskunft darüber, wie unser System justiert ist.

Woher weiß Ihr Körper, was Evolutionsbiologie ist? Ihre Zellen verfügen über ein riesiges Molekül namens DNA. Eine chemische Substanz, die aus vielen Molekülen, also verschiedenen Teilen, aufgebaut ist. Diese DNA – zusammen mit individuellen Modifikationen (Epigenetik: Aktivität der einzelnen Gene) – ist das, was uns von anderen Lebewesen (und sogar von unseren Verwandten) unterscheidet.

Wie wir das bereits mehrfach angesprochen haben, sind Sie einem evolutiven Prozess unterworfen, den man „natürliche Selektion" nennt. Sie erinnern sich bestimmt noch an das Beispiel, bei dem ein Kind mit einem „Buddha-Gehirn" zur Welt kommt und mit dieser Ausstattung womöglich besser leben bzw. überleben kann. Wieso aber ist dieses Kind plötzlich anders – und überhaupt: Warum sehen Ihre Kinder nicht gleich aus?

Bei der Verpaarung werden Gene rekombiniert, das heißt, dass Gene neu zusammengemixt werden. Dazu gibt es spezielle Prozesse, die dafür sorgen, dass die Gene, ähnlich einem Kartenspiel, gut durchmischt werden. So sorgt die Evolution immer dafür, dass unterschiedliche Genkombinationen die Chance bekommen, sich im Sinne der Evolution als „fit" zu erweisen.

Aber in den Genen selbst können Fehler auftreten. Es wird vermutet, dass unsere Augenfarbe von rund 16 verschiedenen Genen beeinflusst wird, und zwei davon spielen wohl eine besondere Rolle. Diese Gene können allerdings mutieren, weshalb sie sich zum Beispiel an genau einer Position unterscheiden (SNP – „single nucleotide polymorphisms").

Noch bis vor wenigen Tausend Jahren gab es quasi nur braune Augen. Träger mit heller Augenfarbe müssen auf andere Individuen „attraktiv" gewirkt haben – andernfalls hätten sich die Gene, die diese Genmutationen enthalten, nicht verteilen können. Heute finden wir schließlich viele Menschen mit helleren Augenfarben. So funktioniert Evolution. Über Jahrmillionen können dabei quasi undenkbare Erscheinungen entstehen, wie wir das auch bei uns sehen konnten. Bedenken Sie: Sie waren zunächst Primat, der auf Bäumen lebte und Blätter aß.

Ihre DNA reagiert indirekt immer auf die Umwelt. Und umgekehrt sorgt die Umwelt dafür, dass Ihre DNA an gewisse Verhältnisse angepasst ist. Das ist der springende Punkt. Eine daraus folgende Grundthese lautet etwa wie folgt: Ein Löwe, der in seinem natürlichen Habitat lebt, bleibt gesund. Setzt man ihn in ein künstliches Habitat, wird er krank. Bezogen auf uns hieße das: Trinken wir den ganzen Tag Cola, werden wir krank. Das jedenfalls wäre ein einfaches Beispiel.

So gesehen könnte man davon ausgehen, dass auch Homo sapiens, als Art, an bestimmte Verhältnisse angepasst ist. Um herauszufinden, um welche Verhältnisse es sich dabei handelt und folglich konstruktive Gedanken für unser tägliches Leben abzuleiten, der praktische Aspekt sozusagen, sollte man wissen, wie man als Homo sapiens „natürlich" lebt. Daher haben wir uns zunächst mit der Evolution und dem Leben der Buschmänner befasst, die nachweislich „originale Menschen" sind, Träger der ältesten und konserviertesten Gene.

Diese Prinzipien sind als wissenschaftliche Gesetzmäßigkeiten in Ihnen verankert. Beispiel: Sie müssen täglich schlafen. Das müssen Sie einfach. Das ist eine Gesetzmäßigkeit. Das ist einer der Eckpfeiler, auf denen das Konstrukt „Mensch" steht.

3

Nur sind wir oft zu modern geworden, um auf rationaler Ebene zu wissen, wie wir leben sollen. Intuitiv wissen wir das ganz genau. Wer von Ihnen will schon 40 Stunden pro Woche arbeiten, wenn die evolutive Norm möglicherweise lediglich 14 Stunden für Sie vorgesehen hat?

Es liegt somit nahe zu glauben, dass der Körper auch an bestimmte Nahrungsmittel, die wir ihm täglich zuführen, angepasst ist. Sehen Sie: Vorhin haben Sie von Systemlehren und Chemieunterricht gelesen. Jetzt befinden wir uns wieder in der Biologie. Wenn wir verstehen, dass wir das Leben auf verschiedenen Ebenen betrachten können, obwohl wir im Endeffekt wissen, dass „alles eins ist", sind wir bereits sehr weit.

Wir müssen uns fragen, an was unsere DNA, an was wir angepasst sind. Dieses Wissen projizieren wir auf die Biochemie, die wir studieren können. Umgekehrt wollen wir wissen, wie sich biochemische Ereignisse vor dem Hintergrund der eigenen Evolution interpretieren lassen. Mithilfe dieses Wissens können wir Prozesse modern optimieren.

Es gibt bereits ganze Wissenschaftszweige, die sich mit dieser Thematik befassen. Ein Beispiel wäre die evolutionäre Psychologie, die versucht, Ihr Verhalten zu verstehen, indem sie durch die Brille der Evolution auf Sie schaut. Doch dazu im Verlauf mehr.

Zum Abschluss: Wir Menschen sind Hybride, die sehr viele verschiedene Dinge in ihrer Evolutionsgeschichte durchlebt haben. Daher muss und kann man davon ausgehen, dass Sie nicht die verkörperte Perfektion sind. In der Tat ist es so, dass die Natur keine Perfektion schafft, sondern Kompromisse. Ihr ganzer Körper ist ein Kompromiss. Dessen sollten Sie sich immer bewusst sein. Sie funktionieren nicht nach dem Prinzip „Besser geht nicht", sondern nach dem Prinzip „Hauptsache, es funktioniert". Das heißt: Der Gedanke der artspezifischen Anpassung ist super, er kann uns helfen. Aber bedenken Sie auch, dass Ihr System von Haus aus Fehler mit sich bringt.

Literatur

Li J, Schaller G, McCarthy T et al (2013) A communal sign post of snow leopards (Panthera uncia) and other species on the tibetan plateau, China. Int J Biodiv 2013:1–8

Angewandte Biochemie I: Essenzielle Mikronährstoffe

© Springer-Verlag GmbH Deutschland, ein Teil von Springer Nature 2019
C. Michalk, *Gesundheit optimieren – Leistungsfähigkeit steigern*,
https://doi.org/10.1007/978-3-662-58231-2_4

4

4.1 Die chemische Reaktion als wichtigste Stellschraube

Wir haben Systeme, das „power law" und chemische Reaktionen, auf denen Ihr Leben basiert, besprochen. Nun müssen wir alle Elemente zusammenfügen. Einzelne chemische Reaktionen organisieren sich mit anderen chemischen Reaktionen. So entsteht das erste Gefüge des Lebens. Spinnt man es nur ein bisschen weiter, erhält man den ersten Systemgedanken. Denn: Jede chemische Komponente wird wichtig, wenn ein Produkt entstehen soll. Sobald es nicht mehr zufällig passiert, sondern systematisch, das heißt, organisiert, wissen Sie, dass Leben entstanden ist.

Ihre Zelle ist diesbezüglich die kleinste funktionsfähige Einheit in Ihrem Körper. Sie organisiert sich mit anderen Zellen. Ein System. Die kleinste Einheit, die allerdings Ihr komplettes System zusammenhält und wirken lässt, ist die chemische Reaktion – nicht die Zelle. Und diese chemische Reaktion besteht immer aus Proteinen und essenziellen Mikronährstoffen.

Das heißt, dass Sie das System Mensch, vor jedem anderen möglichen Gedanken, herunterbrechen auf die kleinstmögliche Einheit, die chemische Reaktion. Schleicht sich dort ein Fehler ein, wird die unterste Stufe Ihres Systems ein „Leck" aufweisen. Und das kann fatale Konsequenzen haben, wie Sie lernen werden. Ein einziger grober Fehler im System sorgt dafür, dass Sie womöglich Ihr ganzes Leben lang leiden und Ihr „Kunstwerk Leben" weniger wert ist.

Das Problem mit diesen Systemen ist, wie bereits erläutert, dass sich Fehler potenzieren – es entsteht quasi eine Kettenreaktion, die den Ausgangsfehler verstärkt oder unterstützt. Ihr Leiden wird also nicht besser, sondern schlechter, wenn Sie den Fehler nicht entdecken.

Um keine unnötigen Ängste zu schüren bzw. das Bild zu komplettieren: Zellen sind auch daran adaptiert, mal eine Zeit lang mit Mangelzuständen zurechtzukommen. Wir können sogar davon ausgehen, dass auch temporäre „Vitaminknappheiten", um es gelinde auszudrücken, positiv wirken können. Heißt: In solchen Zusammenhängen sprechen wir immer von chronischen, nicht von temporären Zuständen!

4.2 Mikronährstoffe aus Sicht der Evolution

Einige Evolutionsbiologen und Physiologen sind auf ähnliche Gedanken gekommen. Bereits 1989 veröffentlichte der Vater der heutigen Paläobewegung, Boyd Eaton et al., das Buch *Paleolithic Prescription – A Program of Diet and Exercise for Living*. Schon ein Jahrzehnt (1975) davor veröffentlichte Walter Voegtlin das Buch *The Stone Age Diet*, was an vielen Stellen leider der wissenschaftlichen Grundlage entbehrte. All jene Autoren nutzten unsere eigene Evolution als Schablone, um konkrete Ratschläge für die Gesunderhaltung und das Gesundwerden abzuleiten. Kann man von der Steinzeit lernen?

Die Erläuterungen von Boyd Eaton im Buch *Paleolithic Prescription* haben noch heute Bestand. Die Empfehlungen muss man zwar vor dem Hintergrund der damaligen Ernährungsempfehlungen verstehen. Die Grundlagen, auf denen die Erläuterungen bestehen, sind allerdings nach wie vor stichhaltig.

Jahre später griff ein Physiologe der Colorado State University, Loren Cordain, diese Idee auf und entwickelte sie weiter. Die Vorgehensweise Cordains war dabei interessant: Ursprünglich begann seine Reise damit, herauszufinden, ob und warum manche Nahrungsmittel besonders schädlich wirken – wieso etwa können Milchprodukte Akne auslösen? Wieso führt der Konsum von Hülsenfrüchten oft zu Darmproblemen?

Bald darauf interessierte er sich für die Frage, was natürlich lebende Populationen in verschiedenen geografischen Regionen essen. Im Verlauf und später rekonstruierte er mehrfach Kernmerkmale der Ernährung von „Steinzeitindividuen". Heißt: Loren Cordain arbeitete fachübergreifend und stellte sich die gleichen Fragen aus verschiedenen Blickwinkeln. Daher sind die Arbeiten, die er präsentiert, hochinteressant. Was haben uns Cordain, Eaton und Co. zu sagen?

Boyd Eaton et al. verkündeten in einer Arbeit aus dem Jahr 1997, dass unsere Vorfahren

- 30–35 % Proteine,
- 90 mg Eisen,
- 45 mg Zink,
- 2 g Kalzium,
- 10 g Kalium und
- lediglich 1 g Natrium

pro Tag zuführten.

Das ist im Schnitt zwei- bis achtmal so viel wie das, was Sie den Tag über zu sich nehmen. Das bedeutet zwar nicht, dass alle Substanzen in diesen Mengen auch im Blut ankommen oder dass solche hohen Dosen per se immer gesund sind. Allerdings ist die Diskrepanz zwischen den kalkulierten Zufuhrmengen Ihrer Vorfahren und unseren heutigen Zufuhrmengen so groß, dass Eaton et al. vorschlagen, „der Sache mal nachzugehen".

Vor etwa einem halben Jahrhundert testeten Wissenschaftler, was man Ratten zuführen muss, damit die Tiere ordentlich wachsen und gedeihen. Davor hatte es Jahrhunderte gedauert, bis Wissenschaftler realisierten, dass wir Menschen und Lebewesen im Allgemeinen eine gewisse Bandbreite an Stoffen brauchen, damit das System Körper überhaupt funktionieren kann. Bis dahin mussten Seefahrer jahrhundertelang an Skorbut erkranken. Und bis dahin erkrankten ganze Bevölkerungsschichten diverser Populationen an dem vermeintlichen Gift, das der weiße Reis enthalte.

Warum Rattenstudien funktionieren

In der Einleitung diverser wissenschaftlicher Arbeiten finden wir bei genauem Blick immer, dass die Autoren als Grundlage ihrer Argumentation auch Tierstudien verwenden. Ein ganz heikles Thema! Denn: Inwieweit sind solche Ergebnisse auf uns übertragbar? Nun, zunächst muss man festhalten, dass Grundlagenforschung immer an „einfacheren Modellorganismen" durchgeführt wird. So hat man sehr viele Prozesse unserer eigenen Fortpflanzungs- und Entwicklungsbiologie am Frosch entdeckt. Hätte man diese Ergebnisse nicht ernst genommen, wäre unser Wissensschatz heute diesbezüglich sehr viel ärmer.

4

Der Grund, warum wir überhaupt Modellorganismen nutzen können, ist, dass alle Lebewesen dieser Erde von einem gemeinsamen Vorfahren abstammen. Deshalb können wir anhand von einfachen Einzellern – wie Hefen – Erkenntnisse über zelluläre Prozesse gewinnen, die – natürlich relativ betrachtet – auch helfen können, die Funktionsweise unserer eigenen Zellen zu verstehen. Man spricht in diesem Zusammenhang auch von „evolutiv konservierten" Mechanismen. Mit anderen Worten: Enzyme in Mauszellen, die die DNA reparieren, sind unseren so ähnlich, dass wir daraus Erkenntnisse gewinnen können, beispielsweise dass sowohl die Maus- als auch die Menschen-DNA-Polymerase Magnesium als Kofaktor enthält. Viele der Signalwege, die wir hier im Buch in einfacher Version besprechen werden, finden wir in quasi allen Säugetieren. Heißt auch: Je ähnlicher uns andere Tiere sind, umso mehr Aussagekraft können solche Erkenntnisse haben.

In manchen Teilaspekten sind uns einige Lebewesen ähnlicher als andere. Will man beispielsweise die Effekte eines Zuckers, Fruktose, untersuchen, eignet sich die Ratte gut, da sie über die gleiche Enzymausstattung im Darm verfügt wie wir. Ein weiteres Beispiel ist die Schweinephysiologie, die unserer so ähnlich ist, dass wir intensiv damit arbeiten können. Darüber hinaus ist es natürlich einfacher und sinnvoller, andere Spezies zu nutzen, wenn es um Zellen an sich geht – es wird schwieriger, je „globaler" die Untersuchung im jeweiligen Lebewesen wird. In einfacher Sprache: Es gibt nicht *die* Tierstudie, und diverse Ergebnisse aus Tierstudien haben eine unterschiedliche Aussagekraft, je nachdem, was genau untersucht wurde. Fakt ist aber: Ohne Tierstudien wüssten wir sehr viel weniger über uns, den Menschen.

Jahrhunderte vergingen und viele Menschen mussten ihr Leben lassen, ehe auch die Wissenschaft bestätigte, dass der weiße Reis kein spezielles Gift enthält – und die Randschichten des braunen Reises das passende Gegengift. Es stellte sich heraus, dass weißer Reis schlicht arm an Vitamin B$_1$ war. Es war also ein Vitamin-B$_1$-Mangel, der Menschen sterbenskrank machte.

Hier zeigte sich, vermutlich als ganz bemerkenswertes Beispiel, die große Diskrepanz zwischen dem, was in primitiveren Kreisen praktisch bereits seit Hunderten von Jahren umgesetzt wurde, und dem, was die Wissenschaft der Moderne als wahr anerkannte. Denn freilich war vielen Medizinmännern im Urwald klar, wie man Skorbut heilen konnte. Jeder Ureinwohner der Prärie wusste, dass es bestimmte Tierteile gab, die unbedingt gegessen werden mussten, um nicht krank zu werden.

Bis heute gibt es sehr wenige Studien, die sich mit dem tatsächlichen Verbrauch bzw. Bedarf an einem essenziellen Mikronährstoff befassen. Das heißt: Empfehlungen von Ernährungsgesellschaften basieren im Grunde auf nur wenigen Humanstudien, die den Verbrauch und Bedarf tatsächlich auch bestimmten. Versuchen Sie mal herauszufinden, wie viel Mangan ein Mensch am Tag umsetzt. Sie werden nur sehr wenige passende Studien finden, wenn überhaupt. Und dann müssen Sie natürlich auch bedenken, dass die Ergebnisse nur für die untersuchte Gruppe gelten.

Darüber hinaus sind solche Untersuchungen aus ethischer Sicht kritisch zu bewerten. Sie können einer Kleinkindgruppe nicht einfach das Zink entziehen und schauen, was passiert. Vielleicht aber erkrankt ein Kind an einem Mangel, und man kann deshalb schlussfolgern, was und wie viel gebraucht wird. Aber auch das würde nur für dieses

Kind gelten. Kurzum: Die Datenlage beim Mensch ist schwammiger, als uns das eigentlich klar ist.

Also: Die Dosen, die Sie auf täglicher Basis zuführen dürfen, orientieren sich zunächst an Mangelerkrankungen. Klar, das ist die untere Grenze des Machbaren. Zusätzlich wurden über die Jahre hinweg natürlich auch Referenzbereiche bestimmt. Also physiologische Bereiche, die man in Ihrem Blut nachmessen kann. So untersucht man Tausende von Patienten und bemerkt, dass bestimmte Blutwerte erreicht werden müssen, damit keine Mangelerscheinungen entstehen. Wohlgemerkt: Mangelerscheinungen.

Die Perspektive verschiebt sich, wenn Sie nicht mehr wissen wollen, ab welcher Dosis eine Mangelerkrankung verhindert werden kann, und stattdessen fragen, wann das beste Dosis-Wirkungs-Verhältnis erreicht wird. Das setzt sich zusammen aus den beiden folgenden Fragen: Wie viel nimmt der Körper bei steigender Zufuhr eines Mikronährstoffs auf? Wie viel dieses Mikronährstoffs braucht ein bestimmtes Gewebe, damit die in dem Gewebe enthaltenen mikronährstoffabhängigen Enzyme optimal funktionieren?

Ein Beispiel: 10 mg Vitamin C pro Tag reichen aus, um einer Vitamin-C-Mangelerkrankung (Skorbut) vorzubeugen. Ernährungsgesellschaften und offizielle Behörden geben Ihnen zusätzlich einen Puffer, denn sie meinen es gut mit Ihnen. Deshalb beträgt der Nährstoffbezugswert (NRV) für Vitamin C rund 80 mg.

Eine optimale Dosis nach dem Dosis-Wirkungs-Verhältnis wäre allerdings ungefähr 200 mg. Denn: Zum einen steigt der Blutwert auch bei höherer Vitamin-C-Zufuhr nicht mehr exponentiell, also sehr stark an. Das heißt, erst ab 200 mg pro Tag scheint der Körper die Zufuhr zu drosseln. Zum anderen wird erst dann die optimale Enzymfunktion in Geweben gewährleistet, da diese erst ab einer Zufuhr von 200 mg pro Tag abgesättigt sind. Umgekehrt steigt die Vitamin-C-Ausscheidung ab dieser Dosis massiv an (vgl. Levine et al. 2011). Wohlgemerkt: Das bezieht sich auf gesunde Probanden, die nicht rauchen, keine Verletzungen, Krankheit, Entzündungen und dergleichen aufweisen. Eine Studie von Long et al. (2003) zeigte beispielsweise, dass schwerkranke oder -verletzte Patienten 3 g Vitamin C brauchen, um überhaupt normale Vitamin-C-Werte im Blut zu erreichen.

Sie fragen sich sicherlich: Wieso können Menschen zwischen einer Zufuhr von 10 mg (untere Grenze) und mehreren Hundert bis Tausend Milligramm (obere Grenze) scheinbar ohne Unterschiede leben? Der Körper ist äußerst raffiniert darin, mit unterschiedlichen Mikronährstoffverfügbarkeiten zu haushalten. Der berühmte Biochemiker Bruce Ames glaubt, dafür eine Erklärung zu haben. Diesen Erklärungsansatz nannte er *Triage-Theorie* (Ames 2006). Sie besagt: Der Körper kann mit seinen Mikronährstoffen deshalb so gut haushalten, weil er unterschiedliche Enzymsysteme hierarchisch geordnet versorgt. Einfach ausgedrückt: Es gibt Enzyme in Ihrem Körper, die unbedingt mit Mikronährstoffen versorgt werden müssen, weil es Sie sonst Ihr Leben kostet. Andere Enzymsysteme dienen eher dem „Luxus", also etwa dem langen, krankheitsfreien Leben.

Ames erklärt das anhand von Vitamin K so: In Ihrem Blut zirkulieren Vitamin-K-abhängige Proteine – Vitamin K muss in bestimmten Dosen zugeführt werden, damit diese Proteine überhaupt aktiv werden und Aufgaben erfüllen. Im Wesentlichen gibt es zwei Aufgabenfelder, die diese Proteine abdecken. Zum einen ist das die Blutgerinnung, zum anderen die Regulation des Kalziumhaushalts. Sie brauchen nur ganz kleine Mengen an Vitamin K, um die Blutgerinnungsfaktoren zu aktivieren. Ergibt Sinn: Haben Sie die nicht aktiviert, verbluten Sie unter Umständen.

Die Proteine des Kalziumhaushalts allerdings brauchen für die volle Aktivierung eine um bis zu 10-fach höhere Vitamin-K-Dosis. Diese Proteine schützen Sie vor Arterien- und Gewebeverkalkung. Daran werden Sie nicht direkt sterben, sollte für eine kurze Zeit mal ein Vitamin-K-Mangel vorliegen (vgl. McCann und Ames 2009).

Sie haben recht: Es scheint kompliziert zu sein. Noch komplizierter wird es, wenn Sie feststellen, dass „essenziell" ein ziemlich schwammiger Begriff ist. Denn der Körper stellt aus essenziellen Substanzen auch das her, was er sonst noch braucht. Heißt das, dass die Extrazufuhr von selbstsynthetisierten Substanzen unnötig ist?

Anders formuliert: Ihr Körper baut aus den essenziellen Substanzen beispielsweise Ihr Knorpelgewebe auf. Dieses Knorpelgewebe besteht nur bedingt aus essenziellen Substanzen. Viel mehr besteht es aus Stoffen, die Ihr Körper aus diesen essenziellen Substanzen gewinnt.

Es dauert keine fünf Minuten und Sie haben zu Hause Gelatine stehen, die Sie zuführen können. Dort sind die chemischen Komponenten enthalten, aus denen Ihr Knorpelgewebe besteht. Allen voran die Aminosäure Glycin, die im Körper beispielsweise aus der Aminosäure Serin synthetisiert werden kann und somit – per definitionem – nicht essenziell ist. Dennoch zeigten neuere biochemische Kalkulationen, dass Sie eigentlich 10 g Glycin am Tag extra bräuchten, da die endogene Synthese so limitiert sei (Meléndez-Hevia et al. 2009). So gesehen wäre es fahrlässig zu behaupten, Glycin sei eben nicht essenziell und deshalb müssten Sie diese Aminosäure auch nicht zuführen.

Wie wir sehen konnten, müssen Sie Ihren eigenen Chemiebaukasten regelmäßig mit Atomen füttern. Diesbezüglich waren unsere Vorfahren schlauer als wir. „Zufälligerweise" nämlich begannen unsere Vorfahren beim vermehrten Umsteigen auf tierische Kost, Substanzen aufzunehmen, aus denen unser Körper besteht. Das heißt, dass sich Ihre Vorfahren vor 2,5 Millionen Jahren quasi an Fertigprodukten bedienten. Die mussten nicht mehr groß umgebaut werden. Diese Menschen von damals waren Ihnen, auch laut Eaton, in mehreren Punkten voraus:

- Unsere Vorfahren führten jene Stoffe direkt zu, die der Körper normalerweise aufwendig selbst herstellen muss.
- Zusätzlich führten unsere Vorfahren mehr der genannten essenziellen Substanzen zu.
- Zu guter Letzt war die Bioverfügbarkeit dieser Substanzen höher.

Sehen Sie, Ihre pflanzenfressenden Verwandten, die noch auf Bäumen leben, verbringen wirklich den ganzen Tag damit, diese pflanzliche Kost zu verdauen und die wertvollen essenziellen Bausteine zu extrahieren. Wie bereits zu Beginn kurz erwähnt wurde, gelangt nur ein kleiner Bruchteil der in Pflanzen enthaltenen Mikronährstoffe in ihre Blutbahn. Das nennt sich Bioverfügbarkeit eines Mikronährstoffes. Diese Bioverfügbarkeit hängt im Wesentlichen von zwei Parametern ab:

- Von der Matrix, die das Mineral umgibt und
- von der Bindung, in der das Mineral vorliegt.

Ein Mineral wird niemals als freies Ion vorliegen, das heißt in seiner „reinen" Form. Atome finden wir immer gebunden an andere Atome. Das wissen Sie, weil Sie jeden Tag Natriumchlorid, also Kochsalz verwenden. In Wasser erst zerfällt dieses Salz in Natrium-

und Chloridionen. Dies ist der Grund dafür, warum Sie so viele unterschiedliche chemische Bezeichnungen auf Ihrer Mineralwasserflasche finden, zum Beispiel Chlorid, Carbonat, Hydrogencarbonat, Sulfat und so weiter. Sie interessieren sich in den meisten Fällen nicht für Hydrogencarbonat, sondern für Magnesium.

Das Magnesium liegt also in einer Bindung vor – und das mit einem Atom oder mehreren anderen Atomen. Hierbei unterscheiden wir zwischen anorganischen und organischen Verbindungen. Die Organik, genau wie die Anorganik, ist ein Teilgebiet der Chemie. Sie behandelt die chemischen Verbindungen, die auf Kohlenstoff basieren – abgesehen von einigen Ausnahmen wie manchen anorganischen Kohlenstoffverbindungen und dem elementaren (reinen) Kohlenstoff.

Da Ihr Körper und Ihre Zellen auch aus diesen Kohlenstoffen bestehen, könnten wir vereinfachen: Liegt das jeweilige Ion gebunden an jene Stoffe vor, die auch in Ihren Zellen vorkommen, spricht man von „organischer Verbindung". Das Zink im Fleisch beispielsweise liegt an Proteine gebunden vor. Proteine bestehen aus Kohlenstoffen. Darum: Zink aus dem Fleisch ist organischer Herkunft. Ionen, die an Proteine gebunden sind, weisen die beste Bioverfügbarkeit auf (◻ Tab. 4.1).

Eine Forschergruppe um die Mikronährstoff-Fachfrau Brittmarie Sandström von der Universität Göteborg zeigten uns 1989 in ihren Forschungen einen deutlichen Zusammenhang zwischen dem Proteingehalt der Nahrung und der guten Mikronährstoffaufnahme im Darm. Schon kleinste Mengen Fleisch konnten die ansonsten weniger gute Aufnahme von Zink aus Bohnen deutlich verbessern. Weiterhin spielt auch die Umgebung, in der das Mineral eingebettet ist, eine große Rolle. Die Stoffe der jeweiligen Umgebung können untereinander wechselwirken. Alternativ können die Substanzen auch so fest in einer Matrix eingebettet sein, dass sie nur schwer zugänglich sind für unser Aufnahmesystem im Darm.

Konkret: Grüne Pflanzenteile enthalten enorm viel Vitamin K_1, da es Teil des Fotosyntheseapparats ist. Und wie Sie wissen: viel Grün = viel Fotosynthese. Ergo: viel Grün = viel Vitamin K_1. Dennoch nimmt Ihr Darm davon lediglich 10 % auf, da das Vitamin K_1 für den Darm schlecht zugänglich ist. Zum einen also sind Stoffe der pflanzlichen Matrix oft schwer zugänglich und benötigen viel Verdauungsarbeit und viel Verdauungshilfe von Darmbakterien. Zum anderen bringen Pflanzen auch Substanzen mit, die

— Ihre Verdauung hemmen oder
— essenziellen Substanzen so binden, dass sie gar nicht mehr aufnehmbar sind.

◻ **Tab. 4.1** Organische und anorganische Bindungspartner von Mineralien und Spurenelementen

Organische Verbindung	Anorganische Verbindung
Zitrat	Sulfat
Aspartat (Chelat)	Carbonat
Glycinat (Chelat)	Oxid
Monomethionin (Chelat)	Chlorid
Cystein (Chelat)	
Picolinat	
Laktat	
Malat	
α-Ketoglutarat	

Die Pflanze möchte sich ausreichend gegenüber Fraßfeinden schützen. Sie kennen diese Substanzen unter dem Namen „sekundäre Pflanzenstoffe". Eine Pflanze schützt sich nicht nur durch Stacheln am Busch, sondern auch dadurch, dass sie Tiere, die sie fressen, von innen heraus töten möchte. Aus diesem Grund produziert sie Stoffe, die der Gruppe der Polyphenole angehören, oder die Phytinsäure.

Phytinsäure bindet beispielsweise Mineralien im Darm und hemmt so deren Aufnahme. Die gute Nachricht ist, dass Sie bei normalem Pflanzenkonsum in den meisten Fällen von diesen sekundären Pflanzenstoffen profitieren. Um beim Beispiel der Phytinsäure zu bleiben: In Experimenten wurde gezeigt, dass Phytinsäure unter anderem die Kalziumablagerungen in Geweben hemmt und vor Krebs schützen kann (Graf und Eaton 1993; Grases 2006).

Ein weiteres Problem ist, dass unser Apfel nicht gerade das Paradebeispiel eines vitamin- und mineralienhaltigen Produktes ist. Im Gegenteil. In Bezug auf sein Volumen und Gewicht zeigt er beispielsweise nur eine sehr niedrige Vitamin- und Spurenelementkonzentrationen.

Nüsse, Samen, Hülsenfrüchte, Getreide, also Pflanzenteile, die tatsächlich gute Mengen an Spurenelementen, Mineralien und Co. mitbringen, verteidigen sich auch dementsprechend – zum Beispiel mit der Phytinsäure. Die sowieso schon sehr niedrige Magnesiumaufnahme aus Weißbrot (30 %) verringert sich auf einen traurigen Wert (10 %), nachdem man ein bisschen Phytinsäure dazu gibt (Bohn et al. 2004). Wohlgemerkt: Weißbrot enthält sowieso kaum Magnesium! Bei Eisen ist es nicht anders: Nach Entzug von Phytinsäure verbesserten sich die Aufnahmen um 300–500 %. Die Autoren schreiben, dass Phytinsäure so potent Hemmeffekte erzeugt, dass selbst kleine Mengen ausreichen, um die Aufnahme zu verhindern (Hurrell et al. 1992).

Das müssen Sie vor dem Hintergrund berücksichtigen, dass diese Pflanzenstoffe in hohen Dosen auch Ihre Verdauungsenzyme hemmen, die Jodaufnahme in die Schilddrüse blockieren oder die Testosteronproduktion unterbinden. Kurzum: Auch Pflanzen wollen Sie töten!

Natürlich spielen alle diese Faktoren eine untergeordnete Rolle, wenn Sie wie jeder Ihrer Vorfahren ein Mischköstler sind und die Pflanzenzufuhr mit der Zufuhr tierischer Produkte kombinieren. Besonders relevant wird dieses Thema allerdings, wenn wir uns ausschließlich von pflanzlicher Kost ernähren wollen. Es hat einen guten Grund, warum es keine natürliche menschliche Population gibt, die ausschließlich vegan, das heißt, gänzlich ohne die Zufuhr tierischer Produkte lebt.

Noch einmal zum Thema Anpassung. Wie in ▶ Kap. 1 dargelegt, ist unser Dickdarm im Vergleich zum Dickdarm anderer Primaten deutlich kürzer. Dafür haben wir einen langen Dünndarm. Insgesamt weisen Herbivoren, also Pflanzenfresser, anatomische bzw. physiologische Besonderheiten auf, damit sie ausschließlich von Pflanzen leben können. Die Symbiose mit den im Magen-Darm-Trakt lebenden Bakterien beispielsweise ist viel ausgeprägter als bei uns. Die dort ansässigen Bakterien verdauen Pflanzenbestandteile, wie etwa Zellulose, die von normalen Verdauungsenzymen nicht zerlegt werden können, und bilden als „Abfall" Stoffe, die das Tier verwerten kann, etwa kurzkettige Fettsäuren (▶ Kap. 10).

Wenn Sie wieder mal auf eine Abbildung in den sozialen Netzwerken stoßen, auf der der Proteingehalt vom Brokkoli mit dem eines Steaks verglichen und gezeigt wird, dass der Brokkoli pro 100 kcal (!) mehr Eiweiß enthält als das Steak, sollten Sie sich vor Augen führen, dass das komplett am Thema vorbeigeht. Denn: Tiere, die tatsächlich Proteine aus pflanzlicher Kost gewinnen müssen, holen sich die Proteine nicht aus den Blättern, dem Gras oder der Blüte, sondern verdauen einfach die im Darm lebenden Bakterien-massen bzw. die von den Bakterien produzierten Aminosäuren – oder führen im Fall einer Spezialisierung auf die Darmfermentation (▸ Kap. 1, „hindgut fermentation") eine schiere Pflanzenmasse zu, was anatomische Anpassungen voraussetzt.

> ❯ Sollten Sie sich also wundern, warum zum Beispiel Rinder so muskulös sind, und das trotz einer rein pflanzlichen Ernährung, führen Sie sich bitte vor Augen, dass sie sehr viele Proteine in Form von Bakterien verdauen. Andere, wie die Gorillas, erledigen dies über die schiere Pflanzenmasse.

Vor Jahren wurden die Ergebnisse der „German Vegan Study" veröffentlicht. Dort hat man sich unter anderem angesehen, wie gut Frauen, die vegan leben, mit Eisen versorgt sind. Das Ergebnis zeigte, dass Frauen viel Eisen aus Pflanzen zuführten, davon aller-dings nur ein Bruchteil im Körper hängenblieb. Die Eisenspeicher waren in allen Fällen verarmt, einige Frauen waren sogar anämisch.

Ohne die in diesem Kapitel erläuterten Faktoren zu berücksichtigen, ist es sinnlos, Ihnen bestimmte Mikronährstoffempfehlungen an die Hand zu geben, nach dem Motto: „Führen Sie bitte täglich 15 mg Zink zu und Sie bleiben gesund." Das nennen wir Stufe-1-Denken.

Eaton kalkulierte die Mikronährstoffzufuhr Ihrer Vorfahren. Laut Boyd Eaton und anderen Anthropologen und Evolutionsbiologen liegt es nahe, dass Ihr Vorzeitver-wandter bis zu 1 kg Fleisch pro Tag gegessen haben muss. Diese Zahl findet sich in wissenschaftlichen Veröffentlichungen häufig. Egal, in welcher ökologischen Nische Homo sapiens vor 30.000 Jahren tatsächlich gelebt hat, Großwildjäger oder Fischer war er immer. Zeitgleich war der Pflanzenkonsum sehr ausgeprägt und dürfte in den meis-ten Fällen die Ernährungsgrundlage ausgemacht haben. Allerdings sah das im nördli-chen Europa wegen der vorherrschenden Eiszeit mit hoher Wahrscheinlichkeit anders aus als in südlicheren Regionen.

Was die Mikronährstoffberechnung heutiger Kostformen angeht, fokussieren wir häufig auf gängige Lebensmittel – beispielsweise das Hähnchenbrustfilet – und gehen von unseren Praktiken aus. Unsere Vorfahren allerdings verzehrten keine massenge-züchteten Stalltiere. Sie präparierten die erlegten Tiere so, dass alle Bestandteile des Tieres verzehrt werden konnten. Zudem tranken sie die Körperflüssigkeiten, etwa das Blut.

Diese Menschen führten also nicht nur Bausteine zu, die der Körper ohne Umbau direkt verwerten kann. Sie nahmen möglicherweise auch Hormone und andere Sub-stanzen mit bioaktiver Wirkung auf. Solche Praktiken sind bei uns natürlich nicht mehr in Mode und auch nicht notwendig. Es gibt allerdings interessante Studien, die zeigen, dass Ratten, denen man Blut junger Tiere spritzt, wieder „jung" werden. Unsere Vor-fahren waren so gesehen also Vampire.

Bei der Kalkulation von Mikronährstoffgehalten gilt Herbivoren- und Organfleisch ob der hohen Mikronährstoffdichte als Goldwährung. ◧ Tab. 4.2 zeigt: Ein Kilogramm rotes Fleisch, ergänzt oder teilweise ersetzt durch Innereien, würde uns eine ansehnli-che Dosis diverser Mikronährstoffe bereitstellen. Ein mittelgroßer Apfel (180 g) ist dagegen sehr mikronährstoffarm.

4

☑ **Tab. 4.2** Mikronährstoffgehalt eines mittelgroßen Apfels (ca. 180 g) und von jeweils 100 g Hähnchenbrust, Rinderfilet und Rinderleber. (Aus ► nutritiondata.com)

	Apfel	Hähnchenbrust	Rinderfilet	Rinderleber
Vitamin A	100 IE	21 IE	0 IE	32000 IE
Vitamin B1	0 mg	0,1 mg	0,1 mg	0,2 mg
Vitamin B2	0 mg	0,1 mg	0,1 mg	3,4 mg
Vitamin B3	0,2 mg	13,7 mg	8,2 mg	17,5 mg
Vitamin B6	0,1 mg	0,6 mg	0,6 mg	1 mg
Vitamin B12	0 µg	0,3 µg	1,6 µg	17 µg
Folsäure	5,5 µg	4 µg	10 µg	253 µg
Eisen	0,2 mg	1 mg	2 mg	6,5 mg
Zink	0,1 mg	1 mg	5 mg	5,3 mg
Kupfer	0 mg	0 mg	0,1 mg	14,3 mg
Selen	0 µg	28 µg	33 µg	36 µg
Proteine	0,5 g	31 g	28,5 g	29 g

Wenn unsere Vorfahren laut Boyd Eaton nur (bitte verstehen Sie das richtig) 45 mg Eisen zu sich nahmen, wäre das immer noch mehr als dreimal so viel wie das, was wir die meiste Zeit zuführen. Außerdem:

- Es hätte die höchste Bioverfügbarkeit (durch die Matrix des Fleisches).
- Es gäbe keine Hemmeffekte und wenige Nachteile durch den Konsum (im Vergleich zum Fraßfeindschutz bei Pflanzen).
- Dadurch hätten „Fertigprodukte" aufgenommen werden können, und der Körper hätte diese Substanzen nicht mehr kostspielig selbst synthetisieren müssen.

Das erzeugt natürlich auch entsprechende Blutwerte, die viele von Ihnen selbst mit (Eisen-)Präparaten kaum erreichen können. Wohlgemerkt: Das Herbivorenfleisch diente lediglich als Beispiel. Wir empfehlen natürlich erst mal nicht, dass Sie kiloweise rotes Fleisch verputzen sollen.

Das Wissen um unsere eigene Evolution dient uns lediglich als Schablone. Denn dadurch können wir einen Rahmen abstecken, indem wir uns bewegen können. Wir bekommen ein Gefühl von „normal" – „genetisch normal", wenn Sie so wollen. Das kann uns vor dem Hintergrund unseres Lebensstils bei wichtigen Entscheidungen helfen. Oder anders ausgedrückt: Wir müssen unseren Chemiebaukasten kennenlernen. Wie viel Natriumchlorid können wir im Wasser lösen, bevor es trüb wird?

Wie wir der Information von Eaton et al. entnehmen konnten, bezogen fast alle Generationen Ihrer Vorfahren etwa 35 % der Kalorien aus Proteinen. Acht Aminosäuren, also die kleinsten Bestandteile der Proteine, sind essenziell für uns (Übersicht). Wir müssen sie zuführen, damit wir überhaupt (über-)leben können. Proteine und

Aminosäuren haben also nicht nur etwas mit Bodybuildern zu tun, sondern spielen auch in Ihrem Leben eine ganz tragende Rolle. So sollten Sie sich immer vor Augen führen, dass die Proteinzufuhr, beispielsweise durch den Konsum von Fleisch, für Sie ganz wichtige Bausteine liefert. Doch dazu mehr im Verlauf.

Die acht essenziellen Aminosäuren
- Isoleucin (BCAA)
- Leucin (BCAA)
- Valin (BCAA)
- Methionin
- Phenylalanin
- Threonin
- Tryptophan
- Lysin

Literatur

Ames B (2006) Low micronutrient intake may accelerate the degenerative diseases of aging through allocation of scarce micronutrients by triage. Proc Natl Acad Sci U S A 103(47):17.589–17.594

Bohn T et al (2004) Phytic acid added to white-wheat bread inhibits fractional apparent magnesium absorption in humans. Am J Clin Nutr 79(3):418–423

Cordain L, Miller J, Eaton S, Mann N, Holt S, Speth J (2000) Plant-animal subsistence ratios and macro-nutrient energy estimations in worldwide hunter-gatherer diets. Am J Clin Nutr 71(3):682–692

Cordain L, Eaton S, Miller J, Mann N, Hill K (2002) The paradoxical nature of hunter-gatherer diets: meat-based, yet non-atherogenic. Eur J Clin Nutr 56(S1):S42–S52

Cordain L, Eaton S, Sebastian A et al (2005) Origins and evolution of the Western diet: health implications for the 21st century. Am J Clin Nutr 81(2):341–354

Eaton S, Eaton S 3rd, Konner M (1997) Review Paleolithic nutrition revisited: a twelve-year retrospective on its nature and implications. Eur J Clin Nutr 51(4):207–216

Eaton S, Konner M, Shostak M (1989) The paleolithic prescription. Harper & Row, New York

Graf E, Eaton J (1993) Suppression of colonic cancer by dietary phytic acid. Nutr Cancer 19(1):11–19. https://doi.org/10.1080/01635589309514232

Grases F (2006) Phytate (myo-inositol hexakisphosphate) inhibits cardiovascular calcifications in rats. Front Biosci 11(1):136. https://doi.org/10.2741/1786

Hurrell RF et al (1992) Soy protein, phytate, and iron absorption in humans. Am J Clin Nutr 56(3):573–578

Levine M, Padayatty S, Espey M (2011) Vitamin C: a concentration-function approach yields pharmaco-logy and therapeutic discoveries. Adv Nutr 2(2):78–88

Long C, Maull K, Krishnan R et al (2003) Ascorbic acid dynamics in the seriously ill and injured. J Surg Res 109(2):144–148

McCann J, Ames B (2009) Vitamin K, an example of triage theory: is micronutrient inadequacy linked to diseases of aging? Am J Clin Nutr 90(4):889–907

Meléndez-Hevia E et al (2009) A weak link in metabolism: the metabolic capacity for glycine biosynthe-sis does not satisfy the need for collagen synthesis. J Biosci 34(6):853–872

Sandström B et al (1989) Effect of protein level and protein source on zinc absorption in humans. J Nutr 119(1):48–53

Voegtlin W (1975) The stone age diet. Vantage Press, New York

Angewandte Biochemie II: Mitochondrien

© Springer-Verlag GmbH Deutschland, ein Teil von Springer Nature 2019
C. Michalk, *Gesundheit optimieren – Leistungsfähigkeit steigern*,
https://doi.org/10.1007/978-3-662-58231-2_5

5.1 „Stoffwechsel" wird in den Mitochondrien gemacht

Was genau versteht man denn unter Stoffwechsel? „Der hat einen guten Stoffwechsel und kann deshalb viel essen …" Kann man das an irgendetwas festmachen?

Schauen wir dazu einmal ins Tierreich. Kolibris gehören zu den Tieren, die von Wissenschaftlern bewundert und studiert werden. Sie weisen im Vergleich zu anderen Vögeln eine um bis zu zehnmal höhere Sauerstoffaufnahme auf. Doch wieso brauchen sie so viel Sauerstoff? Diese Tiere gehören wohl zu den besten Sportlern unseres Planeten. Die Leistung von Sportlern – auch der tierischen – wird zu großen Teilen durch die Sauerstoffverfügbarkeit reguliert. Das wissen Sie genau: Wenn der Muskel nicht mehr mag und Sie schnaufen müssen, sind Sie an ihrem Leistungslimit angekommen.

Ein Wissenschaftlerteam hat 2010 gezeigt, dass der Energieverbrauch umso höher ist, je mehr Sauerstoff eine Muskelzelle binden kann (Schiffer et al. 2010). Es gibt also eine wechselseitige Beziehung zwischen Energieverbrauch und Sauerstoffnutzung. Die eine Richtung ist Ihnen bestens bekannt: Je mehr Energie Sie zum Beispiel durch Sport verbrauchen, desto mehr Sauerstoff brauchen Sie auch.

> **Es gilt allerdings auch: Je mehr Sauerstoff ein Muskel von Haus aus binden kann, desto höher ist der Energieverbrauch.**

Unsere Kolibris entwickelten aufgrund ihres hohen Sauerstoffbedarfs natürlich Mechanismen, Sauerstoff besser zu binden. Das hatte zur Folge, dass der Energieverbrauch dieser Tiere auch in Ruhe stieg.

Das Wissenschaftlerteam kann uns auch sagen, wie genau der Sauerstoff im Muskel gebunden wird: Im Muskel finden wir natürlich viele Mitochondrien. Da Sauerstoff für die Energiegewinnung benötigt wird (deshalb atmen wir) und die Energiegewinnung zum Großteil in den Mitochondrien erfolgt, finden wir in Mitochondrien bestimmte Proteine, die Sauerstoff binden können. Je mehr von diesen Proteinen vorhanden ist, desto mehr Sauerstoff wird gebunden und desto mehr Energie verbraucht die Muskelzelle – einfach so, ohne Sport.

Kein anderer bisher erforschter Parameter sagt den Energieverbrauch derart gut voraus wie die *mitochondriale Sauerstoffbindekapazität*. Die Forscher sagen: Diese Fähigkeit zur Sauerstoffbindung in den Zellen bestimmt den Grundumsatz, der beim Menschen zwischen 1000 und 2000 kcal liegen kann. Hierfür hat man den BMR von Probanden in Relation zur Sauerstoffbindekapazität untersucht. BMR heißt „basal metabolic rate", zu Deutsch: Grundumsatz. Der Grundumsatz ist das, was der Körper einfach so umsetzt, ohne dass wir dafür auch nur einen Schritt gelaufen sind. In der Studie betrug der BMR-Unterschied zwischen zwei Individuen bis zu 1000 kcal. Seien wir fair: Das ist das Extrem. Die Wahrheit liegt wohl eher bei etwa 200–300 kcal BMR-Unterschied. Nichtsdestotrotz handelt es sich dabei um beeindruckende Zahlen. Sie verraten uns eine Wahrheit:

> **„Stoffwechsel" (genauer: Energieumsatz) wird in den Mitochondrien gemacht.**

Denken wir mal an den ehemaligen Tour-de-France-Sieger Lance Armstrong. Der hatte – für einen Hochleistungssportler typisch – einen sehr hohen VO_2max-Wert. VO_2max steht für *maximale Sauerstoffaufnahme* pro Minuten und pro Kilogramm Körpergewicht. Damit lässt sich die Ausdauerleistungsfähigkeit messen. Die besten

Ausdauerathleten haben einen sehr hohen VO_2max, was sich deckt mit dem, was wir soeben besprochen haben – wir können annehmen, dass ein Lance Armstrong etwas hat, was wir umgangssprachlich „Stoffwechsel" nennen. Und deshalb müssen Schlittenhunde, mit VO_2max von etwa 200 (Banse et al. 2007) essen, essen, essen.

All das spielt sich in den Mitochondrien ab. Für uns ist also wichtig, die Mitochondriengesundheit zu steuern, Stoffwechselwege, die damit zu tun haben, anzuschalten und, ganz wichtig, auch die Anzahl der Mitochondrien zu pflegen.

> **Kennzeichen für einen funktionierenden Stoffwechsel**
> Woran erkennen wir eigentlich einen „guten Stoffwechsel"? Der Darm reagiert sehr sensibel, weswegen die Darmfunktion ein verlässlicher Indikator der Stoffwechselfunktion ist. Konkret: Wenn Sie einen Stuhlgang pro Tag haben, ist das normal, also gut. Es kann bei sehr aktiver Stoffwechselfunktion auch sein, dass Sie zwei, drei oder sogar viermal zur Toilette müssen. Wichtig ist: Die Stuhlgangfrequenz ist zwar ein guter Marker, hängt allerdings auch von der Beschaffenheit der verzehrten Nahrung ab. Weniger als ein Stuhlgang pro Tag ist ein Zeichen dafür, dass etwas nicht stimmt. Andere wichtige Marker sind:
> - 36,6° Körpertemperatur nach dem Erwachen
> - warme Hände und Füße
> - gesunde Libido
> - kräftiges und gut wachsendes Haar
> - harte Fingernägel
> - eine zarte Haut
> - hohe Kompensationsfähigkeit (= nicht wegen jedes Windchens umkippen)
> - stabile Energielevel über den Tag
> - Gewichthalten ohne exzessiv betriebenen Sport

5.2 Unter der Lupe: Mitochondrien

Was sind eigentlich Mitochondrien? Mitochondrien werden, wie in ▶ Kap. 2 dargelegt, als „Kraftwerke der Zelle" bezeichnet. Der Ingenieur würde sich vielleicht ein Kraftwerk vorstellen, würde an potenzielle Energien, Spannung und Strom denken. Die Biologen hingegen schauen sich kleinste Lebewesen, die Bakterien, an, die auf Grundlage der physikalischen Chemie Energie für uns produzieren – ganz analog zu der Funktionsweise „echter" Kraftwerke.

> ❯ Bakterien sind einzellige Lebewesen. Wie kleine, für uns mit dem bloßen Auge nicht sichtbare Monster fressen auch sie gewaltige Mengen an Substraten. Bakterien sind wirklich faszinierende biologische Maschinen, denn sie können quasi von allem leben.

Es gibt Bakterien, die UV-Licht anzapfen. Das können Pflanzen auch. Das ist nichts Besonderes. Es gibt allerdings auch Bakterien, die anscheinend radioaktive Strahlung nutzen können. Wieder andere arbeiten mit Stickstoff oder Schwefel. Herkömmliche Bakterien, mag man fast schon sagen, verdauen komplexe Kohlenhydrate (Ballaststoffe) – daher leben sie gerne im Darm von Tieren. Sie sehen: Bakterien fressen scheinbar alles. Neuerdings will man herausgefunden haben, dass Bakterien sogar von Plastik leben können – das könnte für uns noch wertvoll werden!

Mitochondrien waren auch einmal ganz eigenständige Bakterien, die im Zuge der Evolution eine Symbiose mit anderen Bakterien eingingen. Sie wurden von anderen Bakterien „verschluckt". Da sie nicht verdaut wurden, kann man davon ausgehen, dass sich eine profitable wechselseitige Beziehung ergeben haben muss. Bis heute hat diese enge Verknüpfung Bestand. So intensiv, dass heute nicht nur eine nette Partnerschaft, sondern gar eine Abhängigkeit besteht.

Wie Sie in ▶ Kap. 2 bereits gelernt haben, bauen unsere Bakterien, die Mitochondrien, Kohlenhydrate und Fette ab. Das ist das Lieblingsfutter der Mitochondrien. Das „Stoffwechselendprodukt", wenn man so will, ist ATP, das umgangssprachlich auch als „Energie" bezeichnet wird. In Wahrheit ist es ein Energieträger. Alternativ kann nicht nur ATP frei werden, sondern auch Wärme.

Der menschliche Organismus ist nur lebensfähig, wenn ausreichend ATP (Energie) gebildet wird. Wir konnten sehen, dass bei alten Tieren der Körper-ATP-Gehalt der Zellen abnimmt. Das macht sich natürlich bemerkbar. Denken wir hierzu mal an die Unordnung. Was verbraucht in unserem Leben, gefühlt, am meisten Energie? Die Ordnung. Nichts scheint mit mehr Aufwand verbunden zu sein als das Wahren der Ordnung.

So könnten wir uns auch alte Zellen vorstellen. Die werden zunehmend gemächlicher, das Zellinnere wird „unordentlich", es fallen Stoffwechselendprodukte an, die zelluläre Abläufe weiter blockieren. Ein sehr bekanntes Beispiel dafür sind Lipofuscine oder Alzheimer-Amyloide. Der Zusammenhang zwischen diesem „Proteinschrott" und den ATP-Werten wird derzeit erforscht – speziell was die Alzheimer-Krankheit betrifft steht allerdings außer Frage, dass kaputte Mitochondrien eine große Rolle spielen.

Je mehr ATP gebildet werden will, umso mehr Substrate, also Kohlenhydrate und Fette, müssen umgesetzt werden, da sie die für die Energiegewinnung nötigen Elektronen liefern. Als Nebenprodukt entsteht Wärme. Das ist ein Grund, warum uns warm ist.

> **ATP- versus Wärmeproduktion**
> Mitochondrien bzw. die Zellen erzeugen nicht nur als Nebenprodukt Wärme, sondern auch gezielt. Dafür zuständig sind kleinste Poren in der Mitochondrieninnenwand. Nahrungsenergie (Kalorien) wird dann nicht 1:1 in ATP umgewandelt, sondern geht als Wärme „verloren". In diesem Zusammenhang spricht man von „uncoupling" (Entkopplung), da Nahrungskalorien nicht volleffizient in ATP umgesetzt werden.

Es geht prinzipiell darum, viel ATP (viel Energie) zu bauen, sodass unsere Haare schön wachsen und der Darm gut arbeitet. Uns geht es aber auch darum, genug Wärme zu produzieren, damit uns schön warm ist. Beide Prozesse verbrauchen (Nahrungs-)Energie – in Form von Elektronen, die uns Kohlenhydrate und Fette liefern.

Zählt man die bis hierhin genannten Punkte zusammen, versteht man ein bisschen mehr, wie ein Stoffwechselumsatz zustande kommen kann. Wir verstehen auch, dass wir das Mitochondrium dazu bewegen müssen, einfach mehr zu essen, mehr zu verschlingen. In der Wissenschaft hat das einen Namen: „respiration" oder Atmung. „Atmung" (nicht zu verwechseln mit der Lungenatmung) ist ein Maß dafür, wie viel unser Mitochondrium (das Bakterium) frisst. Wir wollen, dass unser Mitochondrium viel frisst, also viel atmet. Wir haben bereits zu Beginn gesehen, dass das Mitochondrium zum Beispiel dann viel atmet, wenn die Sauerstoffbindekapazität zunimmt.

5.3 Steuerung der Mitochondrienfunktion

Nachdem wir nun gelernt haben, dass ein Mitochondrium gerne Kohlenhydrate und Fette frisst und wir gerne Mitochondrien hätten, die viel fressen, müssen wir noch zwei weitere Dinge lernen:

- Signalwege steuern das Verhalten von Mitochondrien.
- Mitochondrien können sich vermehren.

Mitochondrien sind abhängig von unseren Zellen. Sie können nicht mehr alleine leben. Das hängt unter anderem damit zusammen, dass sie auf unsere Befehle warten bzw. nach unserer Pfeife tanzen. Alles, was wir im Verlauf besprechen werden, hat mit eben-diesen „Signalen" zu tun.

Unsere Zellen geben dem Mitochondrium schlicht einen Befehl und das Mitochondrium führt diesen Befehl aus. Ja, auch Zellabteilungen kommunizieren miteinander. Ein solcher Befehl könnte sein: Steigere deine Atmung (liebes Bakterium, iss mal mehr!). Oder: Baue mehr Poren, damit du mehr Wärme produzieren kannst, verbrenne mehr Fettsäuren …

> ❯ Ein Befehl der Zelle könnte auch lauten: Vermehre dich.

Mitochondrien können sich vermehren, etwa wie Haustiere. Dank des Ausdauersports beispielsweise erhalten die Mitochondrien den Befehl, ihre Anzahl zu erhöhen. Diesen Prozess nennt man *mitochondriale Biogenese*. Deshalb haben Ausdauersportler oft die doppelte Menge an Mitochondrien in den bewegten Muskeln.

Genau das wurde bereits in Hunderten, wenn nicht Tausenden Experimenten ge-macht – solche Tiere sind „protected against diet-induced obesity" (geschützt vor er-nährungsbedingter Fettleibigkeit). Einfach dadurch, dass man den Stoffwechselhahn aufdreht, indem man beispielsweise Mitochondrien vermehrt.

Mitochondrien dirigieren die Stoffwechselsituation „von unten nach oben". Denn klar ist: Sämtliche Hormone orientieren sich natürlich an der Funktion des Motors. Wir nutzten eingangs die Trichteranalogie. Je mehr Trichter in der Zelle (= Anzahl der Mito-chondrien), je breiter der Trichter (= wie viel das Mitochondrium frisst), desto schneller verlassen Kohlenhydrate und Fette nach Mahlzeitenverzehr den Blutstrom und desto geringer wird die Wahrscheinlichkeit, dass sich stoffwechselbedingte Fehlfunktionen ergeben, etwa ein zu hoher Blutzucker.

Alleine dieser von den Trichtern ausgehender Sog bestimmt, wie insulinsensitiv Sie sind (also wie gut Ihre Zellen auf das Hormon Insulin ansprechen, ▶ Kap. 9). Die Insu-linsensitivität wiederum dirigiert andere Hormone und Systeme. Doch dazu im Verlauf mehr. Natürlich sind hier nicht nur Insulin und damit verknüpfte Hormone involviert, sondern unzählig viele Signalwege, die sich nur danach richten.

5.3.1 Resveratrol: Mitochondrien machen gesund

Kennen Sie Dr. Sinclair? Das ist ein Professor und Forscher, der in Cambridge an der Harvard Medical School lehrt. Er hat etwas Wundervolles entdeckt: Geben Sie Mäusen den Stoff *Resveratrol*, laufen sie doppelt so lange (Lagouge et al. 2006), leben 20–30 % länger und sind geschützt vor dem metabolischen Syndrom, selbst dann, wenn sie gemästet werden (Baur et al. 2006). Das geht selbstverständlich ohne Training. Nur durch Resveratrol in der richtigen Dosis. Hier zeigt sich das Prinzip, das Gesetz der Leistungsfähigkeit.

5

> **Metabolische Entgleisung als Triebfeder vieler Krankheiten**
> Wir alle sterben – überspitzt formuliert – an einem metabolischen Syndrom. Denn auch Sie werden irgendwann einen höheren Blutdruck haben, etwas schlechtere Blutfettwerte, mit hoher Wahrscheinlichkeit Arteriosklerose entwickeln und mehr Zucker im Blut als normal vorweisen. Im schlechtesten Fall haben Sie zusätzlich Übergewicht. Viele von uns sterben letztlich quasi an einer metabolischen Entgleisung. Vereinfacht können wir also sagen: Wenn wir alt werden, müssen wir mit einer stetigen Entgleisung unseres (Energie-)Stoffwechsels rechnen. Oder?

Ist Resveratrol die neue Wundermedizin? Was ist das denn überhaupt? Bei Resveratrol handelt es sich um ein Polyphenol, einen sekundären Pflanzenstoff aus der Traube. Bitte glauben Sie das Märchen von den gesunden Weintrinkern aus Frankreich nicht. Das Resveratrol im Wein erreicht vermutlich nicht mal den Blutstrom, die geringen Mengen werden stattdessen von Darmbakterien verstoffwechselt.

Dennoch: Resveratrol war quasi der Startpunkt einer vielversprechenden, neuen Forschungsrichtung: *Die mitochondriale Medizin*. Resveratrol schaltet etwas an, was wir vorhin mitochondriale Biogenese genannt haben. Sie erhalten mehr Mitochondrien in Ihren Zellen. Mittlerweile verstehen Sie, wenn wir das der Einfachheit halber nennen:

❯ Leistungsfähigkeit selbst machen.

Resveratrol vermehrt Ihre Mitochondrien, was in längerer Lebensspanne, besserer Gesundheit und deutlicher Leistungssteigerung resultiert – kurz: Ihr ganzes Leben scheint sich daran zu bemessen. An einem Bakterium innerhalb Ihrer Zellen.

Doch was war passiert? Der erwähnte Sinclair hat herausgefunden, dass Resveratrol ein Protein aktiviert, das sich Sirt1 nennt. Davon gibt es mehrere, deshalb heißt die Gruppe *Sirtuine*. Heute werden diese Sirtuine in der Presse häufig Langlebigkeitsgene oder -proteine genannt. Er hat außerdem beobachtet, dass die Zelle nach der Resveratrolgabe genau das macht, was sie normalerweise macht, wenn man zu wenig isst.

Das hatten wir zu Beginn des Buches schon mal (▶ Kap. 2): „Ein latenter Energiemangel sorgt für eine Vermehrung der Mitochondrien." Wir sagten auch, dass dies von einem Energiesensor namens AMPK eingeleitet wird. Es liegt also nahe, dass AMPK und Sirt1 wechselwirken. Weitere Forschungen ergaben, dass AMPK und Sirt1 nur dann richtig „wirken", wenn noch ein weiteres, wohl viel wichtigeres Protein in der Zelle vorhanden ist: *PGC-1α*.

❯ PGC-1α ist der Masterregulator der Mitochondrienbiogenese.

Wann immer Sie PGC-1α in den folgenden Ausführungen lesen, wissen Sie, dass das stellvertretend für die Vermehrung von Mitochondrien (Mitochondrienbiogenese) steht.

Was wir für uns aus diesen bahnbrechenden Erkenntnissen gewinnen können, ist, dass zelluläre Gesundheit und Leistungsfähigkeit zunächst von drei wichtigen Schaltern innerhalb Ihrer Zelle gemacht werden. Das sind:

— AMPK
— Sirt1
— PGC-1α

Laut dieser einfachen Definition sind Gesundheit und Leistungsfähigkeit ein und dasselbe.

Wie Sie wissen, stimuliert *AMPK* Proteine, die Ihre Zelle schützen sollen. Eine große Familie solcher Schutzproteine haben Sie gerade kennengelernt, die *Sirtuine*. AMPK sorgt außerdem dafür, dass Ihre Zelle in Schutzmechanismen anstelle von Wachstum und Reproduktion investiert.

Im Leben geht es immer genau um die Diskrepanz zwischen Langlebigkeit versus Fortpflanzung bzw. Stressresistenz versus Wachstum. AMPK, Sirt1 und PGC-1α stehen in wechselseitiger Beziehung zueinander – und dem gegenüber steht der zentrale Schalter für Wachstum und Reproduktion, mTOR. Ist das ein unlösbares Dilemma?

Nein, denn stellen Sie sich mal vor: Ihr Muskel muss nach dem Krafttraining auch wachsen, weshalb mTOR aktiv wird. Sie wollen außerdem, dass Wunden heilen und der Körper regeneriert, Sie wollen, dass Stammzellen aktiv werden. Das heißt: Es ist sinnfrei darüber zu diskutieren, ob wir mTOR abstellen oder nicht. Es zählt das Verhältnis. Wir müssen ein adäquates Verhältnis der beiden Schalter installieren, damit die Zelle bzw. der Körper gesund bleibt und wir von beiden Schaltern maximal profitieren (❏ Abb. 5.1). Dazu später mehr.

5.4 Zelluläre Leistungsfähigkeit I: AMPK-Aktivatoren

Dr. Sinclair und seine Zaubermäuse haben uns das geliefert, was wir wissen wollten: Wie werde ich leistungsfähig und gesund? Das war der erste Hinweis darauf, dass beides direkt zusammenhängt. Sinclair hat das folgendermaßen beschrieben: Mehr Mitochondrien und mehr Enzyme, die am Fettabbau beteiligt sind.

Wir können das auch von der anderen Seite beleuchten und fragen, was in langlebigen Mäusen oder anderen Säugetieren wie uns Menschen passiert. Es gibt genau *eine* Methode, die Ihr Leben tatsächlich verlängert und Sie gesund hält. Das gilt für den Fadenwurm genauso wie für den Rhesusaffen. Das Innenleben dieser glücklichen Organismen sieht dann auch im Alter noch jünger, sprich gesund aus. Diese Methode heißt *Kalorienrestriktion* (KR).

Bei alten Tieren zeigt sich normalerweise eine *mitochondriale Dysfunktion*. Die Anzahl der Mitochondrien stimmt nicht, und die Funktionsfähigkeit ist auch beeinträchtigt. Letzteres geschieht häufig dadurch, dass Mitochondrien älterer Tiere zu

5

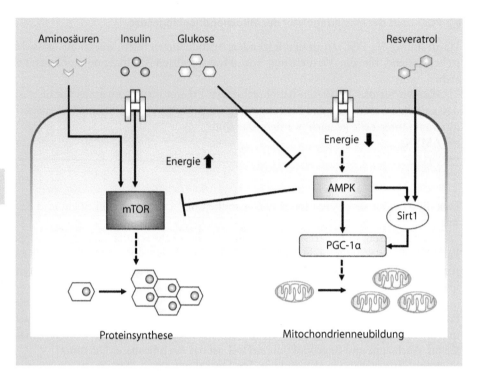

■ **Abb. 5.1**   Die Zellschalter mTOR und AMPK sind zentrale Stoffwechselschnittstellen innerhalb von Zellen. mTOR wird durch Aminosäuren, Insulin und hohe Energiewerte aktiviert. Es steigert die Proteinsyntheserate, leitet damit Wachstums- und Proliferationsprozesse ein. AMPK wird bei sinkenden Energiewerten aktiv, wobei Glukose die Aktivität senkt. AMPK stellt energiekonsumierende Prozesse ein, indem es mTOR hemmt, sorgt für die Bildung von Schutzproteinen und aktiviert das für die Mitochondrienbiogenese wichtige Protein PGC-1α. Resveratrol aktiviert die Mitochondrienbiogenese, indem es Sirt1 aktiviert. Dieses wiederum aktiviert PGC-1α

viele freie Radikale produzieren, die Mitochondrienstrukturen beschädigen (Hagen et al. 2002). Kalorienrestriktion verhindert diese Entwicklung komplett. Heißt dann: Sie haben auch im Alter noch Energie. Übrigens, sehr interessant, kennzeichnet sich das auch dadurch, dass PGC-1α erhalten bleibt (Martin-Montalvo und de Cabo 2013). Zufall?

Wann immer Sie das Nahrungsstressprogramm (AMPK) Ihrer Zellen einschalten, sorgen Sie für die oben genannten Effekte. Das heißt für Sie:

> **Gesundheit und Leistungsfähigkeit = funktionsfähige Mitochondrien**

Und das wird durch den Zellschalter und Energiesensor AMPK vermittelt. Raffinierte Forscher wollen nun natürlich sogenannte „caloric restriction mimetics" oder „exercise mimetics" finden. Das sind Interventionen, die AMPK sozusagen künstlich aktivieren und Ihnen die genannten Effekte ohne großes Zutun schenken. Ist das nicht amüsant? Da haben Menschen begriffen, dass es sich um zelluläre Signalwege handelt, die man anspringen lassen kann, wann immer man möchte. Das hat dann nichts mehr mit Umweltereignissen zu tun, sondern einfach nur mit Planung.

Im Grunde handelt es sich dabei um Doping. Einige Substanzen, die das sehr gut können, stehen deshalb bereits auf der Doping-Liste. So eine Substanz ist beispielsweise 5-Aminoimidazol-4-Carboxamidribonukleotid, kurz: AICAR. Es wird vermutet, dass dieser Stoff 2009 von Tour-de-France-Fahrern genutzt wurde. AICAR steht seit 2011 im World Anti Doping Code.

Viele Forscher haben sich gefragt, ob man Kalorienrestriktion „chronisch" praktizieren muss. Das würde beispielsweise bedeuten, täglich etwa 400–800 kcal weniger zuzuführen, als man tatsächlich (ver-)braucht. Oder reicht es vielleicht auch, die Kalorienzufuhr ab und zu, das heißt, temporär einzuschränken?

Denn klar ist auch: Schränken Sie die Kalorienzufuhr über einen längeren Zeitraum zu stark ein, nimmt die Konzentration reproduktiver Hormone ab. Dazu gehören das Testosteron und das aktive Schilddrüsenhormon – beide Hormone sind enorm wichtig für Ihr Wohlbefinden. Hinzu kommt, dass Sie Körpermasse verlieren. Sie gehen ein. Suchen Sie im Internet mal nach „Minnesota starvation". Ich denke nicht, dass Sie so aussehen möchten, wie die Herrschaften auf diesen Bildern.

Unsere Vorfahren waren uns immer einen Schritt voraus. Sie sind ein Jäger, stimmt's? Schon als kleiner und noch junger Mensch trainieren wir für die spätere Beutejagd. Wie Sie im Laufe des Buches noch lesen werden, sind die Beinmuskeln von Kindern bereits so trainiert wie die eines erwachsenen Ausdauerathleten. Jungs spielen gerne mit Pistolen, und später sitzen sie am Computer, um auf irgendwelche Ziele zu schießen. Wir lieben es, Dinge zu erobern und mit nach Hause zu nehmen. Jagderfolge werden gerne als Trophäe ausgestellt.

In ▶ Kap. 3 finden Sie eine Abbildung, in der die Jagdaktivitäten eines Jägers abgebildet sind. Die Abbildung wurde genutzt, um Ihnen zu zeigen, wie eine Power-law-Verteilung aussehen kann. Allgemein gilt: Nahrungszufuhr ist direkt gekoppelt an die Bewegung, an die Jagd. Dies gilt für uns nicht mehr, weswegen wir davon ausgehen können, dass unsere Vorfahren, mit Blick auf das Bewegungsmuster, ein anderes „power law" zeigten als wir. Das ging einher mit einer niedrigeren Frequenz der Nahrungsaufnahme.

Übertragen wir das doch mal auf unsere Biochemie: Diese Vorfahren hatten ein Verhältnis zwischen AMPK (keine Nahrung) und mTOR (Nahrung) von, sagen wir, 8:2. Um bei Pareto oder beim „power law" zu bleiben: 80:20. In 20 % der Zeit speisen Sie 80 % Ihres Systems – so könnte es lauten. Freilich werden der Einfachheit halber willkürliche Zahlen gewählt. Aktuelle Daten legen nahe, dass dieses Muster ausreicht, um die Effekte der Kalorienrestriktion herbeizuführen – ohne die Kalorienzufuhr dabei tatsächlich einzuschränken. Freilich hat diese Art der Intervention keinen negativen Einfluss auf bestimmte Hormone (Anton und Leeuwenburgh 2013; de Cabo et al. 2014; Johnson et al. 2006).

Wir nennen dieses Konzept *temporäre Kalorienrestriktion*. Denn es ist im Grunde egal, wie Sie mit den Kalorien spielen, Hauptsache Sie tun es überhaupt. Im Internet finden Sie unter dem Namen „intermittierendes Fasten" (IF) einen Ausläufer dieses Konzepts, das mittlerweile auch als Intervallfasten bezeichnet wird.

Wir können somit festhalten, dass Sie alleine durch das temporäre Einschränken Ihrer Kalorienzufuhr gesündere Mitochondrien bekommen und somit womöglich länger und gesünder leben werden. Denn damit aktivieren Sie den Energiesensor AMPK. Somit emulieren Sie das Leben Ihrer Vorfahren.

Nun denken Sie sich sicher: Moment mal, der Autor hat uns doch vorhin erklärt, dass es Pflanzenstoffe gibt, die das auch können – und zwar auf Knopfdruck, ohne mein Zutun! Genau. Sie könnten Resveratrol schlucken. Das tun auch einige Gesundheitsbewusste. Es gibt – mit Blick auf Resveratrol und andere Pflanzenstoffe – allerdings einige Probleme: Zum einen müssten Sie Resveratrol grammweise schlucken. Das ist alleine aus wirtschaftlicher Sicht nicht zu empfehlen, denn die Präparate sind möglicherweise teuer. Darüber hinaus finden Sie in den verkauften Präparaten häufig noch andere Pflanzenstoffe, deren Wirkung wir jedoch nicht kennen. Und zu guter Letzt: Resveratrol wird von unseren Darmbakterien verstoffwechselt. Welche Produkte entstehen daraus? Haben diese auch einen (vielleicht negativen) Einfluss?

5

Stichwort Xenohormesis

Wir wissen, dass Pflanzenstoffe großen Einfluss auf unsere Gesundheit haben. Auch wenn wir nicht wissen, wie gut isolierte Substanzen, etwa Resveratrol, tatsächlich wirken können, steht fest, dass der Konsum von Gemüse und Co. gesund macht.

Der Begriff Xenohormesis (Howitz und Sinclair 2008) stammt – wie kann es auch anders sein – vom „Resveratrolvater" Dr. Sinclair, der uns gezeigt hat, dass Resveratrol aus Mäusen Supermäuse macht. Übersetzt bedeutet Xenohormesis etwa, dass gestresste Pflanzen vermehrt Schutzstoffe produzieren, die bei Konsum förderliche und schützende Effekte in Säugetieren hervorrufen. Hier wird also eine „Information" zwischen Arten übertragen. Resveratrol wäre so ein Schutzstoff, der die Pflanze beispielsweise vor UV-Strahlung und Befall durch Mikroorganismen schützt.

Solche Pflanzenstoffe können direkt schützend wirken (z. B. als Antioxidans), sie können eine Stressantwort in unseren Zellen provozieren (über einen Transkriptionsfaktor namens Nrf2), sie können dem Organismus allerdings auch Nahrungsknappheit vorgaukeln. Speziell Letzteres kennen wir nun als „caloric restriction mimetic".

Im Grunde lässt sich dabei kaum unterscheiden zwischen den Stoffen, die tatsächlich positiv wirken, und solchen, die uns eigentlich Schaden wollen, aber genau dadurch eine Stressantwort in uns provozieren, die uns im Endeffekt stärker macht. Darum: Essen Sie Gemüse!

Es gibt einige Interventionen, bei denen gezeigt wurde, dass sie die „Signalwege der Langlebigkeit" bzw. die „Signalwege des Sports" anspringen lassen. Hier eine Auswahl:

Kälteexposition Es gibt mittlerweile viele Menschen, die „cold thermogenesis" anwenden. Hierbei setzt man sich bewusst Kältereizen aus, etwa dadurch, dass man sich in eine Wanne setzt, die mit Eiswasser gefüllt ist. Der Körper ist nun gezwungen, seinen Energieverbrauch hochzufahren, um Wärme zu bilden. Höherer Energieumsatz – mehr AMPK (vgl. Chung et al. 2017).

Wärmeexposition Ähnliches gilt für das Gegenteil, die Wärme. Fahren wir die Temperatur des Körpers hoch, schaltet er das „Hitzestressprogramm" ein. Hierbei werden unter anderem Proteine aktiv, die andere Proteine vor dem Denaturieren, also dem Verlust ihrer

Aktivität, schützen. Sie ahnen es: Auch die Hitzestressantwort kann sich förderlich auf Gesundheit und Leistungsfähigkeit auswirken (vgl. Tamura et al. 2014).

Metformin   Metformin kennen einige von Ihnen vielleicht, da Sie es selbst nutzen müssen: Es handelt sich dabei um ein rezeptpflichtiges Medikament, das den Blutzucker senkt. Sie sehen schon, dass auch hier wieder künstlich „Schalter" gedrückt werden, die den Energiestoffwechsel der Zelle beeinflussen. Dadurch sinkt der Blutzuckerspiegel. Auch für Metformin gilt: AMPK (vgl. Zhou et al. 2001).

α-Liponsäure, Q10, PQQ und Tocotrienole   α-Liponsäure, Q10 und PQQ sind Substanzen, die eine tragende Rolle im Energiestoffwechsel vieler Lebewesen spielen. Sie beeinflussen die Gesundheit der Mitochondrien und tragen somit dazu bei, dass der Energieumsatz in den Zellen reibungslos funktioniert. Deshalb sind diese Stoffe für funktionsfähige Mitochondrien essenziell – und somit auch für die Aktivierung bestimmter Signalwege. Tocotrienole sind Sonderformen des Vitamin E. Auch für diese Substanzgruppe wurden außergewöhnliche Mitochondrieneffekte beschrieben (Aggarwal et al. 2010).

Leucin   Diese essenzielle Aminosäure spielt eine entscheidende Rolle bei der Aktivierung des mTOR-Signalwegs. Von Leucin wurde allerdings auch gezeigt, dass es Signalwege anspringen lässt, die die Mitochondrienvermehrung und den Energieumsatz erhöhen. So kann Leucin in Tiermodellen auch synergistisch mit Resveratrol wirken und die Effekte des Resveratrols deutlich verstärken. Sie sehen: Stoffe wirken meistens modulatorisch und sind selten klar einem Ende des Spektrums zuzuordnen (vgl. Liang et al. 2014).

Ballaststoffe   Sie werden nach Konsum von Darmbakterien abgebaut. Es entstehen dabei Substanzen, die in den Blutkreislauf gelangen und vielen Geweben Energiemangel vorgaukeln, was AMPK aktiviert. So gesehen sind auch Ballaststoffe „exercise mimetics". Dazu mehr in ▶ Kap. 10.

Ernährungsformen, die gesund machen und gesund halten, aktivieren immer genau solche Signalwege – es geht somit nie um „diese eine Ernährungsform", sondern um diese Zellschalter.

5.5 Zelluläre Leistungsfähigkeit II: Mikronährstoffzufuhr

Sie haben aufmerksam gelauscht und wissen nun, dass
- die Menge und
- die Funktionalität Ihrer Mitochondrien

von maßgeblicher Bedeutung für Sie sind. Darum müssen Sie sich kümmern, am besten auf täglicher Basis. Viele von Ihnen geben sich Mühe, bewegen sich viel, achten auf die Schilddrüsenwerte und essen richtig. Und trotzdem scheint nichts zu passieren. Das kann zwei entscheidende Gründe haben:
- mögliche Mikronährstoffmängel
- Ihr Alter

5.5.1 Mito-Power am Beispiel des Magnesiums

Viele von Ihnen lassen den Magnesiumspiegel im Blut messen. Vielleicht zeigen sich Werte im Bereich von 0,75 mmol/l. Das entspricht dem unteren Bereich der Referenz. Wenn Sie einen aufmerksamen Arzt haben, wird er ihnen ein Magnesiumpräparat verordnen. Haben Sie keinen aufmerksamen Arzt, wird er Sie mit den Worten „alles gut" nach Hause schicken.

Den Serumspiegel dürfen Sie sich wie eine Tanknadel vorstellen. Der Wert zeigt allerdings nicht den tatsächlichen Füllstand Ihrer Speicher an, sondern nur den „Trend". Die Wahrheit nämlich finden Sie nur *in* den Zellen. Lediglich 1 % des gesamten Körperbestands an Magnesium finden Sie im Blut. Wenn Sie sich also im unteren Drittel des Serumreferenzbereichs befinden, können Sie mit absoluter Sicherheit davon ausgehen, dass Ihre Magnesiumzufuhr über die letzten Wochen oder Monate nicht ausreichend war und Ihre Zellspeicher gerade verarmen.

Umgekehrt können Sie davon ausgehen, dass Sie mit einem Wert >0,9 mmol/l auf der sicheren Seite sind, ihre Speicher sich füllen oder sogar schon angenehm gefüllt sind. Ab einem Wert von >1 mmol/l bewegen Sie sich im pharmakologischen Bereich, den Sie nur mit viel, viel Mühe und langer Magnesiumhochdosistherapie erreichen.

Doch wieso erläutern wir das derart ausführlich? Nun: Magnesium ist an jedem (!) Prozess beteiligt, der mit Ihrer Energie zu tun hat, nämlich bei der Entstehung, Speicherung und Nutzung von ATP (Pasternak et al. 2010). Eine suboptimale Magnesiumversorgung, die mit einer Speicherverarmung in den Geweben einhergeht, kann im Extremfall dazu führen, dass sich die Anzahl der Mitochondrien halbiert (George und Heaton 1975). Stellen Sie sich das bitte mal eine Sekunde lang vor! Magnesiummangel kann die mitochondriale Dichte einfach so halbieren. Das liegt auch daran, dass Magnesium Teil eines Enzyms ist, das für die Vervielfältigung des Erbguts (DNA) der Mitochondrien verantwortlich ist. Klappt das nicht, können sich die Mitochondrien eben nicht vermehren.

Wissen Sie, wie man das übersetzt? Schwindel, Lethargie, Lustlosigkeit, Antriebsschwäche, Herzrhythmusstörungen und „Ich muss ab 20 Uhr schlafen". Energiemangel, verursacht durch eine nicht ausreichende Magnesiumzufuhr.

> **Tipp**
>
> Das einfachste, das Sie dagegen tun können: Kaufen Sie sich ein Magnesiumpräparat! Selbst die beste Ernährung kann Ihnen keine optimale Magnesiumzufuhr garantieren. 375 mg abends vor dem Zubettgehen reichen in der Regel aus, um die Speicher auf ein angenehmes Niveau anzuheben. Wohlgemerkt: Wir sprechen hier nicht von pharmakologischen Dosen oder Magnesiumtherapien. Dafür werden andere Dosen gebraucht, die immer nur in Rücksprache mit einem Arzt angewendet werden sollten.

Übrigens: Neuerdings tauchen immer öfter Studien zu Tiefseewasser auf. Dieses Wasser ist sehr reich an Mikronährstoffen, enthält deshalb auch größere Mengen Magnesium. Es wurde nun sowohl an Zellen als auch an Tieren nachgewiesen, dass dieses magnesiumreiche Tiefseewasser die Mitochondrienmenge erhöht, und zwar dosisabhängig –

das heißt, je höher die Dosis, desto höher die Wirkung. Natürlich auch, indem es den Ihnen bekannten PGC-1α-Signalweg aktiviert. Was halten wir von diesen Ergebnissen? Noch nicht so viel. Dennoch deuten die Ergebnisse darauf hin, dass Magnesium enorm wichtig für die Mitochondriengesundheit ist (vgl. Ha et al. 2015).

5.5.2 Dem Altern entgegenwirken: Beispiel Proteine

Proteine können speziell im Alter Leben retten. Oder das Lebensgefühl. Leider nimmt die Mitochondrienfunktion mit dem Alter ab – es entsteht weniger ATP, also Lebensenergie. Dagegen sollten Sie etwas tun. Die gute Nachricht ist, dass es hierfür möglicherweise eine Lösung gibt.

Der berühmte Biochemiker Bruce Ames beobachtete das gleiche Phänomen an seinen Ratten. Die wurden im Alter lethargisch und faul. Das kann man biochemisch genau messen: Die alten Ratten produzierten deutlich weniger ATP als Jungtiere. Als Folge arbeitete Ames an einer Lösung und fand sie auch: Er verabreichte seinen Tieren einen Cocktail, der aus lediglich zwei Substanzen bestand, nämlich aus α-Liponsäure und L-Carnitin. Die Ergebnisse waren berauschend. Ames selbst sagte später in einem Interview: Die alten Ratten tanzten den Macarena.

Der Grund hierfür war, dass L-Carnitin die Mitochondrienfunktion deutlich verbesserte. Die alten mit Carnitin gefütterten Ratten bewegten sich im Vergleich zu den normal gefütterten alten Ratten doppelt so viel. Das Problem dabei war nur, dass alte Mitochondrien mehr freie Radikale produzieren. Die durch Carnitin gesteigerte Mitochondrienaktivität verstärkte dies zusätzlich. Deshalb packte Ames das starke Antioxidans α-Liponsäure dazu. Resultat: jugendliche Mitochondrien (vgl. Hagen et al. 2002).

L-Carnitin bastelt Ihr Körper aus zwei Aminosäuren. Da sich L-Carnitin vor allem im Muskel finden lässt, können Sie es allerdings auch aufnehmen, indem Sie Proteine in Form von Fleisch essen. Also: Eiweiß. Aminosäuren. Aminosäuren können Sie auch einzeln verabreichen, zum Beispiel in Form von EAA-Getränken. EAA steht für „essenzielle Aminosäuren" („essential amino acids"). Verabreicht man solche Drinks Ratten, die bereits etwas in die Jahre gekommen sind, steigt der Energie-, sprich ATP-Gehalt der Muskulatur wieder an. Lässt man solche Tierchen Schwimmtests bei maximaler Belastung absolvieren, beobachtet man eine „dramatische Verlängerung" der Zeit bis zur Erschöpfung (Chen et al. 2008).

Teil solcher EAA-Mischungen sind auch BCAA („branched-chain amino acids"), verzweigtkettige Aminosäuren. Es gibt drei BCAA: Leucin, Isoleucin und Valin. Diese Aminosäuren sind für Sie essenziell. Auch sie kann man einzeln geben. Es zeigt sich, dass die Gabe dieser BCAA die Anzahl der Mitochondrien in der Muskulatur regulieren kann. Das verlängert entsprechend auch die Lebensspanne der Tiere (Valerio et al. 2011). Übrigens: Die BCAA-Gabe ließ Stickoxid, ein Gas, im Blut der Tiere ansteigen. Blockierte man die Bildung des Stickoxids, blieben die Effekte aus. Was es mit Stickoxid auf sich hat und wieso dieses Gas so wichtig für Sie ist, erfahren Sie in ▶ Kap. 8.

Bruce Ames wies uns auf ein entscheidendes Detail hin: Mitochondrienfunktion gut und schön. Wir müssen allerdings immer bedenken, dass in den Mitochondrien auch Sauerstoffradikale („freie Radikale") entstehen – wo gehobelt wird, fallen schließlich Späne. Deshalb müssen wir uns vor solchen Radikalen schützen.

Die gute Nachricht: Das Masterantioxidans im Körper, sozusagen der Chef der Radikalenabwehr, besteht auch aus drei Aminosäuren, nämlich Glutaminsäure, Cystein und Glycin. Die Rede ist von Glutathion. Dieses Glutathion ist Teil eines riesigen Netzwerks an körpereigenen und zugeführten Antioxidanzien. Noch eine gute Nachricht: Sämtliche körpereigene Antioxidationsenzyme bestehen aus Eiweiß, also Aminosäuren. Manche von ihnen funktionieren ohne Hilfe, manche brauchen noch ein Metallion, damit sie funktionieren:

— Katalasen brauchen Eisen.
— Peroxidasen brauchen Eisen.
— Superoxiddismutasen brauchen Mangan, Kupfer und Zink.
— Glutathionperoxidasen brauchen Kupfer und Selen.

5

Sie brauchen sich diese komplizierten Namen natürlich nicht zu merken. Die Begriffe „Eiweiß" und „Aminosäuren" sollten Sie allerdings nicht vergessen!

Denken Sie bitte daran, dass Ihre eigene Biologie nicht „einfach funktioniert", so wie wir das im Biounterricht der Mittelstufe gelernt haben. Sie reagiert sehr wohl auf das, was Sie tun – oder eben nicht tun:

— Eine leichte Spurenelementdefizienz senkt die antioxidative Kapazität Ihrer Zellen bzw. Ihres Körpers (Rosa et al. 1980).
— Füttert man Whey-Protein, das sehr reich an der Aminosäure Cystein ist, steigt auch das Glutathion an (Bounous und Gold 1991).

Sie haben es also, wie so oft, selbst in der Hand. In diesem Fall: Proteine. Aminosäuren.

5.6 Zelluläre Leistungsfähigkeit III: Sie brauchen Proteinmangel

Eben besprachen wir die positiven Effekte von Nahrungsproteinen. Jetzt, direkt danach, gibt es ein Kapitel, das Ihnen erklären wird, weshalb Sie auch das Gegenteil davon brauchen. Sie verstehen diese Zyklen und Dualismen mittlerweile sicher gut. Und dieses Kapitel folgt dem vorigen aus diesem Grund ganz bewusst.

Es gibt einige Populationen auf dieser Welt, die besonders lange leben. Sie finden diese besonders langlebigen Menschen in Loma Linda (Kalifornien), auf Ikaria (einer griechischen Insel), auf der Nicoya-Halbinsel (Costa Rica), auf Sardinien oder in Okinawa (Japan). Geographische Bereiche, in denen besonders viele langlebige Menschen leben, wurden „Blaue Zonen" (engl. „blue zones") getauft.

Natürlich hat man diese Menschen sehr genau untersucht, vor allem mit Blick auf den Lebensstil und das Ernährungsverhalten. Herausgefunden haben Wissenschaftler, dass sich dort lebende Menschen hauptsächlich von pflanzlichen Lebensmitteln ernähren. Und das bedeutet: Der Proteinanteil der Ernährung fällt klein aus.

Sie lernten bereits Dr. Sinclair kennen. In Kalifornien sitzt ein Wissenschaftler mit sehr ähnlichen Interessen. Der heißt Valter Longo und ist Direktor des Institute of Longevity an der School of Gerontology der Universität von Südkalifornien in Los Angeles (UCLA). Der leitete aus seinen Forschungen und dem Ernährungsverhalten von langlebigen Menschen der „blue zones" ab, dass Sie für ein möglichst krankheitsfreies, sprich gesundes Leben einen niedrigen Proteinanteil in der Ernährung brauchen – und sich hauptsächlich vegan ernähren sollten. Er postuliert auch, und das wird Sie nicht überraschen, dass Fasten ebenso essenziell für das Gesundbleiben ist. Stichwort AMPK.

Doch wieso ausgerechnet wenig Eiweiß? Nun: Wann immer Sie die Kalorienzufuhr drosseln, schalten Ihre Zellen das Langlebigkeits- und Antistressprogramm ein. Kalorienrestriktion ist genau aus diesem Grund das einzige Mittel, das nachgewiesenermaßen das Leben sämtlicher Organismen verlängert. Kalorienrestriktion schaltet dabei auch ein mächtiges Programm zum Recyceln von Protein- und Zellschrott an. Ihre Zellen sind voll bis oben hin mit Proteinen und Funktionseinheiten (z. B. Mitochondrien) – einiges davon funktioniert nicht mehr richtig und muss entsorgt werden. Reichert sich der Protein- bzw. Zellschrott an, werden wichtige zelluläre Abläufe blockiert. Sind Mitochondrien defekt, produzieren Ihre Zellen vielleicht zu wenig Energie. Ein Teufelskreis. Zum Glück gibt es ein Recyclingprogramm, das wie eine Müllabfuhr den Schrott aufsammelt und verdaut – die *Autophagie*.

Das Wichtige dabei ist, dass Kalorienrestriktion nur wirkt, wenn Zellen diese Autophagie starten können. Heißt: Die Autophagie ist unbedingt notwendig, damit die Effekte der Kalorienrestriktion überhaupt zum Tragen kommen. Der Punkt ist:

- Extraproteine können das Anschalten der Autophagie unterdrücken.
- Ein niedriger Proteingehalt kann die Autophagie starten.

Letzteres sogar ohne, dass Sie dafür die Kalorienzufuhr einschränken müssen (vgl. Longo et al. 2016). Das bedeutet für Sie, wieder einmal: Sie müssen mit Zyklen leben – oder den Verbrauch erhöhen. Heißt: Je nach Lebenssituation brauchen Sie möglicherweise einen hohen Proteingehalt in der Nahrung. Sie brauchen allerdings auch Phasen, in denen Sie die Proteinzufuhr bewusst drosseln. Dann leben Sie für einige Tage so wie Menschen der blauen Zonen. Sie könnten es aber auch anders halten. Ein Muskel, der wachsen will, wirkt wie ein Sog für Aminosäuren, also Proteine. Krafttraining wird also den Verbrauch erhöhen und dafür sorgen, dass die Proteine im Muskel landen.

> **Nichts chronisch, alles gelegentlich: Sie brauchen Zyklen!**
> Ein leidiges Thema, nicht wahr? Genau aus jenen Gründen können Sie sich nicht festlegen. Niemand kann Ihnen sagen, dass eine sehr proteinreiche Kost pauschal sehr gesund für Sie ist. Es darf auch stark bezweifelt werden, dass eine proteinarme Kost besonders zielführend ist. Denn Langlebigkeit bedeutet nicht automatisch, dass Sie sich auch gut, fit und gesund *fühlen*. Genau dieser Spagat macht es so schwer, letztlich die richtigen Entscheidungen zu treffen. Sie sind allerdings auf der sicheren Seite, wenn Sie zyklisch leben. Nichts chronisch, alles gelegentlich.

Literatur

Aggarwal B, Sundaram C, Prasad S, Kannappan R (2010) Tocotrienols, the vitamin E of the 21st century: its potential against cancer and other chronic diseases. Biochem Pharmacol 80(11):1613–1631

Anton S, Leeuwenburgh C (2013) Fasting or caloric restriction for healthy aging. Exp Gerontol 48(10):1003–1005

Banse H, Sides R, Ruby B, Bayly W (2007) Effects of endurance training on VO2max and submaximal blood lactate concentrations of untrained sled dogs. Equine Compar Exercise Physiol 4(02):89–94

Baur JA et al (2006) Resveratrol improves health and survival of mice on a high-calorie diet. Nature 444(7117):337–342

Bounous G, Gold P (1991) The biological activity of undenatured dietary whey proteins: role of glutathione. Clin Invest Med 14(4):296–309

de Cabo R, Carmona-Gutierrez D, Bernier M, Hall M, Madeo F (2014) The Search for antiaging interventions: from elixirs to fasting regimens. Cell 157(7):1515–1526

Chen Scarabelli C et al (2008) Oral administration of amino acidic supplements improves Protein and energy profiles in Skelet Muscle of aged rats: elongation of functional performance and acceleration of mitochondrial recovery in adenosine triphosphate after exhaustive exertion. Am J Cardiol 101(11):S42–S48

Chung N, Park J, Lim K (2017) The effects of exercise and cold exposure on mitochondrial biogenesis in skeletal muscle and white adipose tissue. J Exerc Nutrition Biochem 21(2):39–47. https://doi.org/10.20463/jenb.2017.0020

George GA, Heaton FW (1975) Changes in cellular composition during magnesium deficiency. Biochem J 152:609–615

Ha B, Park J, Cho H, Shon Y (2015) Stimulatory effects of balanced deep sea water on mitochondrial biogenesis and function. PLoS One 10(6):e0129972

Hagen T, Liu J, Lykkesfeldt J et al (2002) Feeding acetyl-L-carnitine and lipoic acid to old rats significantly improves metabolic function while decreasing oxidative stress. Proc Natl Acad Sci USA 99(4):1870–1875

Howitz K, Sinclair D (2008) Xenohormesis: sensing the chemical cues of other species. Cell 133(3):387–391

Johnson JB, Laub DR, John S (2006) The effect on health of alternate day calorie restriction: eating less and more than needed on alternate days prolongs life. Med Hypotheses 67(2):209–211

Lagouge M et al (2006) Resveratrol improves mitochondrial function and protects against metabolic disease by activating SIRT1 and PGC-1. Cell 127(6):1109–1122

Liang C, Curry B, Brown P, Zemel M (2014) Leucine modulates mitochondrial biogenesis and SIRT1-AMPK signaling in C2C12 myotubes. J Nutr Metab 2014:1–11

Longo V, Mirzaei H, Raynes R (2016) The conserved role of protein restriction in aging and disease. Curr Opin Clin Nutr Metab Care 19(1):74–79. https://doi.org/10.1097/mco.0000000000000239

Martin-Montalvo A, de Cabo R (2013) Mitochondrial metabolic reprogramming induced by calorie restriction. Antioxid Redox Signal 19(3):310–320

Pasternak K, Kocot J, Horecka A (2010) Biochemistry of magnesium. J Elem 15(3):601–616

Rosa G et al (1980) Regulation of superoxide dismutase activity by dietary manganese. J Nutr 110(4):795–804

Schiffer T, Larsen F, Ekblom B, Weitzberg E, Lundberg J (2010) Mitochondrial oxygen affinity predicts basal metabolic rate in humans. Free Radic Biol Med 49:S215

Tamura Y, Matsunaga Y, Masuda H et al (2014) Postexercise whole body heat stress additively enhances endurance training-induced mitochondrial adaptations in mouse skeletal muscle. Am J Physiol-Reg Integr Compar Physiol 307(7):R931–R943. https://doi.org/10.1152/ajpregu.00525.2013

Valerio A, D'Antona G, Nisoli E (2011) Branched-chain amino acids, mitochondrial biogenesis, and healthspan: an evolutionary perspective. Aging (Albany NY) 3(5):464

Zhou G, Myers R, Li Y et al (2001) Role of AMP-activated protein kinase in mechanism of metformin action. J Clin Invest 108(8):1167–1174

Angewandte Biochemie III: Hormone und Botenstoffe

© Springer-Verlag GmbH Deutschland, ein Teil von Springer Nature 2019
C. Michalk, *Gesundheit optimieren – Leistungsfähigkeit steigern*,
https://doi.org/10.1007/978-3-662-58231-2_6

Haben Sie sich schon mal gefragt, wie Ihre eigenen Hormone reguliert werden? Sie haben bereits zu Beginn zwei Hormone kennengelernt: Insulin und Glukagon. Dabei wurde auch klar, dass Insulin einen der beiden ganz entscheidenden Zellschalter aktiviert, *mTOR,* der Wachstum und Erneuerung Ihrer Zellen steuert. So entscheidet Insulin, ein Hormon, also darüber, welche Zellschalter aktiv werden, und entscheidet somit auch über das weitere Schicksal dieser Zellen. Hormone sind wichtig.

Nun müssen wir schon realistisch bleiben. Es gibt eine Vielzahl und eine unglaubliche Fülle an Hormonen und Botenstoffen. Glücklicherweise müssen wir uns über die meisten dieser Hormone gar keine Gedanken machen, weil ein gesunder Körper, also ein gesundes System, automatisch die für sich richtigen Werte einstellt.

Dennoch: Für die Konzentration vieler Hormone sind wir selbst verantwortlich. Dieses Kapitel will ihnen zeigen, warum das so ist und was Sie selbst tun können, um Hormonkonzentrationen zu beeinflussen.

Für uns sehr wichtig sind:
- Insulin
- Wachstumshormon
- Ferritin
- Calcitriol (aus Vitamin D)
- Retinsäure (aus Vitamin A)
- Testosteron
- das aktive Schilddrüsenhormon T_3

Hinzu kommen die beiden für den Energiestoffwechsel wichtigen Botenstoffe:
- Kalzium
- cAMP (zyklisches Adenosinmonophosphat)

Freilich: Vorgängerhormone des Testosterons, zum Beispiel DHEA (Dehydroepiandrosteron) oder Pregnenolon, sind auch wichtig und sollen in ► Kap. 7 kurz angesprochen werden.

Hormone haben einen enormen Einfluss – oft viel mehr als wir gemeinhin annehmen. Schauen Sie mal kurz Ihren Partner an. Sehen Sie den Unterschied? Also den Unterschied zwischen ihr oder ihm und Ihnen? Sie sollten nicht nur auf die Brüste oder auf den Bart achten, sondern auch beispielsweise darauf, wo und wie viel Körperfett Ihr Partner hat. Das sind Hormone.

Vorhin konnten Sie lernen, dass gewisse Proteine in der Lage sind, Gene an- und abzuschalten. So funktioniert das auch mit den Hormonen. Testosteron beispielsweise reguliert so viele Gene, dass Sie den Unterschied zwischen einem Mann und einer Frau direkt sehen können.

> ❯ **Das, was Sie essen, also zum Beispiel essenzielle Mikronährstoffe und Energie in Form von Kohlenhydraten und Fetten, sind die Instrumente, sind das Werkzeug. Der Dirigent bzw. die Musiker oder der Mechaniker, der mit dem Werkzeug arbeitet, um daraus etwas Schönes zu machen – das sind Hormone. Hormone „machen".**

6.1 Ohne Zink funktionieren Hormone nicht

Bevor wir zum praktischen Aspekt kommen und die Wirkung einiger Hormone und wichtiger Botenstoffe erklären, müssen Sie eine wichtige Sache verstehen: Viele Hormone, vor allem Steroidhormone (z. B. Testosteron), die Retinsäure (aus Vitamin A), das Calcitriol (aus Vitamin D) oder Schilddrüsenhormone, können nur wirken, wenn ausreichende Zinkmengen in den Zellen vorliegen.

Alles in diesem Buch dreht sich auch um Mikronährstoffe. Zink gehört zu diesen essenziellen Mikronährstoffen. Zieht man Eisen aus dem Hämoglobin ab, ist Zink das häufigste Spurenelement im menschlichen Körper, Teil von über 300 Enzymen (Coleman 1992). Wie Eisen liegt auch Zink im Bereich von 2–4 g vor. Zum Vergleich: Der Gesamtkörperbestand des dritthäufigsten Spurenelements, Kupfer, beläuft sich auf lediglich 100 mg. Zink ist sehr wichtig für uns.

Zink ist auch deshalb besonders wichtig für uns, da der Körper – im Gegensatz zu Eisen – über keine großen, rasch mobilisierbaren Reserven verfügt. Das Zink, das schnell verfügbar ist, beläuft sich lediglich auf 100–200 mg. Einige Organe wie die Bauchspeicheldrüse, die Niere oder die Milz können Zink rasch abgeben – der überwiegende Anteil des Zinks findet sich allerdings in der Muskulatur und in den Knochen, wo es nur sehr langsam mobilisiert werden kann. Das bedeutet, dass der Zugriff auf diese Zinkreserven nicht zügig genug erfolgt, um eine suboptimale Zinkzufuhr zu kompensieren. Aufgrund dieser Eigenart (große Zinkreserven, tatsächlich nutzbar nur ein kleiner Teil), ergeben sich rasch Mangelerscheinungen, wenn die tägliche Zinkzufuhr nicht stimmt.

Zink hat in etlichen chemischen Reaktionen seine Finger im Spiel. Es ist Bestandteil einer enormen Menge an verschiedensten Enzymen. Es ginge zu weit, sämtliche Funktionen im Detail zu besprechen. Damit Sie die Tragweite verstehen, ein passendes Beispiel: Hormone haben einen Hormonrezeptor in den Zellen. An diesen docken sie an. Dieser Hormonrezeptorkomplex wandert zur DNA – und tritt dort in Wechselwirkung mit ihr. Erst durch diese Wechselwirkung können die entsprechenden Gene durch das jeweilige Hormon angeschaltet werden.

Der Punkt ist: Diese Hormonrezeptoren (sind auch Proteine) haben ganz oft Zinkionen gebunden. Das trifft auf ganze viele Proteine zu, die mit der DNA in Wechselwirkung stehen, denn Zink stabilisiert die DNA-Protein-Wechselwirkung. Vereinfacht ausgedrückt bedeutet das, dass Hormone ohne Zink nicht wirken können.

Im Allgemeinen ist Zink in fast allem involviert, was mit Proteinen zu tun hat. Es hilft Proteinen, an die DNA zu binden. Es hilft Proteinen, sich korrekt zu falten und mit anderen Proteinen zu reagieren (Dimerisierung), es reguliert die Proteinbildung an sich auf zellulärer und hormoneller Ebene. Zink reguliert deshalb, zusammengefasst, sämtliche Prozesse, die mit Wachstum zu tun haben. Deshalb kann man mit Zinkmangel den Körper klein halten (vgl. MacDonald 2000).

6.2 T_3: Das Schilddrüsenhormon, das ein gutes Leben ermöglicht

Oft stellt sich uns die Frage: Wie fühlt es sich denn an, zu wenig von diesem oder jenem Hormon im Blut zu haben? Sie könnten natürlich jedes beliebige Symptom, das Sie an sich ausmachen, gewissen Hormondefiziten zuschreiben.

Schilddrüsenhormone sind besonders. Sie bringen uns in den Rhythmus des Lebens, „takten" uns. Ein Liedermacher namens Funny von Dannen bringt es mit seinem Lied „Schilddrüsenunterfunktion" auf den Punkt. Das Lied lässt sich wie folgt zusammenfassen: Stimmen die Schilddrüsenwerte nicht, verhalten wir uns anormal, fallen aus der Reihe. Alles, was wir von der Kindheit bis ins späte Erwachsenenalter erleben, ist – abstrakt betrachtet – das Schauspiel unserer Hormone.

Die Schilddrüsenhormone sind so gesehen nicht nur das Gaspedal des Energiestoffwechsels, sondern auch das Gaspedal sämtlicher Prozesse in Ihrem Körper – in der Summe sorgen diese Prozesse dafür, dass wir zum Leben gehören und leben. Schilddrüsenhormone sind auch da, um Sie immer wieder aufzurichten. Sie machen Sie anpassungsfähig und reparieren Sie. Ihr Körper kennt im Wesentlichen zwei Zustände: den Abbau (Katabolie) und den Aufbau (Anabolie). Beide Zustände sind wichtig und zu den passenden Zeiten in kontrolliertem Ausmaß förderlich.

Stellen Sie sich das wie eine Mauer vor: Ihr Körper ist eine Mauer, die konstant Steinchen verliert. Mal mehr, mal weniger – je nach Lage. Schilddrüsenhormone, in der richtigen Konzentration, sind hierbei kleine Arbeiter, die bestimmen, wie schnell die Mauer wieder hochgezogen wird, also wie schnell die Steinchen wieder zurück an den Platz gesetzt werden. Bei einer zu niedrigen Schilddrüsenhormonkonzentration fällt die Mauer in sich zusammen. Bei einer zu hohen Schilddrüsenhormonkonzentration werden die Arbeiter so schnell, dass sie die Mauer kaputt machen.

Jetzt wird klar, warum Sie *adäquate* Schilddrüsenwerte brauchen, damit Sie im Leben überhaupt anpassungsfähig sind: Setzen Sie Reize, zum Beispiel durch intensive Arbeitsbelastungen, verliert Ihre Mauer mehr Steinchen, geht vielleicht sogar ziemlich kaputt dabei. Haben Sie jetzt flinke Arbeiter, bauen die Ihnen die Mauer wieder auf – vielleicht sogar stärker als vorher. Das ist Adaptation.

Das, was so sinnbildlich dargestellt wurde, lässt sich natürlich teilweise auch biochemisch beschreiben. Wissenschaftler schreiben dazu in einer kürzlich erschienenen Arbeit, dass experimentelle Daten sich häufen, die zeigen, dass Schilddrüsenhormone eine tragende Rolle bei der Reparatur nach einer Verletzung in fast jedem Gewebe und Organ spielen. Dieser Reparaturmechanismus sei wohl im Zuge der Evolution entstanden und findet sich daher speziesübergreifend. Fazit der wissenschaftlichen Arbeit: Schilddrüsenhormone sind absolut essenziell für die Anpassung ans Leben (vgl. Mourouzis et al. 2013).

Schilddrüsenhormone bauen die Mauer also immer wieder auf. Doch man kann diese Wirkung auch anders übersetzen. Ihre Schilddrüse bildet das Prohormon T_4 – das wird auch von vielen Ärzten verschrieben und nennt sich auch Thyroxin. Dieses T_4 zirkuliert im Blut und gelangt zu den Geweben. In der Leber wird dieses Prohormon in das viel aktivere T_3 (Trijodthyronin), das eigentliche Schilddrüsenhormon umgewandelt.

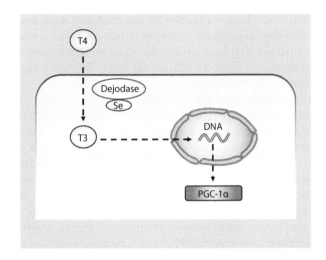

☐ **Abb. 6.1** Viele Gewebe können Thyroxin (T₄) in die aktive Form Trijodthyronin (T₃) umsetzen. Thyroxin wird von Geweben zu Trijodthyronin (T₃) umgewandelt. Dies geschieht mithilfe eines Enzyms namens Dejodase. Dieses Enzym ist selenab-hängig (Se). T₃ wird an spezifische Hormonrezep-toren gebunden und gelangt so an die DNA, wo dieser T₃-Rezeptorkomplex beispielsweise die Bildung des Proteins PGC-1α forciert

Doch nicht nur in der Leber: Jedes Gewebe verfügt über die Enzyme, die das faule T₄ in das sehr aktive T₃ umsetzen – tatsächlich gehen Forscher heute davon aus, dass T₃ im Blut lediglich ein Marker ist und die vielen Gewebe sich mithilfe des im Blut zirkuli-erenden T₄ und den nötigen Enzymen selbst mit T₃ versorgen (☐ Abb. 6.1).

Eine Schilddrüsenunterfunktion können Sie experimentell nachahmen, indem Sie in den jeweiligen Geweben die Enzyme ausschalten, die T₄ in T₃ umwandeln. Im Anschluss können Sie studieren, was beispielsweise im Muskel passiert. Zusammenge-fasst: Die trainingsinduzierten Effekte in der Muskelzelle, also zum Beispiel Neubildung von Mitochondrien, bleiben einfach aus. Wie nennt man das? Genau, umsonst trainiert (vgl. Bocco et al. 2016).

Wie in unserem Mauerbeispiel: Sind die Arbeiter faul, wird die Mauer nicht mehr richtig aufgebaut – bzw. noch gravierender: Die Mauer wird nicht dicker oder größer. Letzteres ist der Grund, warum Sie überhaupt trainieren. Sie wollen ja besser werden.

Doch wieso werden die kleinen Arbeiter so faul, wenn Schilddrüsenhormone fehlen? Dazu haben Weitzel et al. (2003) bemerkenswerte Ergebnisse geliefert: Wie kein anderes Hormon vermag T₃, also das aktive Schilddrüsenhormon, die PGC-1α-Werte anzuheben – und zwar um das 13-Fache. T₃ ist somit wohl der stärkste endogene Regu-lator des PGC-1α-Proteins. Mit diesem Protein kennen Sie sich mittlerweile bestens aus: Denn PGC-1α heißt übersetzt, dass wir mehr Mitochondrien bekommen, und mehr Mitochondrien heißt mehr Energie. Und mehr Energie bedeutet, Sie ahnen es, schnellerer Ablauf diverser Prozesse.

Doch das ist nur ein winziger Bruchteil des riesigen Einflusses unseres aktiven Schild-drüsenhormons T₃. Wie Geschlechtshormone auch haben Schilddrüsenhormone ihre eigenen sogenannten Kernrezeptoren – diese sitzen direkt an der DNA und warten auf die Bindung des Hormons. Die Hormon-DNA-Wechselwirkung sagt uns immer etwas über die Bedeutung dieser Substanz. Dies gilt auch für das aktive Schilddrüsenhormon T₃.

In unser Leben übersetzt kann das bedeuten, dass die richtigen Schilddrüsen-werte dafür sorgen, dass die Haare wie wild wachsen, Fingernägel stahlhart werden, mal eine Libido vorhanden ist, die Haut zart wird, der innere Antrieb sich anmeldet oder die Magermasse zunimmt. Doch noch viel wichtiger: Unter anderem weil das aktive Schilddrüsenhormon die Mitochondrienmenge und somit auch den Energiestoffwechsel reguliert, müssen Sie essen. Betonung liegt auf müssen. Plötzlich verstehen Sie das Wort Energiestoffwechsel vielleicht.

Auch das lässt sich in Experimenten nachweisen: Gibt man Ratten mit Unterfunktion ein bisschen T_3, dann steigt die Stoffwechselrate um ein Drittel. Das heißt, dass Sie ein Drittel mehr Grundumsatz hätten (vgl. Weitzel et al. 2003). Einfach so 400–600 kcal mehr essen. Nur durch ein Hormon. Ja, wo gibt's denn so etwas?

Bitte denken Sie nach wie vor daran, dass auch Hormone systematisch bzw. systemisch wirken, immer mit anderen Hormonen zusammen. Gerade bei hormonellen Konzentrationen sehen wir, dass die Änderung eines Hormons deutliche Auswirkungen auf sämtliche andere Hormone haben kann. Noch viel profunder und wichtiger ist die Tatsache, dass Hormone synergistisch wirken. Das heißt: Die Hormone potenzieren sich gegenseitig in ihrer Wirkung. Und umgekehrt kann ein Hormon nur so gut wie das Hormon wirken, mit dem es zusammenarbeitet.

6

Praktische Ansatzpunkte

Welche Möglichkeiten haben wir, um Einfluss auf die Schilddrüsenwerte zu nehmen? Zunächst einmal gilt, dass die Regulation äußerst komplex ist und von vielen Faktoren abhängt. Schilddrüsenhormone reagieren beispielsweise auf die Energieverfügbarkeit im Organismus. Heißt: Chronischer Energiemangel wird auch einen Abfall der Schilddrüsenwerte nach sich ziehen. Ähnliches gilt für chronische Entzündungen.

Grundsätzlich hängt die Bildung des aktiven Schilddrüsenhormons T_3 von einigen wesentlichen Parametern ab (◘ Abb. 6.2):

- T_4 wird in der Schilddrüse gebildet. T_4 enthält Jod und braucht als Grundlage die Aminosäure Tyrosin, weswegen Sie Jod und die Aminosäure Tyrosin (in Form von Nahrungsproteinen) auf täglicher Basis zuführen (sollten). Die Jodversorgung ist trotz des mit Jod angereicherten Salzes häufig nicht gut. Ein Ansatzpunkt wäre also, den Jodhaushalt des Körpers mithilfe eines Urintests analysieren zu lassen.
- T_4 wird in Geweben in T_3 umgesetzt – mit Enzymen, die sich Dejodasen nennen. Hierbei handelt es sich um selenabhängige Enzyme. Sie sollten also auch auf Ihre Selenzufuhr achten. Wer nicht regelmäßig Fisch oder Paranüsse isst, wird mit hoher Wahrscheinlichkeit keine guten Selenwerte aufweisen. Ebenfalls ein Ansatzpunkt.
- Für die Bildung und damit die Wirksamkeit von T_3 ist Zink notwendig. Studien weisen darauf hin, dass die Bildung von T_3 zinkabhängig ist (Nishiyama et al. 1994). Der Schilddrüsenrezeptor im Zellkern braucht Zink, damit er an der DNA binden kann. „Think zinc." Übrigens: Zinkwerte im Blut ist kein verlässlicher Marker. Laut Studien bleibt der Goldstandard der Messung der jeweilige Behandlungserfolg. Mit anderen Worten: Wenn Sie sich nach zwei Wochen Zink wie neugeboren fühlen, wissen Sie Bescheid.
- Die Bildung des Thyroxins in der Schilddrüse kann durch sogenannte *Goitrogene* gehemmt werden. Dabei handelt es sich um Substanzen, die die Jodaufnahme in die Schilddrüse blockieren. Pflanzliche Nahrungsmittel, die für uns in dieser

Hinsicht besonders relevant sind, stammen aus der Familie der Brassicaceae, also der Kreuzblütlerfamilie. Dazu zählen beispielsweise Brokkoli, Grünkohl, andere Kohlarten und Senf. Goitrogene dürften im Allgemeinen aber eher eine untergeordnete Rolle bei der Entstehung suboptimaler Schilddrüsenhormonwerte spielen.

- Das Enzym, das Jod an die Aminosäure Tyrosin anhängt, heißt Thyreoperoxidase, kurz TPO. Hierbei handelt es sich um ein eisenabhängiges Enzym. Eine schlechte Eisenversorgung wird unweigerlich dazu führen, dass die Enzymaktivität eingeschränkt ist.

- L-Carnitin ist ein sogenannter peripherer Schilddrüsenhormonantagonist. L-Carnitin hemmt den Eintritt von Schilddrüsenhormonen in den Zellkern von Zielzellen. T$_4$ und T$_3$ wirken allerdings erst, wenn sie die DNA und somit den Zellkern erreichen können. „Peripher" bedeutet dabei, dass L-Carnitin die Wirkung in Zielzellen außerhalb der Schilddrüse hemmt. L-Carnitin wirkt in diesem Fall modulatorisch, da es ähnliche Gene wie T$_3$ reguliert – die Natur dachte sich wohl: „Doppelt genäht, hält besser" ist hier nicht angebracht. Dennoch sollten Sie wissen, dass eine carnitinreiche Kost die Wirkung der Schilddrüsenhormone negativ beeinflussen kann (vgl. Benvenga et al. 2004).

- Haben Sie kalte Hände? T$_3$ steigert die Durchblutung – es weitet die Gefäße, indem es die Ausschüttung von Stickoxid (NO) steigert (▶ Kap. 8). Daher ein aktueller Vorschlag von Wissenschaftlern: die Durchblutung bzw. Weitstellung der Arterien als neuer Marker für den Therapieerfolg (Obradovic et al. 2016).

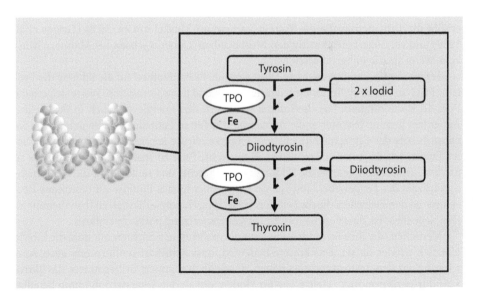

◼ **Abb. 6.2** Das Schilddrüsenhormon Thyroxin (T$_4$) wird aus der Aminosäure Tyrosin gebildet. In der Schilddrüse werden einem Tyrosinrest zwei Jodidionen angehängt. Dieses Dijodtyrosin wird dann mit einem weiteren Dijodtyrosin verknüpft. Es entsteht Thyroxin. Beide Reaktionen werden durch ein eisenabhängiges Enzym namens Thyreoperoxidase (TPO) katalysiert

6.3 Testosteron: Mehr als nur ein Männerhormon

Testosteron entscheidet nicht nur über Ihr Aussehen, das nennen wir Phänotyp, sondern sorgt auch dafür, dass Sie wollen. Lust haben. Das gilt sowohl für den Mann als auch für die Frau. Mit niedrigen Testosteronwerten fühlen Sie sich wie ein Welpe – klein, zurückhaltend, ängstlich. Somit sind Sie also nicht kampftauglich. Glücklicherweise geht es selten darum, tatsächlich zu kämpfen. Vielmehr geht es um ein Gefühl von „Ich bin bereit", oft genau das Gegenteil einer Angststörung.

Ein Nachteil der Wirkung dieses Hormons ist, dass es uns zu Rangkämpfen antreibt. Das sehen wir bei Männern ab dem 15. Lebensjahr. Plötzlich will jeder den größten Oberarm haben. Später möchte jeder das schönste Auto und die attraktivsten Frauen. Das liegt auch daran, dass Testosteron in bestimmten Hirnarealen wirkt, die Einfluss auf solche Verhaltensweise haben. Übrigens: Auch bei Frauen wirkt Testosteron und erzeugt ähnliche Verhaltensweisen.

Testosteron hat einen so großen Einfluss auf das Gehirn und somit auf unser Verhalten, dass Wissenschaftler deutliche Zusammenhänge zwischen der Höhe der Testosteronwerte und der Art des ausgeübten Berufs feststellen. Das gilt nicht nur für den Mann, sondern auch für die Frau. Laut einer solchen Untersuchung haben Naturwissenschaftler die höchsten Testosteronwerte und Pfarrer die niedrigsten. Ob man dem Glauben schenken darf? Nun gut, das ist ein anderes Thema.

Ihnen sollte es nicht darum gehen, ein Silberrücken zu werden oder Ihre einzige Lebensaufgabe darin zu sehen, der größte Fisch im Teich zu werden – sondern darum, dass Testosteron im „Wirkgefüge Hormone" eine adäquate Konzentration erreicht. Denn Sie interessieren sich in den meisten Fällen auch für Gewichtsverlust, Fettabbau und Muskelaufbau. Testosteron hat Einfluss auf die Proteinsynthese im Muskel. So erhöht die Testosterongabe die Proteinsynthese im Muskel um ca. 30 % (Griggs et al. 1989) und verringert gleichzeitig den Muskelabbau. Daher wachsen bei Männern Muskeln, wenn sie die Pubertät erreichen.

Testosteron macht über mehrere Wege schlank. Es hat Einfluss auf die Bildung des Proteins PGC-1α - niedrige Testosteron-Werte senken und hohe Testosteron-Werte steigern die PGC-1α-Konzentration. Dies beeinflusst wiederum den Energieverbrauch in den Zellen. Außerdem hemmt Testosteron die Aufnahme von Fett in Fettzellen (De Pergola 2000). Sie haben bereits das Fett spaltende Enzym Lipoproteinlipase kennengelernt (▶ Kap. 2). Dieses Enzym erlaubt unter anderem dem Fettgewebe, Fette zu spalten und aufnehmbar zu machen. Testosteron hemmt die Bildung dieses Proteins und senkt somit die Fettaufnahmekapazität des Fettgewebes. Testosteron hat darüber hinaus Einfluss auf bestimmte Rezeptoren an den Fettzellen, die die Fettsäurefreisetzung (Lipolyse) aktivieren (bzw. hemmen). Der Nettoeffekt ist, dass Testosteron die Fettsäurefreisetzung positiv beeinflusst.

Menschen, die ihre Schilddrüsenwerte normalisieren, berichten oft, dass die Libido plötzlich wieder da sei. Das könnte bedeuten, dass Schilddrüsenhormone auch Auswirkung auf den Testosteronwert haben. Tatsächlich reguliert insbesondere das aktive Schilddrüsenhormon T_3 viele Gene im Hoden, die an der Testosteronbildung beteiligt sind. Darum: Behebt man eine Schilddrüsenunterfunktion, so normalisieren sich möglicherweise auch die Testosteronwerte (Meikle 2004).

Passend und abschließend: Erektile Dysfunktion ist ein ernstes Problem, auch schon bei jungen Männern. Wenn die Körpermitte also nicht mehr so mitspielt, wie sie soll, kann das an (zu) niedrigen Testosteronwerten liegen.

Praktische Ansatzpunkte

Sie sollten ein paar wesentliche Punkte beherzigen:

- Zinkmangel viertelt die Testosteronwerte (Prasad et al. 1996).
- Die Höhe des Vitamin-D-Werts korreliert direkt mit Testosteronwerten (Pilz et al. 2011).
- Magnesiumwerte stehen im direkten Zusammenhang mit Testosteronwerten (Cinar et al. 2011).
- Beheben eines T_3-Mangels (siehe oben) kann die T-Werte normalisieren.
- Die Testosteronwerte werden durch Dopamin beeinflusst (Szczypka et al. 1998). Mehr dazu in ▶ Kap. 7.
- DHEA-Gabe (25 mg) kann diverse Hormonwerte wieder normalisieren (Genazzani et al. 2004). Übrigens: zumindest bei Ratten kann ein Kupfermangel die DHEA-Werte halbieren (Klevay und Christopherson 2000). Kupfer!
- Cholesterin ist Ausgangsstoff für die Testosteronbildung: Meiden Sie das Nahrungscholesterin nicht! Nahrungscholesterin ist nicht gleich Blutcholesterin.
- Passen Sie auf, welche Pflanzenstoffe Sie essen! Fünf Tassen Grüntee am Tag können Ihre reproduktive Kapazität hemmen (Chandra et al. 2011).
- Vitamin-K-Mangel hat möglicherweise starke Auswirkungen auf die Testosteronbildung – also essen Sie Ihren Salat (Shirakawa et al. 2006).
- Ähnlich wie T_3 hängt auch Testosteron direkt vom Satthormon Leptin ab (Flier et al. 2000). Essen Sie ordentlich!
- Senken Sie Ihr Stresshormon Kortisol, falls zu hoch, denn Kortisol senkt die Testosteronwerte (Doerr und Pirke 1976).
- Weiterhin sollten Sie im Kopf keine „Kampf-oder-Flucht-Situationen" durchdenken, bei denen Sie der Angsthase sind und weglaufen. Achtung! Testosteronwerte unterliegen der Psyche. Testosteron wird durch Ihr Selbstbild moduliert – also durch das, was Sie von sich und über die Welt denken (Longman et al. 2018).
- Bei Jägern und Sammlern finden wir immer einen Abfall der Testosteronwerte bei der Jagd. Also jagen, sprich verausgaben Sie sich nicht so oft (Worthman und Konner 1987).
- Weiterhin gibt es ein Kuschelhormon namens Oxytocin. Falls Sie gerade Eltern wurden, dann dürfen Sie sich glücklich schätzen, denn Sie haben dieses Hormon jetzt vermehrt in sich. Es senkt den Testosteronwert (Weisman et al. 2014). Auch okay, dient einem guten Zweck.
- Falls Sie sehr übergewichtig sind, denken Sie über das Zuführen von Aromatasehemmern nach. Aromatase ist ein Enzym, das sich höher konzentriert im Fettgewebe finden lässt und Androgene (männliche Geschlechtshormone) in Östrogene (weibliche Geschlechtshormone) umsetzt.

6.4 Wachstumshormon: Schlank im Schlaf

Eigentlich kennen wir genau ein Wachstumshormon im menschlichen Körper – das Somatotropin, besser bekannt als „human growth hormone" (HGH). Jedenfalls war das so. Bis man herausfand, dass viele Effekte des Somatotropins durch ein zweites Wachstumshormon, das Somatomedin C, vermittelt werden. Somatomedin C ist auch bekannt als „insulin-like growth factor 1", kurz IGF-1. Also, Sie wissen ab sofort um zwei Wachstumshormone:

- Somatotropin bzw. **HGH**
- Somatomedin C bzw. **IGF-1**

Wachstumshormone verdienen deshalb ihren Namen, weil sie für die körperliche Entwicklung bis zur Pubertät eine ganz entscheidende Rolle spielen. Denn sie stimulieren das Wachstum sämtlicher Organe und sorgen somit nicht nur für ein ausreichendes Längenwachstum, sondern auch für eine angemessene Organgröße.

Deshalb müssen wir traurigerweise feststellen, dass unsere HGH-Werte im Laufe des Lebens deutlich abfallen: Mit 30 haben wir nur noch 20 % der Werte, die wir im Alter von 10 Jahren hatten. Relativieren wir das mal kurz: Alles hat seinen Sinn, und freilich müssen wir mit 10 Jahren anders wachsen als mit 30 Jahren, auch wenn der eine oder andere Kraftsportler das sicher anders sehen wird.

Das HGH wird hauptsächlich im nächtlichen Tiefschlaf von der Hypophyse in den Blutkreislauf abgegeben und erreicht dort sehr hohe Konzentrationen – etwa das 16-Fache dessen, was Sie sonst im Lauf des Tages produzieren.

Die Wirkung dieses Hormons ist der Grund, warum Sie morgens (hoffentlich!) ausgeruht und frisch aufwachen, denn es „flickt" Sie wieder zusammen. HGH wirkt anabol, also aufbauend, auf die Muskulatur – wenn Sie nach einem anstrengenden Sporttag mal richtige Muskelschmerzen hatten, einschlafen und nach vier Stunden Schlaf schmerzfrei aufwachen, wissen Sie, dass dieses Wachstumshormon am Werk war.

Darüber hinaus, und das dürfte Sie freuen, sorgt dieses Hormon dafür, dass die für den Aufbau nötige Energie nicht aus der Nahrung, sondern aus dem Fettgewebe kommt, weswegen Sie normalerweise keine Heißhungerattacken in der Nacht bekommen. Heißt: Es setzt Fettsäuren aus dem Fettgewebe frei und das macht satt. Ein Mangel an dieser Substanz im Erwachsenenalter, man könnte es im Grunde also auch als Mangel an Tiefschlaf bezeichnen, hat also unvorteilhafte Effekte auf die Körperkomposition, kurz: Sie haben eine höhere Fettmasse und eine niedrigere Muskelmasse. HGH kann somit „alleine" wirken – über sogenannte HGH- bzw. Somatotropinrezeptoren.

In der Leber sorgt dieses HGH weiterhin dafür, dass noch ein zweites Wachstumshormon gebildet wird, das IGF-1. Viele Effekte des HGH werden, wie bereits beschrieben, über IGF-1 vermittelt. IGF-1 hat seine eigenen Rezeptoren. Beide Wachstumshormone wirken unter anderem deshalb so „reparierend", da IGF unerlässlich für die Stammzellenaktivierung ist. Heißt: IGF küsst die Stammzellen wach. Stammzellen bilden quasi ein Zellreservoir, das extra dafür da ist, kaputte Gewebe durch neue Zellen zu ersetzen.

Wenn Sie beispielsweise einen Herzinfarkt erleiden, also eine Minderdurchblutung Ihres Herzens, sterben Herzzellen ab. Dieses abgestorbene Gewebe bildet normalerweise eine Narbe aus Kollagen – es wird nicht durch neue, funktionsfähige Herzzellen ersetzt. Kollagen stützt und schützt nur. Aber es kann sich nicht rhythmisch bewegen oder kontrahieren. Das können nur Ihre Herzmuskelzellen. Aus diesem Grund ging man jahrelang davon aus, dass Ihr Herz über keine Reparaturkapazitäten, sprich Stammzellen, verfügt. Bis das Gegenteil bewiesen und herausgefunden wurde, dass es doch welche gibt, die sich allerdings nur schwer aktivieren lassen. Deshalb, so die Idee, müsste man diese Zellen im Labor züchten und dann später einfach ins Herz spritzen können. Das sind immer noch ziemlich aktuelle Gedanken.

Erst vor Kurzem ist eine sehr schlaue Dame einer Forschergruppe auf eine ganz andere Idee gekommen: Sie hat Nagern einen Herzinfarkt verpasst und sie danach sehr hart trainieren lassen. Und plötzlich heilte das Herz. Der Trick an der Geschichte war, dass hartes Training den IGF-Signalweg in den Stammzellen aktivierte und sie somit mobilisierte (vgl. Waring et al. 2012). IGF küsst Stammzellen wach.

Ein Sportphysiologe hat das wohl gelesen und nach seinem Herzinfarkt direkt gehandelt. Ein Jahr später waren 50 % der ursprünglichen Narbe am Herzen einfach verheilt (Godfrey et al. 2013). Ersetzt durch neues, funktionsfähiges Herzgewebe. Das bedeutet, dass dieser Sportphysiologe theoretisch nach zwei Jahren geheilt war. Zugegeben: Es klappt nicht von heute auf morgen. Aber nach zwei Jahren geheilt? Von einem Herzinfarkt? Durch Sport?

IGF aktiviert den für Wachstum und Reproduktion nötigen Zellschalter mTOR – Reparatur von Geweben fällt auch unter Wachstum. IGF aktiviert diesen anabolen Signalweg und heilt somit. Es heilt auch Ihre Nervenzellen oder die Zellen Ihrer Arterien. Kurzum: IGF steht im direkten Zusammenhang mit sportlicher und gesundheitlicher Leistungsfähigkeit. Es wirkt förderlich auf Bänder, Sehnen, Knochen, Muskeln, Arterien, Gehirn und Körperkomposition (= Relation von Mager- zu Fettmasse) (Nindl und Pierce 2010).

> **Wachstumshormone wirken wie Balsam für Ihre Körperzellen.**

Erneut ein kurzes Wort zu Hormonsynergismen: Bereits in vorigen Kapiteln wurde deutlich, wie wichtig es ist, die jeweiligen Stoffe und Substanzen in den physiologischen Bereich zu bringen. Sie wollen keine zu hohen, aber auch keine zu niedrigen Werte. Vielmehr zählt am Ende die Gesamtheit: Stimmen *sämtliche* Werte?

Für unsere Wachstumshormone gilt: T_3, also das aktive Schilddrüsenhormon, und IGF wirken mit Blick auf die Einleitung von Wachstumsprozessen synergistisch (Roger und Fellows 1979). HGH, das, wie besprochen, zum Teil via IGF wirkt, sinkt bei Tieren (Sie sind auch ein Tier!) mit Schilddrüsenunterfunktion deutlich (Burstein et al. 1979). Auch Testosteron wirkt synergistisch mit den genannten Hormonen (vgl. Mauras et al. 2003).

Diese drei Hormone sind von herausragender Bedeutung und wirken einzeln bereits stark. Der Synergismus erlaubt dennoch erst das volle Wirkspektrum. Umgekehrt bedeutet das: Wenn ein Wert fällt, werden auch andere Werte fallen. Gleichzeitig können Sie eine deutliche Verbesserung Ihres Hormonspektrums erfahren, wenn Sie das Mangelhormon anheben, das Leck des Schiffes quasi beseitigen. Als Folge werden sich auch andere Hormonwerte normalisieren. Meistens müssen Sie nur einen Hormonwert anheben, wenigstens auf ein Normalniveau, und wunderbare Dinge passieren. Hormone sind abhängig voneinander und wirken zusammen.

Praktische Ansatzpunkte

- Die Höhe des IGF-Werts hängt maßgeblich davon ab, wie viele Proteine Sie essen. Bei isokalorischer Ernährung (d. h. Sie essen so viel, wie Sie verbrauchen) steigt der IGF-Wert mit zunehmender Proteinmenge (Thissen et al. 1994).
- Zwischen IGF-Werten und Zink- und Magnesiumwerten gibt es einen klaren Zusammenhang (Dørup et al. 1991; Dørup und Clausen 1991). Testosteron und

T_3 haben darüber hinaus, wie bereits besprochen, ebenfalls Einfluss auf die IGF-Werte.

- Weiterhin sollten Sie Krafttraining ausüben, denn Krafttraining erhöht die Anzahl der IGF-Rezeptoren in den Muskelzellen (Urso et al. 2005).
- Schlafen Sie gut! Das muss für Sie hohe Priorität haben, denn nur im Tiefschlaf bilden Sie dieses Wunderhormon.
- Fasten ist der zweite Tiefschlaf: Kurzzeitfasten eignet sich hervorragend, um die HGH-Werte deutlich ansteigen zu lassen. Denn: Nahrungsknappheit lässt die HGH-Werte in die Höhe schießen.
- Trinken Sie vor dem Schlafengehen keinen Alkohol. Alkohol unterdrückt die HGH-Ausschüttung, nämlich um bis zu 75 % – schon zwei, drei Bier reichen dafür aus (Prinz et al. 1980).
- Durch die Einnahme von Proteinpulver aus Gelatine (z. B. Kollagenhydrolysat, van Vught et al. 2010) oder der Aminosäure Glycin können Sie eine akute HGH-Ausschüttung hervorrufen – das müssen Sie allerdings nüchtern zu sich nehmen, das heißt, auf leeren Magen.
- Der wohl wichtigste Faktor für einen geregelten Wachstumshormonhaushalt ist Zink: Zink steuert die Hypophysen-Wachstumshormon-Achse. Die Hypophyse enthält eine hohe Zinkkonzentration, und nichts schadet mit Blick auf einen guten Wachstumshormonhaushalt mehr als ein Zinkmangel. Zink beeinflusst die Ausschüttung und die Bildung des Wachstumshormons HGH. Darüber hinaus ist Zink der Hauptregulator der IGF-Bildung und -Konzentration. So kann Zink zum Beispiel dafür sorgen, dass IGF von den jeweiligen Bindeproteinen getrennt und somit frei verfügbar wird. Zink hat so deutlich seine Finger im Spiel, dass exogene Gaben dieser Wachstumshormone alleine nicht für einen Wachstumseffekt ausreichen, wenn ein Zinkmangel vorliegt. Heißt konkret, dass Zink die Effekte vermittelt – beispielsweise, indem es mit den jeweiligen Rezeptoren interagiert (vgl. MacDonald 2000).

Sie möchten eine Vorstellung davon haben, wie stark IGF und Co. wirken? Dann los: Alzheimer möchte niemand haben. Wie schützt man Ratten vor geistigem Verfall durch eine künstlich induzierte Alzheimer-Erkrankung? Man verfüttert diesen Ratten ein paar Aminosäuren. Dadurch steigt der IGF-Wert und die Ratten bleiben geistig fit. Wie genau macht man das? Durch eine „growth hormone releaser diet" – bestehend aus den Aminosäuren Arginin, Glutamin, Lysin, Glycin. Als Folge haben die Ratten mehr Wachstumshormone im Blut und werden nicht deppert (Shin et al. 2009). Ob das bei uns Menschen auch so funktioniert, bleibt fraglich.

Um das Ganze noch etwas komplizierter zu machen: Wenn Ihr Körper nicht gut auf das Hormon Insulin anspricht (Insulinresistenz), kann auch IGF nicht mehr so stark wirken. IGF heißt nicht umsonst „insulin-like growth factor" – beide teilen sich ähnliche Signalwege innerhalb der Zelle und wirken sogar oft über den gleichen Rezeptor. Heißt: Insulinresistenz könnte man auch IGF-Resistenz nennen, zumindest im weiteren Sinne. Es hat also einen Grund, warum der kognitive Verfall auch als

„Typ-3-Diabetes" bezeichnet wird – speziell die Alzheimer-Erkrankung scheint im engen Zusammenhang mit einer schlechten Insulin- und IGF-Wirkung im Gehirn zu stehen (De la Monte 2014). Was Insulinresistenz genau ist und was Sie dagegen tun können, erfahren Sie in ▶ Kap. 9.

6.5 Retinsäure und Calcitriol: Vitamine werden Hormone

Vitamin A und Vitamin D sind sogenannte Prohormone, denn sie werden im Körper zu Hormonen umgesetzt. Heute ist Vitamin D, das Sonnenvitamin, in aller Munde. Denn daraus entsteht im Körper das Hormon Calcitriol. Analog dazu entsteht aus Vitamin A das Hormon Retinsäure.

6.5.1 Retinsäure

Der eine oder andere Sportler könnte sich für die Wirkung der Retinsäure interessieren: Pharmakologisch, das heißt, hochdosiert verabreicht, sorgt dieses Hormon dafür, dass Ratten fast das Doppelte essen, ein Drittel weniger wiegen, aber eine um 50 % niedrigere Fettmasse aufweisen (Berry und Noy 2009). Das hätten wir auch gerne, stimmt's? Diese Retinsäure reguliert das Körpergewicht in Versuchsmodellen so gut, dass einige Wissenschaftler behaupten, dass sie eine „einzigartige Möglichkeit darstelle, Fettleibigkeit vorzubeugen" (Berry und Noy 2009).

Der Mechanismus dahinter ist Ihnen bereits bekannt: Retinsäure erhöht dosisabhängig Proteine, die am Fettsäureabbau in Muskelzellen beteiligt sind (Amengual et al. 2008). Das ist so auffällig und markant, dass die Überschrift einer wissenschaftlichen Arbeit lautet: „Der Fettstoffwechsel [...] und seine Regulation durch Retinsäure" (Bonet et al. 2012).

Freilich: Sie nehmen Retinsäure natürlich nicht als Medikament ein, weshalb Sie diese Blutspiegel auch nicht erreichen werden. Dennoch sollen Ihnen diese Beispiele zeigen, welchen Einfluss Retinsäure haben kann – da wir uns entlang eines Spektrums bewegen und die Übergänge fließend sind, werden Sie Teile dieser Effekte natürlich auch mit normalen Retinsäurespiegeln erreichen. Dafür ist die Zufuhr von Vitamin A nötig.

Erst kürzlich wurde herausgefunden, dass Retinsäure auch die Mitochondrienfunktion und den Fettstoffwechsel in der Leber reguliert (Tripathy et al. 2016). Zumindest in Zellversuchen kann Retinsäure auch dosisabhängig den Glukosetransporter des Muskels aktivieren, was Insulinresistenz vorbeugen könnte (Sleeman et al. 1995).

Retinsäure reguliert die Funktion des sogenannten braunen Fettgewebes in Säugetieren (Villarroya et al. 1999). Braunes Fettgewebe verheizt Energie, um Wärme zu erzeugen. Es unterscheidet sich deshalb vom weißen Fettgewebe, das vorrangig der Energiespeicherung dient. Auf diese Weise reguliert Retinsäure die Fähigkeit, Wärme freizusetzen (Alvarez et al. 1995, 2000; Bonet et al. 2000). Die Energie für dieses Heizen kommt aus der Nahrung – oder unserem Körperfett. Die Retinsäure kann in Tiermodellen sogar weißes Fettgewebe stoffwechselaktiv, das heißt, energieverbrauchend machen (Mercader et al. 2006).

Die Retinsäure ist noch für einige für Sie sicher banalere Prozesse zuständig:

- Regulation des Immunsystems
- Entwicklung der Schleimhäute
- Regulation der Embryogenese
- Bildung roter Blutzellen (Erythropoese)
- Heilung von Knochenbrüchen
- Synthese des Nervenschutzmantels Myelin

Nur, um Ihnen noch einige Punkte genannt zu haben, die Ihnen die Bedeutung dieses Hormons vor Augen führen sollen.

Wichtig: Retinsäure sorgt für die Differenzierung von Zellen. Was ist das? Ihre Zellen müssen sich vermehren (= Proliferation) und später bestimmte Aufgaben übernehmen. Eine Gehirnzelle muss andere Aufgaben erledigen als eine Muskelzelle. Retinsäure reguliert genau diesen Prozess. Wenn wir also Hornflächen auf unserer Haut finden, könnten oder sollten wir uns fragen, ob dort nicht ein Differenzierungsfehler vorliegt. Eigentlich sollten dort nämlich normale Hautzellen zu finden sein.

Dasselbe gilt teilweise auch für Tumorzellen. Die sind falsch differenziert (Chen et al. 2014). Weswegen Sie viele Studien finden, in denen die Wirkung der Retinsäure auf Tumorzellen diskutiert wird. Das ist natürlich alles sehr komplex und lässt sich nicht auf einen Mechanismus herunterbrechen. Dennoch glauben auch viele Wissenschaftler, dass es vernünftig wäre, Tumorzellen so zu programmieren, dass sie sich wieder wie normale Zellen verhalten. Tatsächlich wird die Retinsäure heute auch als Medikament bei der Behandlung einiger Krebsformen eingesetzt.

Darum kommen der Wissenschaftler Chen et al. (2014) zum Schluss, dass die aus pflanzlichen Vorstufen (β-Carotin) hergestellte oder über eine ausgewogene Ernährung (Leber) gewonnene Retinsäure vorbeugend gegen verschiedene Krebsarten wirkt. Nach der Krebsentstehung kann Retinsäure als Waffe eingesetzt werden, um das Wachstum und die Zellteilung zu hemmen – oder die Differenzierung bzw. den Zelltod auszulösen. Die Autoren schlagen vor: Besser gleich dafür sorgen, dass wir genug Retinsäure im Körper haben, um der Krebsentstehung möglichst vorzubeugen – statt später die giftigen Hochdosispräparate zu nutzen.

Zu guter Letzt noch ein Schmankerl: Schon Weston Price, ein Forscher und Zahnarzt, der noch natürlich lebende Völker untersuchte, dachte über den Zusammenhang zwischen Vitamin A und der Bildung von Geschlechtshormonen nach – das heißt, auch über den Zusammenhang zwischen Vitamin A und Testosteron beispielsweise. Diesbezüglich gibt es spannende Untersuchungen: Gibt man Jungs im Alter von 13–15 Jahren, die der körperlichen Entwicklung anderer ein bisschen hinterherhinken („constitutionally delayed"), Vitamin A zusammen mit Eisen, wirkt das auf den Verlauf der Pubertät so wie eine Hormontherapie. Eine subnormale Vitamin-A-Zufuhr, so die Autoren, sei einer der ursächlichen Faktoren bei der verzögerten pubertären Reifung (vgl. Zadik et al. 2004).

Bitte denken Sie kurz über die Bedeutung dieser Ergebnisse nach! Oder anders ausgedrückt: Bevor Sie mit Ihrem Kind einen Endokrinologen aufsuchen, sollten Sie vielleicht auf die Ernährung des Kindes achten.

Praktische Ansatzpunkte

Wussten Sie, dass die Leber quasi das Vitamin-A-reichste Nahrungsmittel ist, das Sie zuführen können? Für uns ist sie in aller Regel Abfall, für viele Naturvölker aber ein Heiligtum. Weswegen ein Stück rohe Tierleber oft direkt nach dem Erlegen der Beute gegessen wird.

Die großen Gesundheitsikonen in den USA, Jack Lalanne und Vince Gironda, schworen auf die Wirkung der Leber. Frei nach dem Motto „Nur die Harten kommen in den Garten" konsumierten sie die Leber gefriergetrocknet. Dadurch verliert die Leber ihre Bioaktivität nicht. Denn die, so Gironda, sei extrem wichtig: Die Leber enthalte nämlich einen „Antiöstrogenfaktor" und einen „Antimüdigkeitsfaktor". Seine Aussagen stützten sich auf Experimente eines Wissenschaftlers namens Ershoff. Der hatte die Ergebnisse seiner Untersuchungen 1952 im Journal of Nutrition veröffentlicht. Fütterte er seine Ratten mit der gefriergetrockneten Leber, waren sie geschützt vor

- einer Strychninintoxikation (ein sehr giftiges Alkaloid),
- diversen Nebenwirkungen von Medikamenten (darunter Antibiotika, Atabrin und Promin),
- der Wirkung vom Medikament Dinitrophenol (DNP),
- der Wirkung von Östradiol (einem Östrogen),
- zu vielen Schilddrüsenhormonen und
- den Nebenwirkungen von Bestrahlung.

Und die mit gefriergetrockneter Leber gefütterten Ratten konnten anstelle von 14 Minuten über zwei Stunden lang schwimmen – so lange, bis der Versuch abgebrochen wurde. Und das im Eiswasser. Ershoff postulierte damals, dass er nicht wisse, was in diesem Höllenzeug enthalten sei. B-Vitamine waren es nicht. Das hat er getestet (vgl. Ershoff 1951).

Wir könnten das Ganze jetzt ein wenig demystifizieren und entglorifizieren. Denn die Standard-Chow, also das Laboressen, das man Ratten damals verfütterte, war freilich noch nicht so ausgereift wie das, was Ratten heutzutage standardmäßig zu essen bekommen. Die Tiere hatten vielleicht einfach einen Eisen- und/oder Kupfermangel. Immerhin würden uns die Ergebnisse noch mal vor Augen führen, was ein Mikronährstoffmangel mit uns anstellen könnte.

- Wenn Sie Probleme haben mit Ihrem Blut oder mit Ihrer Blutbildung, dann probieren Sie Leber! Sie hat einen hohen Gehalt an sehr bioverfügbarem Eisen und einen hohen Gehalt an Vitamin B_{12}.
- Und sie enthält sehr hohe Mengen Vitamin A in Form des tierischen Retinols.

Ja, Vitamin A bzw. die Retinsäure kann giftig wirken. Speziell im Zusammenhang mit Vitamin-A-Überdosen spricht man hier von teratogener Wirkung. Das bedeutet, dass dieser Stoff, wenn hochdosiert verabreicht, Fehlentwicklungen beim Embryo hervorrufen kann. Vitamin A ist ein tolles Beispiel dafür, dass ein Stoff in richtigen Dosen unbedingt nötig ist, auch für eine normale Embryonalentwicklung, aber in Hochdosen schädigend wirken kann.

Von welchen Hochdosen sprechen wir? Dabei handelt es sich in aller Regel um Dosen, die viel höher sind als das, was Sie brauchen und generell zuführen würden. Gaben von bereits ziemlich hohen Dosen (bis 75.000 Internationale Einheiten [I.E.] pro Tag) über einen Zeitraum von einem Jahr (Alberts et al. 2004) erzeugen keinerlei toxische Reaktion. Zum Vergleich: Wir brauchen täglich etwa 3000 I.E., der wöchentliche Verzehr von 100 g Leber liefert Ihnen – auf den Tag umgerechnet – bis zu 10.000 I.E. pro Tag. Darüber hinaus konnte gezeigt werden, dass Vitamin A aus der Leber „sicherer" wirkt als Vitamin A aus Ergänzungsmitteln – heißt, auch höhere Vitamin-A-Dosen aus Nahrungsmitteln sind prinzipiell weniger problematisch als vergleichbare Mengen aus Ergänzungsmitteln (Buss et al. 1994).

6

6.5.2 Calcitriol

Es hat sich viel getan die letzten Jahre. Mittlerweile gehören Vitamin-D-Präparate fast zur Hausapotheke, vor allem in den Wintermonaten. Das liegt auch daran, dass viele Menschen einen einfachen Zusammenhang erkannt haben: Fällt der Vitamin-D-Spiegel in den Wintermonaten nicht zu stark ab, gibt's nur selten eine Winterdepression. Eine einzige Substanz könnte Ihnen also vier Monate Qual ersparen. Übrigens auch oft die Grippequal.

Vitamin D wird im Körper zu einem Hormon namens Calcitriol umgebaut. Calcitriol wiederum kann mithilfe des Vitamin-D-Rezeptors mit der DNA Ihrer Zellen wechselwirken. Calcitriol reguliert auf diese Weise über 1000 Gene!

Die Wirkung von Calcitriol an sich lässt sich an manchen Tiermodellen gut untersuchen: Bevor Calcitriol mit der DNA wechselwirken kann, muss es an einen Rezeptor binden. Wissenschaftler können dafür sorgen, dass es diesen Rezeptor in den jeweiligen Tiermodellen nicht mehr gibt – das nennt sich „vitamine D receptor knockout". Unterm Strich kann Calcitriol dann nicht wirken. Die Ergebnisse, die dabei herauskommen, sind spannend.

Diese Tiere weisen in der Regel einen deutlich geringeren Muskelquerschnitt auf. Zusätzlich zeigen sich Symptome eines Hypogonadismus, das heißt, einer Fehlfunktion des Hodens (Nimptsch et al. 2012). Damit Sie verstehen, was das generell bedeuten kann, könnten wir uns kurz die Folgen eines Altershypogonadismus vor Augen führen:

- Abnahme bzw. Verlust der Libido
- Abnahme der allgemeinen Leistungsfähigkeit und Vitalität
- erektile Dysfunktion
- Verlust von Muskelmasse und Knochendichte
- Anämie
- Verlust des Geruchssinns
- Antriebs- und Sinnlosigkeit

Vitamin D bzw. Calcitriol wirkt also auf den Hoden, und ein (chronischer) Vitamin-D-Mangel kann zu Folgen führen, die dem eben angesprochenen Altershypogonadismus ähneln.

Interessant waren darüber hinaus auch die Forschungen von Hettinger und Müller vor etwa 60 Jahren. Die Wissenschaftler zeigten damals schon, dass die Kraftentwicklung (bitte richtig verstehen, das ist der Grund, warum wir ins Fitnessstudio gehen!)

eine saisonale Abhängigkeit zeigt. Die Rate der Kraftentwicklung war in den späten Sommermonaten fast doppelt so hoch wie in den übrigen Monaten. Zeitgleich korrelieren diese Werte mit allgemeinen Vitamin-D-Werten, die in den späten Sommermonaten am höchsten sind (Hettinger und Müller 1956).

Neu waren diese Untersuchungen nicht. Schon in der ersten Hälfte des 20. Jahrhunderts hatten russische Wissenschaftler einige Athleten mit UV-Licht „gedopt". Die Untersuchungen zeigten, dass die Leistungsentwicklung in der UV-Licht-Gruppe viel größer war als in der Vergleichsgruppe (Gorkin et al. 1938).

Heißt: Im Grunde lässt sich nicht sagen, ob die Effekte tatsächlich auf die gesteigerten Vitamin-D-Werte zurückzuführen sind oder auf Effekte des Lichts, die wir gleich noch kurz besprechen werden. Fakt ist aber, dass Vitamin D großen Einfluss auf den Muskel hat: Es steigert die Muskelproteinsynthese, es erhöht die ATP-Konzentration, es steigert die Kraft, die Sprungkraft, die Belastbarkeit und körperliche Leistungsfähigkeit. Hierfür bedarf es allerdings 50 ng/ml im Blut (vgl. Shuler et al. 2012).

Bekannt wurde Vitamin D wegen dieser Effekte nicht. Denn Vitamin D scheint vor allem für kranke Menschen interessant zu sein. Vitamin D …

- forciert die Bildung von Proteinen im Herz – dies steht im direkten Zusammenhang mit der Pumpleistung (Polly und Tan 2014),
- verbessert die Wirkung des Insulins und schützt den Ort der Insulinproduktion, die Zellen der Bauchspeicheldrüse (Alvarez und Ashraf 2010),
- senkt den Blutdruck, indem es Einfluss auf den sogenannten Renin-Angiotensin-Haushalt hat (Li 2003) und
- verbessert die Leistung des Immunsystems – Vitamin D reguliert die Bildung gewisser antimikrobieller Proteine, zum Beispiel Cathelicidin (Cantorna 2000).

Wichtig: Calcitriol, das man im Blut messen kann, dient in erster Linie der Regulation des Kalziumhaushalts und wird in der Niere gebildet. Denn dieses „systemische Calcitriol" forciert zum Beispiel die Kalziumaufnahme im Darm. Dieses Calcitriol steigt in erster Linie bei Kalziummangel an und reagiert normalerweise nicht auf eine Erhöhung der Vitamin-D-Werte.

Mittlerweile ist allerdings bekannt, dass viele Gewebe und Zelltypen selbst das Enzym bilden, das die Speicherform von Vitamin D (Calcidiol) in Calcitriol umsetzen kann. Heißt: Zellen können sich selbst mit Calcitriol versorgen und sind nicht auf das im Blut zirkulierende Calcitriol angewiesen (◘ Abb. 6.3).

Praktische Ansatzpunkte

Wie Sie am besten vorgehen: Sie melden sich bei Ihrem Arzt oder dem Endokrinologen Ihres Vertrauens. Im Regelfall wird speziell in den Wintermonaten routinemäßig der Vitamin-D-Wert bestimmt. Sie können allerdings auch auf Bluttests zurückgreifen, die Sie zu Hause selbst durchführen können – diese Tests sind im Internet bestellbar, liefern häufig allerdings etwas ungenauere Ergebnisse.

Der Arzt Dr. van Helden hat eine Formel entwickelt, die Ihnen genau vorgibt, wie viel Vitamin D sie „auffüllen" müssen, um einen bestimmten Vitamin-D-Wert zu erreichen. Hierfür können Sie ganz bequem einen Online-Rechner verwenden. Sie wollen mindestens 40 ng/ml und höchstens 80 ng/ml erreichen. Damit sind Sie auf der sicheren Seite. Auch bei Naturvölkern, die in sonnigen Regionen leben, findet man solche Werte (Luxwolda et al. 2012). Das reicht.

Wie Sie ◘ Abb. 6.3 entnehmen können, sind sämtliche Reaktionen im Vitamin-D-Haushalt magnesiumabhängig. Daher ist es sinnvoll, neben Vitamin D auch auf den Magnesiumspiegel im Blut zu achten.

Vergiftungserscheinungen sind nahezu unbekannt und werden durch die Wechselwirkung mit Vitamin A bzw. Vitamin K_2 komplett verhindert.

6

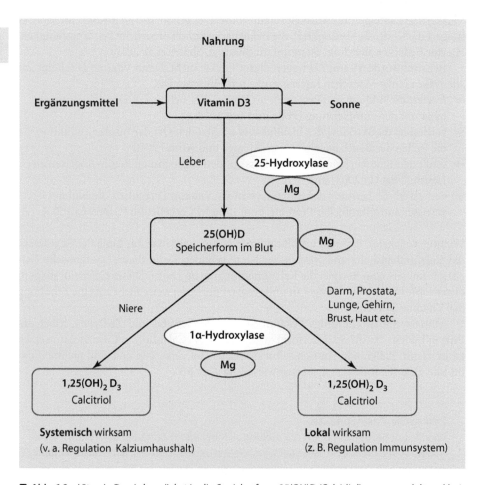

◘ **Abb. 6.3**   Vitamin D_3 wird zunächst in die Speicherform 25(OH)D (Calcidiol) umgewandelt und bei Bedarf in die biologisch aktive Form 1,25(OH)$_2$D$_3$ (Calcitriol) umgewandelt. Vitamin D_3 kann über die Nahrung bzw. via Ergänzungsmittel zugeführt und in der Haut durch UV-Licht-Bestrahlung gebildet werden. Vitamin D_3 wird in der Leber durch das magnesiumabhängige Enzym 25-Hydroxylase in die im Blut zirkulierende Speicherform Calcidiol bzw. 25(OH)D umgewandelt. Der Transport dieser Form im Blut ist auch magnesiumabhängig. In der Niere bzw. in sämtlichen Geweben findet sich das magnesiumabhängige Enzym 1α-Hydroxylase, das Calcidiol in die biologisch wirksame Form Calcitriol umsetzt, das sowohl systemisch als auch lokal wirken kann

6.5.3 Eine Kleinigkeit zum Thema Licht

In diesem Buch werden fast ausschließlich biochemische Aspekte der Gesunderhaltung besprochen. Sie unterliegen aber nicht nur biochemischen, sondern auch physikalischen Gesetzmäßigkeiten. Beispiel: Ihre Verdauung funktioniert (auch) wegen der Schwerkraft. Sonnenlicht ist der Grund, warum Leben überhaupt existiert und war seit Milliarden von Jahren der treue Begleiter einer jeden Zelle. Die Wirkung des Lichts der Sonne hat nicht nur Auswirkung auf die Bildung von Vitamin D in Ihrer Haut.

Zu Beginn des 20. Jahrhunderts lebte ein russischer Biologe und Arzt namens Gurwitsch. Er veröffentlichte 1923 Ergebnisse, die zeigten, dass sich Pflanzenzellen teilen, wenn sie in die Nähe anderer Pflanzenzellen kamen – freilich ohne Kontakt. Es wurde bald beschrieben, dass ultraschwaches UV-Licht von einer Reihe von biologischen Systemen abgegeben wird und die Zellteilung in den in diesem Sinne „kompetenten" Zellen stimuliert. In den folgenden 20 Jahren stieß dieses Phänomen auf großes Interesse der Wissenschaft und führte zu mehr als 700 Publikationen weltweit. Doch diese Forschungswelle verschwand nach mehreren die Ergebnisse scheinbar widerlegenden Arbeiten Ende der 1930er-Jahre und wurde später nicht wieder aufgenommen, ungeachtet der schwerwiegenden Gründe dafür.

Ganz gleich ob die Ergebnisse dieser Forschungen stichhaltig und valide waren oder nicht: In allen biologischen Systemen gibt es eine Fülle an Stoffen, die Licht aufnehmen und abgeben können. Somit können physikalische Reize in biochemische Signale umgesetzt werden. Tatsächlich werden solche Systeme seit Milliarden von Jahren in der Natur genutzt: Erst durch das UV-Licht können Pflanzen Fotosynthese betreiben und somit überhaupt leben. Es ist unbestreitbar, dass Licht profunde Auswirkungen auf Organismen aller Art hat.

Für den menschlichen Körper gilt: Die Melatonin- und Serotoninkonzentration wird durch Licht reguliert. Melatonin ist das Hormon in Ihrem Gehirn, das für Ihren Tiefschlaf sorgt und den Tag-Nacht-Rhythmus des Körpers reguliert, und Serotonin ist gemeinhin bekannt als „Glückshormon" (▶ Kap. 7). Werden Sie morgens direkt mit hellem Licht bestrahlt, bilden Sie abends leichter Melatonin, was Ihnen beim Einschlafen hilft. Die Bestrahlung mit Licht tagsüber hingegen resultiert in einer gesteigerten Bildung von Serotonin, Ihrem Glückshormon.

Das war Ihnen alles sicher geläufig. Doch wussten Sie auch, dass …

- Licht in gewisser Weise immunsuppressiv wirkt (d. h. das Immunsystem unterdrückt), was verhindern kann, dass sich Autoimmunerkrankungen entwickeln?
- Licht die Bildung eines Hormons namens MSH anregt, was antioxidativ wirkt und Ihre Zellen vor DNA-Schäden schützt?
- Licht die Ausschüttung eines Cytokins namens CGRP forciert, das als eine der Substanzen gilt, die am stärksten die Gefäße weiten und so vor Herz-Kreislauf-Erkrankungen schützen?
- Licht die Bildung eines Proteins namens Neuropeptid Substanz P anregt, das ebenfalls stark blutgefäßerweiternde Eigenschaften hat? Weiterhin reguliert NSP die Leistung des Immunsystems, was in deutlich besserer Keimabwehr resultiert.
- Licht für die Bildung von Endorphinen in Ihrer Haut sorgt? (Vgl. Mead 2008)

Zu guter Letzt noch eine nette Anekdote. In quasi uralten Veröffentlichungen noch in deutscher Sprache (bedenken Sie, früher war Deutsch die Sprache der Wissenschaft) wird über den Vorwurf diskutiert, dass UV-Licht-Bestrahlung Doping sein könnte. Es sei eine bekannte Tatsache, dass die körperliche Leistungsfähigkeit durch ultraviolette Strahlung gesteigert würde – so die Autoren (vgl. Parade und Otto 1940). Ist das nicht herrlich erfrischend? „Es sei eine bekannte Tatsache" – war Ihnen das auch bekannt?

Also: Unterschätzen Sie die Wirkung der Physik nicht und reduzieren Sie Ihren Horizont nicht auf die „gängigen" Aspekte des Gesundseins. Licht heilt.

6.6 Eisen und Ferritin: Einmal durchatmen, bitte

Wale sind einzigartige Lebewesen. Sie können lange und tief tauchen, brauchen nur selten eine „Erfrischung" an der Wasseroberfläche. Der Grund hierfür ist, dass Wale, im Gegensatz zu vielen Landlebewesen, eine große Menge eines Proteins namens Myoglobin in den Geweben speichern. Bis zu achtmal so viel (Williams et al. 1997).

Sie kennen sicher schon Hämoglobin – den roten Blutfarbstoff. Hämoglobin enthält Eisen, bindet damit Sauerstoff und stellt somit die Sauerstoffversorgung der Gewebe sicher. In den Geweben angekommen, kann Sauerstoff an Myoglobin, das ebenfalls Eisen enthält, gebunden werden.

Myoglobin ist also sozusagen der Build-in-Sauerstofftank für die Muskulatur und andere Gewebe. Wale verfügen über besonders viel Myoglobin. Solch einen Sauerstofftank findet man auch in Ihren Geweben und beispielsweise auch im Muskelfleisch von Tieren, weswegen das Rumpsteak immer so schön dunkelrot ist.

Eisen an sich ist ein unheimlich spannendes Element. Die Eigenschaften des Eisens machen es zum idealen Lebensspender. Bei allem, was im Körper mit Sauerstoff zu tun hat, hat auch Eisen seine Finger im Spiel. Und ohne Sauerstoff kein (menschliches) Leben. Im Umkehrschluss könnte das für Sie bedeuten, dass eine optimale Eisenversorgung extrem wichtig dafür ist, dass Sie Leben spüren. Das können Sie ohne Probleme selbst ausprobieren, indem Sie sich wochenlang eisenarm und danach einige Tage sehr eisenreich ernähren. Sie können auch Menschen befragen, die anämisch sind. Die werden antworten: müde, energielos, antriebslos, sinnlos.

Also, Sie kennen die eisenhaltigen Proteine:

- Hämoglobin (transportiert Sauerstoff im Blut, bekannt als Hb-Wert im Blutbild)
- Myoglobin (speichert Sauerstoff in Geweben)

Darüber hinaus finden Sie weitere eisenhaltige Proteine in den Mitochondrien – und zwar genau dort, wo Energie und Leistung entstehen sollen. Diese eisenhaltigen Proteine nennt man Cytochrome.

Starker Eisenmangel verringert die Anzahl der Mitochondrien und die Fähigkeit zur Oxidation von Fettsäuren, genannt *oxidative Kapazität*, um bis zu 85 %, was in einer Verminderung der Ausdauerleistung von bis zu 90 % resultiert – zumindest in Rattenmodellen (Davies et al. 1982). So werden partout auch keine Fettsäuren verbrannt. Mit solchen Eisenwerten würden wir, gelinde gesagt, gar nicht erst aus dem Bett kommen. Wie sollen wir mit solchen Werten Ausdauer im Leben haben? Geht nicht.

Apropos Mitochondrien: Halten Sie es für möglich, dass die Anzahl und Funktion der Mitochondrien in Nervenzellen, also auch im Gehirn, dafür verantwortlich sind, wie viele und wie gut Neurotransmitter gebildet werden können? Mitochondrien geben Ihnen Energie. Die Neurotransmittersynthese ist ein energieabhängiger Prozess.

Eisen stellt einen enorm kritischen Nährstoff für Ihr Gehirn dar. Es ist wahrscheinlich der kritischste Mikronährstoff für das Gehirn überhaupt. So hat Eisen eine ganze Bandbreite an Effekten auf das Gehirn. Am deutlichsten sind Lust und Antrieb betroffen, nämlich in Form des Neurotransmitters Dopamin (Youdim et al. 1982). Und Dopamin spielt die Rolle in der Pathogenese von ADHS (Aufmerksamkeitsdefizit-Hyperaktivitäts-Syndrom) und Depressionen. Also nicht ganz unbekannt. Man könnte sagen: Volksseuche. Doch dazu gleich mehr (▶ Kap. 7).

Eisen ist neben Zink und Kupfer das für Sie wichtigste Spurenelement. Das liegt auch daran, dass Eisen, vor Zink und Kupfer, mit einem Gesamtbestand von etwa 3–5 g das häufigste Spurenelement in Ihrem Körper ist.

Dies hat Folgen, zum Beispiel für Ihre Leber: Im realen Leben gibt es einen zentralen Ort, wo Entgiftung stattfindet – und das ist Ihre Leber. Dafür brauchen Sie keine „Detox-Tees". Eine gesunde Leber ist von immens wichtiger Bedeutung. Sie können sich vermutlich gar nicht vorstellen, wie wichtig das eigentlich ist. Die Leber hält Ihren kompletten Organismus gesund. Deshalb wollen Sie nicht nur fitte Beine, sondern auch eine stoffwechselaktive und fitte Leber. Also: Entgiftung macht die Leber. Die meisten Entgiftungsenzyme haben „CYP" im Namen stehen. Das liegt daran, dass sie zu einer Enzymfamilie gehören, die „Cytochrom P450" heißt. Einige Vertreter dieser Familie sind:

- CYP1A2: setzt Östrogene, Xenobiotika und Koffein um
- CYP2C9: setzt Steroidhormone, Fettsäuren, verschiedene Medikamente (darunter Ibuprofen, Warfarin und Tamoxifen) um
- CYP2R1: ist Teil des Vitamin-D-Stoffwechsels

Das Wichtige für Sie ist, dass diese Cytochrom-P450-Enzyme eisenhaltige Proteine sind. Eisen brauchen Sie darüber hinaus …

- für die DNA-Replikation
- für die Bildung von Neurotransmittern, allen voran jenen, die uns Lebensfreude und Durchhaltevermögen schenken (Dopamin, Noradrenalin, Serotonin, ▶ Kap. 7)
- zum Entgiften von gefährlichen Sauerstoffradikalen (mithilfe der eisenhaltigen Katalasen, Peroxidasen und Oxygenasen)
- für die Bildung des für uns so wichtigen, weil gefäßschützenden NO (Eisen ist Teil des NO-bildenden eNOS-Enzyms, ▶ Kap. 8)
- für die in diesem Kapitel besprochene Energieproduktion, denn Eisen reguliert diese quasi im Alleingang: Eisen-Schwefel-Cluster, Cytochrom-C-Oxidase, Enzyme des Zitratzyklus – all jene Faktoren sind eisenabhängig

---

Ferritin als Eisenspeicher des Körpers

Das in der Überschrift des Kapitels genannte Ferritin ist ein Eisenprotein. Es bindet überschüssiges Eisen und dient somit als Eisenspeicher. Es wird gerne gemessen, um herauszufinden, wie viel Eisen Ihnen zur Verfügung steht.

Ein großes Problem ist, dass ein entzündeter Körper Eisen gerne in den Eisenspeicher schiebt. Wenn Sie also beispielsweise einen schweren Infekt haben, kann der Ferritinwert hoch sein, obwohl das nicht den tatsächlichen Wert des Eisengehalts im Körper reflektiert. Das passiert bei einigen anderen Mikronährstoffen auch, etwa bei Kupfer oder Vitamin A. Deshalb sollte man Einfachmessungen nicht zu ernst nehmen und Blutwerte an sich nur als Marker sehen, nicht als tatsächlichen Ist-Zustand.

> Dennoch gilt Ferritin als verlässlicher Marker, um herauszufinden, wie es um den Eisengehalt Ihres Körpers bestellt ist. Leistungsfähigkeit und Frische lässt sich mit zu niedrigen Eisenwerten (<80 ng/ml) kaum erleben – doch Vorsicht! Zu volle Eisenspeicher stehen aus diversen Gründen im Zusammenhang mit der Entstehung vieler Krankheiten. Dies betrifft vor allem Diabetes und das metabolische Syndrom. Werte über 250 ng/ml, die ohne spezielle Kostform oder Ergänzung erreicht wurden, sollten zu denken geben und vom Arzt überprüft werden.

6.7 cAMP: Der Stoffwechselturbo

6

Neben Mikronährstoffen und Hormonen bzw. hormonähnlichen Substanzen gibt es auch Substanzen, die innerhalb der Zelle wirken, vom Organismus selbst gebildet werden und viele Aspekte des Energiestoffwechsels regulieren. Eine solche Substanz ist das *zyklische Adenosinmonophosphat*, kurz cAMP. Wenn Sie sich schon immer gefragt haben, warum viele Raucher schlanker sind, lesen Sie bitte aufmerksam weiter!

Das sogenannte intermittierende Fasten ist heute allseits bekannt. Das bekannteste IF-Protokoll stammt von einem Schweden namens Martin Berkhan. Der schlägt vor, 16 Stunden am Tag zu fasten. Der Kalorienbedarf wird in den anderen acht Stunden gedeckt. Heißt: Es wird nur acht Stunden am Tag gegessen, 16 Stunden nicht. Noch heute liest sich vereinzelt der Mythos, dass kurzfristiges Fasten den Stoffwechsel ausbremse.

Das Gegenteil ist der Fall. Experimentell wurde bewiesen, dass Kurzzeitfasten die Ihnen mittlerweile bekannten Katecholamine, Adrenalin, Noradrenalin und Dopamin, ansteigen lässt (Zauner et al. 2000). Die wiederum sorgen beispielsweise dafür, dass vermehrt Fettsäuren aus dem Fettgewebe abgegeben werden oder der Blutzuckerspiegel ansteigt. Darauf gehen wir in ▶ Kap. 7 genauer ein.

Katecholamine binden dabei an spezifische Zellrezeptoren. Der Punkt: Durch diese Rezeptoren kann die Zelle ihren Energieverbrauch, aber auch allgemein die Energiefreisetzung regulieren. Dieser „Switch" weg vom Faulsein (Speicherung) hin zur Freisetzung und Nutzung wird durch ebendiesen Rezeptor vermittelt. Über diesen Satz sollte Sie kurz nachdenken.

Das ergibt auch Sinn: Beim Kurzzeitfasten investiert der Körper vor allem in Prozesse, die neue Nahrungszufuhr gewährleisten. Daher schaltet die Zelle nicht etwa einen Gang zurück, sondern zwei Gänge höher. Der Organismus programmiert sich in dieser Zeit also auf Leistung und Umsatz – natürlich nur solange er nicht „glaubt", er befände sich in einer Hungersnot.

Katecholamine binden also an spezifische Rezeptoren, die wir zum Beispiel auf der Muskelzelle oder im Fettgewebe finden. Diese Bindung wiederum lässt einen Stoff entstehen: cAMP (zyklisches Adenosinmonophosphat). Dieses cAMP ist sozusagen ein Stoffwechselbeschleuniger, denn es schubst sämtliche Zellprozesse an, die etwas mit Energieverbrauch zu tun haben.

In Ihrem näheren Bekanntenkreis gibt es bestimmt den einen oder anderen Menschen, der mit dem Rauchen aufgehört hat. Vorher meist etwas schlanker, konnten sie die Probleme von uns, den Normalmenschen, nie ganz nachvollziehen. Der Rauchstopp allerdings hat möglicherweise dazu geführt, dass auch diese Menschen sich plötzlich mit ungeliebten Fettpolstern rumschlagen müssen.

Tabakrauch enthält Nikotin. Kurz und gut: Nikotin setzt dieses cAMP frei. In erster Linie, weil es selbst die Noradrenalinspiegel erhöht (Pomerleau 1992). Zusätzlich dadurch, dass es andere Rezeptoren gibt, an die Nikotin selbst binden kann. Nikotin veranlasst als Folge die cAMP-Bildung (Pitchford et al. 1992). Raucher bedienen sich also eines „cAMP-Tricks" – dieser Trick kurbelt nicht nur den zellulären Energiestoffwechsel an, sondern hemmt auch das Hungergefühl, ähnlich wie es beim Kurzzeitfasten der Fall ist.

Fordern wir Sie nun zum Rauchen auf? Nein. Denn es gibt noch andere Interventionen, die Ihnen helfen, das cAMP ganz bequem (ohne Fasten) freizusetzen. Wo es ein Gaspedal gibt, gibt es normalerweise auch eine Bremse. So ist das auch in der Zelle. cAMP kann ausgebremst werden durch einen Stoff namens *Phosphodiesterase*. Weil der Name so kompliziert ist, kürzen wir es mit PDE ab. PDE baut cAMP ab. Heißt also: Je mehr PDE, desto weniger cAMP. Je weniger PDE, desto mehr cAMP. Wir sollten uns also fragen, wie wir die Bremse lösen können.

Hier kommt Kaffee ins Spiel. Kaffee enthält Koffein, und Koffein hemmt unsere Bremse (Beavo et al. 1970). Koffein ist ein sogenannter Phosphodiesterasehemmer. Dadurch eignet sich Kaffee bzw. Koffein auch so gut, um den Fettverlust anzukurbeln. Übrigens: Ähnliche Stoffe finden Sie auch im Kakao oder im grünen Tee. Zusätzlich stimulieren auch diese Substanzen die Katecholaminausschüttung – deshalb gibt es, ähnlich wie bei Nikotin, einen doppelten Effekt: Zum einen wird die cAMP-Bildung forciert, zum anderen wird der cAMP-Abbau (durch PDE) gehemmt (◘ Abb. 6.4).

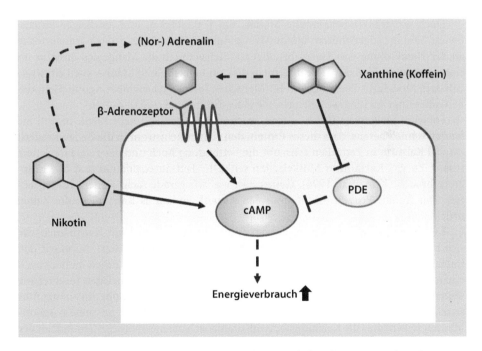

◘ **Abb. 6.4** Die Katecholamine Noradrenalin und Adrenalin erhöhen den Energieverbrauch via cAMP. Noradrenalin und Adrenalin binden an β-Adrenozeptoren. Der β-Adrenozeptor forciert die Bildung des Botenstoffs cAMP, das den Energieverbrauch und die Energiemobilisierung steigert. Auch Nikotin erhöht die cAMP-Konzentration. cAMP wird gehemmt durch das Enzym PDE (Phosphodiesterase). Phosphodiesterase wiederum wird durch Xanthine gehemmt, wie zum Beispiel Koffein. Durch diese „Bremse auf der Bremse" bleibt cAMP aktiv

---

Tipp

Unterm Strich also können wir sagen, dass ein bis zwei Tässchen Kaffee am Tag sicher Gutes bewirken können – viel mehr aber sollte es nicht sein. Denn ansonsten stumpft die Rezeptorwirkung ab, und wir bekommen die gewünschten Effekte nicht mehr so einfach geschenkt.

6.8 Kalzium: Nicht nur Mineral, sondern auch Botenstoff

Kalzium ist für uns nicht nur ein wichtiges Mineral, aus dem Knochen und Zähne bestehen. Kalzium ist ein sehr wichtiger Signalgeber innerhalb unserer Zellen. Ein Zuviel an Kalzium in bestimmten Geweben kann unter anderem dazu führen, dass

- die Arterien enggestellt werden (Vasokonstriktion),
- das Herz kräftiger und schneller schlägt,
- Entzündungsreaktionen angefeuert werden,
- Insulinresistenz entsteht und
- Bluteiweiß abgebaut wird.

In der Medizin weiß man das, weswegen in manchen Fällen sogenannte Kalzium-Channel-Antagonisten gegeben werden. Sie hemmen den Kalziumeinstrom in die Zellen.

Doch weiter: Das bekannteste Modell, um Fettleibigkeit und die Folgen zu studieren, sind die sogenannten Agouti-Mäuse. Agouti ist ein Protein, das normalerweise an der Haarfärbung von Tieren beteiligt ist. Steigert man die Menge des Proteins im Körper, dann werden die Tiere ungemein dick und metabolisch krank – eben ein wunderbares Modell für Fettleibigkeit. Im Menschen findet sich auch ein Agouti-Gen, das wird allerdings vorrangig im Fettgewebe aktiv (Smith et al. 2003). Autsch!

Forscher wollten natürlich wissen, warum das Agouti-Protein krank macht. Sie fanden schnell heraus, dass dieses Protein den Kalziumeinstrom in die Zellen forciert. Zu viel Kalzium in Fettzellen schraubt die Fettbildung hoch und die Fettsäureabgabe runter. Zu viel Kalzium in Muskelzellen senkt die Fettsäureoxidation und den Energieverbrauch (Kim et al. 1996). Genau das, was wir gerade nicht wollen. Halten wir fest: Das Agouti-Protein macht stoffwechselkrank, indem es Kalzium in die Zellen drückt.

Es gibt natürlich Forscher, in diesem Fall heißt einer Zemel mit Nachnamen, die sich brennend für dieses Thema interessieren. Seine Idee: Was passiert, wenn wir den Kalziumeinstrom in Fett- und Muskelzellen einfach hemmen? Natürlich hätte er auch einfach einen Kalzium-Channel-Antagonisten nutzen können. Zemel aber verabreichte seinen Versuchstieren Kalzium. Es erscheint paradox, aber eine hohe Kalziumzufuhr senkt den Kalziumeinstrom in die Zellen. Tatsächlich konnte er an seinen Agouti-Mäusen zeigen, dass die Kalziumgabe ganz dramatisch die metabolische Gesundheit der Tiere verbesserte (Zemel et al. 2000; Zemel 2002, 2003; Sun und Zemel 2004). Es zeigte sich, dass die Kalziumgabe alle durch das Agouti-Protein verursachten Anomalien korrigierte – anders ausgedrückt: Die Kalziumgabe startete den Energiestoffwechsel neu.

Wichtig war: Kalzium, zum Beispiel als Carbonat, funktioniert gut, allerdings funktionierte Kalzium aus Milchprodukten viel besser. Doch dazu gleich mehr.

> **Kalzium und Arteriosklerose**
>
> Macht Kalzium eigentlich Arteriosklerose? Arteriosklerose ist die Krankheit, die sich durch Cholesterin-Fett-Anhäufung in den Wänden der Arterien auszeichnet und die später, wenn unbehandelt, zu Herzinfarkt und Schlaganfällen führen kann. Im Verlauf der Krankheit lagern sich zusätzlich Kalziumsalze ein und machen die Arterien hart, unbeweglich. In solchen Fällen schlägt normalerweise direkt die menschliche Logik zu, die uns sagt, je mehr Kalzium ich esse, desto mehr Kalzium muss sich doch da ablagern, oder?
>
> Viele epidemiologische Studien finden keinen Zusammenhang (Lewis et al. 2011, 2014; Samelson et al. 2012; Bhakta et al. 2009; Spence und Weaver 2013). Auch Tiermodelle sprechen eine andere Sprache: Dort nämlich halbiert die Extra-Kalziumzufuhr das Arterioskleroseausmaß und hemmt die Kalzifizierung der Gefäßwände deutlich. Ein Kalziummangel hingegen verdreifacht das Arterioskleroseausmaß. Auch interessant in diesem Zusammenhang: Während die Kalziumgabe den Cholesterinspiegel deutlich senkte, stieg er bei Kalziummangel. So einfach ist es also nicht (vgl. Hsu und Culley 2006).
>
> Erklären lässt sich das so: Obwohl die Arterien während der Krankheitsentwicklung zunehmend Kalziumsalze einlagern, muss bedacht werden, dass der Körper gerade den Kalziumspiegel sowieso stark reguliert. Daher: Wenn wir kein Kalzium zuführen, dann kommt das Kalzium eben aus den Knochen.

Zemel studierte die Effekte im weiteren Verlauf auch an übergewichtigen Menschen:

- Es gab 26 % mehr Gewichtsverlust für die Kalziumgruppe und 70 % mehr Gewichtsverlust für die Milchkalziumgruppe im Vergleich zur Kontrollgruppe.
- Der Fettverlust steigerte sich bei der Kalziumgruppe um 40 %, bei der Milchkalziumgruppe um 65 %.

Die Versuchsgruppen waren natürlich auf Diät. Die Kontrollgruppe bekam, so wie wir in etwa, 500 mg Kalzium, die Kalziumgruppe hingegen schon 800 mg und die Milchkalziumgruppe sogar 1000–1200 mg pro Tag (Zemel et al. 2004). Ein Jahr später konnten die Ergebnisse reproduziert werden (Zemel et al. 2005).

Heute weiß man: Ein hoher Kalziumspiegel in den Zellen lässt die cAMP-Werte sinken. Eine kalziumarme Ernährung bremst somit den Energiestoffwechsel der Zellen aus. Freilich könnten wir die molekularen Effekte der Kalziumgabe (oder einer niedrigen Kalziumzufuhr) noch genauer aufschlüsseln. Lassen wir das. Fakt ist: Kalzium ist nicht nur Bestandteil von Knochen und Zähnen, sondern ein wichtiger Botenstoff, der großen Einfluss auf unsere Stoffwechselgesundheit hat!

Tipp

Was könnte einfacher sein als das: Wir sollten einfach mehr Kalzium zuführen. Entweder über kalziumreiches Mineralwasser, über Milchprodukte oder über die Kalziumbrausetablette. 1000 mg pro Tag dürften es schon sein.

Literatur

Alberts D et al (2004) Safety and efficacy of dose-intensive oral vitamin A in subjects with sun-damaged skin. Clin Cancer Res 10(6):1875–1880

Alvarez JA, Ashraf A (2010) Role of vitamin D in insulin secretion and insulin sensitivity for glucose homeostasis. Int J Endocrinol 6:351385

Alvarez R et al (1995) Retinoic acid is a transcriptional activator of the mitochondrial uncoupling proteine gene. J Biol Chem 270(10):5666–5673

Alvarez R et al (2000) Both retinoic-acid-receptor-and retinoid-X-receptor-dependent signalling pathways mediate the induction of the brown-adipose-tissue-uncoupling-protein-1 gene by retinoids. Biochem J 345(1):91–97

Amengual J et al (2008) Retinoic acid treatment increases lipid oxidation capacity in skeletal muscle of mice. Obesity 16(3):585–591

Beavo JA et al (1970) Effects of xanthine derivatives on lipolysis and on adenosine 3′,5′-monophosphate phosphodiesterase activity. Mol Pharmacol 6(6):597–603

Benvenga S, Amato A, Calvani M, Trimarachi F (2004) Effects of carnitine on thyroid hormone action. Ann N Y Acad Sci 1033(1):158–167. https://doi.org/10.1196/annals.1320.015

Berry DC, Noy N (2009) All-trans-retinoic acid represses obesity and insulin resistance by activating both peroxisome proliferation-activated receptor and retinoic acid receptor. Mol Cell Biol 29(12):3286–3296

Bhakta M et al (2009) Oral calcium supplements do not affect the progression of aortic valve calcification or coronary artery calcification. J Am Board Fam Med 22(6):610–616

Bocco B, Louzada R, Silvestre D et al (2016) Thyroid hormone activation by type 2 deiodinase mediates exercise-induced peroxisome proliferator-activated receptor-γ coactivator-1α expression in skeletal muscle. J Physiol Lond 594(18):5255–5269

Bonet ML et al (2000) Opposite effects of feeding a vitamin A-deficient diet and retinoic acid treatment on brown adipose tissue uncoupling protein 1 (UCP1), UCP2 and leptin expression. J Endocrinol 166(3):511–517

Bonet ML, Ribot J, Palou A (2012) Lipid metabolism in mammalian tissues and its control by retinoic acid. Biochim Biophys Acta (BBA) Mol Cell Biol Lipids 1821(1):177–189

Burstein PJ et al (1979) The effect of hypothyroidism on growth, serum growth hormone, the growth hormone-dependent somatomedin, insulin-like growth factor, and its carrier protein in rats. Endocrinology 104(4):1107–1111

Buss NE, Tembe EA, Prendergast BD, Renwick AG, George CF (1994) The teratogenic metabolites of vitamin A in women following supplements and liver. Hum Exp Toxicol 13:33–43

Cantorna MT (2000) Vitamin D and autoimmunity: is vitamin D status an environmental factor affecting autoimmune disease prevalence? Proc Soc Exp Biol Med 223(3):230–233

Chandra AK et al (2011) Effect of green tea (Camellia sinensis L.) extract on morphological and functional changes in adult male gonads of albino rats. Indian J Exp Biol 49(9):689–697

Chen M, Hsu S, Lin H, Yang T (2014) Retinoic acid and cancer treatment. Biomedicine (Taipei) 4(4):22

Cinar V et al (2011) Effects of magnesium supplementation on testosterone levels of athletes and sedentary subjects at rest and after exhaustion. Biol Trace Elem Res 140(1):18–23

Coleman J (1992) Zinc proteins: enzymes, storage proteins, transcription factors, and replication proteins. Annu Rev Biochem 61(1):897–946

Davies K, Maguire J, Brooks G, Dallman P, Packer L (1982) Muscle mitochondrial bioenergetics, oxygen supply, and work capacity during dietary iron deficiency and repletion. Am J Physiol-Endocrinol Metab 242(6):E418–E427

De Pergola G (2000) The adipose tissue metabolism: role of testosterone and dehydroepiandrosterone. Int J Obes Rel Metab Disord 24:S59–S63

Doerr P, Pirke K (1976) Cortisol-induced suppression of plasma testosterone in normal adult males. J Clin Endocrinol Metab 43(3):622–629

Dørup I, Clausen T (1991) Effects of magnesium and zinc deficiencies on growth and protein synthesis in skeletal muscle and the heart. British J Nutr 66(03):493–504

Dørup I et al (1991) Role of insulin-like growth factor-1 and growth hormone in growth inhibition induced by magnesium and zinc deficiencies. British J Nutr 66(03):505–521

Ershoff B (1951) Beneficial effect of liver feeding on swimming capacity of rats in gold water. Exp Biol Med 77(3):488–491

Flier JS, Harris M, Hollenberg AN (2000) Leptin, nutrition, and the thyroid: the why, the wherefore, and the wiring. J Clin Invest 105(7):859–861

Genazzani AR et al (2004) Long-term low-dose dehydroepiandrosterone replacement therapy in aging males with partial androgen deficiency. Aging Male 7(2):133–143

Godfrey R, Theologou T, Dellegrottaglie S et al (2013) The effect of high-intensity aerobic interval training on postinfarction left ventricular remodelling. BMJ Case Rep. https://doi.org/10.1136/bcr-2012-007668

Gorkin Z, Gorkin MJ, Teslenko NE (1938) The effect of ultraviolet irradiation upon training for 100 m sprint. J Physiol USSR 25:695–701

Griggs RC et al (1989) Effect of testosterone on muscle mass and muscle protein synthesis. J Appl Physiol 66(1):498–503

Hettinger T, Muller EA (1956) Seasonal course of trainability of musculature. Int Z Angew Physiol 16(2):90–94

Hsu HT, Culley NC (2006) Effects of dietary calcium on atherosclerosis, aortic calcification, and icterus in rabbits fed a supplemental cholesterol diet. Lipids Health Dis 5(1):1

Kim JH et al (1996) The effects of calcium channel blockade on agouti-induced obesity. FASEB J 10(14):1646–1652

Klevay L, Christopherson D (2000) Copper deficiency halves serum dehydroepiandrosterone in rats. J Trace Elem Med Biol 14(3):143–145

Lewis JR et al (2011) Calcium supplementation and the risks of atherosclerotic vascular disease in older women: results of a 5-year RCT and a 4.5-year follow-up. J Bone Miner Res 26(1):35–41

Lewis JR et al (2014) The effects of 3 years of calcium supplementation on common carotid artery intimal medial thickness and carotid atherosclerosis in older women: an ancillary study of the CAIFOS randomized controlled trial. J Bone Miner Res 29(3):534–541

Li YC (2003) Vitamin D regulation of the renin-angiotensin system. J Cell Biochem 88(2):327–331

Longman D, Surbey M, Stock J, Wells J (2018) Tandem androgenic and psychological shifts in male reproductive effort following a manipulated „win" or „loss" in a sporting competition. Hum Nat 29(3):283–310

Luxwolda MF et al (2012) Traditionally living populations in East Africa have a mean serum 25-hydroxyvitamin D concentration of 115 nmol/l. British J Nutr 108(9):1557–1561

MacDonald RS (2000) The role of zinc in growth and cell proliferation. J Nutr 130(5):1500S–1508S

Mauras N et al (2003) Synergistic effects of testosterone and growth hormone on protein metabolism and body composition in prepubertal boys. Metabolism 52(8):964–969

Mead MN (2008) Benefits of sunlight: a bright spot for human health. Environ Health Perspect 116(4):A160

Meikle AW (2004) The interrelationships between thyroid dysfunction and hypogonadism in men and boys. Thyroid 14(3) Supplement 1:17–25

Mercader J et al (2006) Remodeling of white adipose tissue after retinoic acid administration in mice. Endocrinology 147(11):5325–5332

Monte S de la (2014) Type 3 diabetes is sporadic Alzheimer's disease: mini-review. Eur Neuropsychopharmacol 24 (12): 1954–1960

Mourouzis I, Politi E, Pantos C (2013) Thyroid hormone and tissue repair: new tricks for an old hormone? J Thyroid Res 2013:1–5

Nimptsch K et al (2012) Association between plasma 25 OH vitamin D and testosterone levels in men. Clin Endocrinol 77(1):106–112

Nindl BC, Pierce JR (2010) Insulin-like growth factor I as a biomarker of health, fitness, and training status. Med Sci Sports Exerc 42(1):39–49

Nishiyama S, Futagoishi-Suginohara Y, Matsukura M et al (1994) Zinc supplementation alters thyroid hormone metabolism in disabled patients with zinc deficiency. J Am Coll Nutr 13(1):62–67. https://doi.org/10.1080/07315724.1994.10718373

Obradovic M, Gluvic Z, Sudar-Milovanovic E et al (2016) Nitric oxide as a marker for levo-thyroxine therapy in subclinical hypothyroid patients. Curr Vasc Pharmacol 14(3):266–270

Parade GW, Otto H (1940) Effect of sunlamp on performance. Z Klin Med 137:17–21

Pilz S et al (2011) Effect of vitamin D supplementation on testosterone levels in men. Horm Metab Res 43(3):223–225

Pitchford S et al (1992) Nicotinic acetylcholine receptor desensitization is regulated by activation-induced extracellular adenosine accumulation. J Neurosci 12(11):4540–4544

Polly P, Tan TC (2014) The role of vitamin D in skeletal and cardiac muscle function. Front Physiol 5:145

Pomerleau OF (1992) Nicotine and the central nervous system: biobehavioral effects of cigarette smoking. Am J Med 93(1):S2–S7

Prasad AS et al (1996) Zinc status and serum testosterone levels of healthy adults. Nutrition 12(5):344–348

Prinz PN et al (1980) Effect of alcohol on sleep and nighttime plasma growth hormone and cortisol concentrations. J Clin Endocrinol Metab 51(4):759–764

Roger LJ, Fellows RE (1979) Evidence for thyroxine-growth hormone interaction during brain development. Nature 282(5737):414–415

Samelson EJ et al (2012) Calcium intake is not associated with increased coronary artery calcification: the Framingham Study. Am J Clin Nutr 96(6):1274–1280

Shin EJ et al (2009) Growth hormone-releaser diet attenuates beta-amyloid(1-42)-induced cognitive impairment via stimulation of the insulin-like growth factor (IGF)-1 receptor in mice. J Pharmacol Sci 109(1):139–143

Shirakawa H, Ohsaki Y, Minegishi Y et al (2006) Vitamin K deficiency reduces testosterone production in the testis through down-regulation of the Cyp11a a cholesterol side chain cleavage enzyme in rats. Biochim Biophys Acta Gen Subj 1760(10):1482–1488

Shuler F, Wingate M, Moore G, Giangarra C (2012) Sports health benefits of vitamin D. Sports Health 4(6):496–501

Sleeman M, Zhou H, Rogers S, Ng K, Best J (1995) Retinoic acid stimulates glucose transporter expression in L6 muscle cells. Mol Cell Endocrinol 108(1–2):161–167

Smith SR et al (2003) Agouti expression in human adipose tissue functional consequences and increased expression in type 2 diabetes. Diabetes 52(12):2914–2922

Spence LA, Weaver CM (2013) Calcium intake, vascular calcification, and vascular disease. Nutr Rev 71(1):15–22

Sun X, Zemel MB (2004) Calcium and dairy products inhibit weight and fat regain during ad libitum consumption following energy restriction in Ap2-agouti transgenic mice. J Nutr 134(11):3054–3060

Szczypka MS, Zhou QJ, Palmiter RD (1998) Dopamine-stimulated sexual behavior is testosterone dependent in mice. Behav Neurosci 112(5):1229

Thissen JP, Ketelslegers JM, Underwood LE (1994) Nutritional regulation of the insulin-like growth factors. Endocr Rev 15(1):80–101

Tripathy S, Chapman J, Han C et al (2016) All-trans-retinoic acid enhances mitochondrial function in models of human liver. Mol Pharmacol 89(5):560–574. https://doi.org/10.1124/mol.116.103697

Urso ML et al (2005) Exercise training effects on skeletal muscle plasticity and IGF-1 receptors in frail elders. Age 27(2):117–125

van Vught A et al (2010) The effects of dietary protein on the somatotropic axis: a comparison of soy, gelatin, lactalbumin and milk. Eur J Clin Nutr 64(5):441–446

Villarroya F, Giralt M, Iglesias R (1999) Retinoids and adipose tissues: metabolism, cell differentiation and gene expression. Int J Obes 23(1):1–6

Waring CD et al (2012) The adult heart responds to increased work-load with physiologic hypertrophy, cardiac stem cell activation, and new myocyte formation. Eur Heart J. https://doi.org/10.1093/eurheartj/ehs338

Weisman O, Zagoory-Sharon O, Feldman R (2014) Oxytocin administration, salivary testosterone, and father-infant social behavior. Progr Neuro-Psychopharmacol Biol Psych 49:47–52

Weitzel JM, Iwen KAH, Seitz HJ (2003) Regulation of mitochondrial biogenesis by thyroid hormone. Exp Physiol 88(1):121–128

White JP et al (2013) Testosterone regulation of Akt/mTORC1/FoxO3a signaling in skeletal muscle. Mol Cell Endocrinol 365(2):174–186

Williams TM et al (1997) Skeletal muscle histology and biochemistry of an elite sprinter, the African cheetah. J Comp Physiol B 167(8):527–535

Worthman CM, Konner MJ (1987) Testosterone levels change with subsistence hunting effort in !Kung San men. Psychoneuroendocrinology 12(6):449–458

Youdim MB et al (1982) Brain iron and dopamine receptor function. Adv Biochem Psychopharmacol 37:309–321

Zadik Z, Sinai T, Zung A, Reifen R (2004) Vitamin A and iron supplementation is as efficient as hormonal therapy in constitutionally delayed children. Clin Endocrinol 60(6):682–687

Zauner C et al (2000) Resting energy expenditure in short-term starvation is increased as a result of an increase in serum norepinephrine. Am J Clin Nutr 71(6):1511–1515

Zemel MB (2002) Regulation of adiposity and obesity risk by dietary calcium: mechanisms and implications. J Am Coll Nutr 21(2):146S–151S

Zemel MB (2003) Mechanisms of dairy modulation of adiposity. J Nutr 133(1):252S–256S

Zemel MB et al (2000) Regulation of adiposity by dietary calcium. FASEB J 14(9):1132–1138

Zemel MB et al (2004) Calcium and dairy acceleration of weight and fat loss during energy restriction in obese adults. Obes Res 12(4):582–590

Zemel MB et al (2005) Effects of calcium and dairy on body composition and weight loss in African-American adults. Obes Res 13(7):1218–1225

Angewandte Biochemie IV: Neurotransmitter

© Springer-Verlag GmbH Deutschland, ein Teil von Springer Nature 2019
C. Michalk, *Gesundheit optimieren – Leistungsfähigkeit steigern*,
https://doi.org/10.1007/978-3-662-58231-2_7

7.1 Hormone der Nebenniere und „adrenal fatigue"

Im vorausgegangenen Kapitel haben Sie einige Ihrer Hormone kennengelernt und verstanden, dass diese maßgeblichen Anteil daran haben, wie Sie sich fühlen. Salopp ausgedrückt: Mit einer schlechten Wirkung der Wachstumshormone fühlen Sie sich unausgeruht, und mit niedrigen Vitamin-D-Werten überkommt Sie die Winterdepression. Sie haben gelernt, dass es wichtig ist, nicht den höchsten Hormonwert zu haben, sondern einen adäquaten. Denn letztlich entscheidet der Synergismus mit anderen Hormonen darüber, wie gut jedes einzelne Hormon tatsächlich wirken kann. Nun wollen wir uns weiteren Substanzen widmen. Substanzen, die direkt für Ihre Stimmung verantwortlich sind. Und zum Beispiel in der Nebenniere entstehen.

Haben Sie schon mal von „adrenal fatigue" oder Nebennierenschwäche gehört? Ihre Nebenniere produziert wichtige Hormone (◼ Abb. 7.1). Hormone, die beispielsweise Ausgangsstoffe für die Bildung Ihrer Stress- oder Geschlechtshormone sind. Sie produziert außerdem sogenannte Katecholamine (▶ Abschn. 7.4.2).

Die ganze Reaktionskaskade beginnt beim Cholesterin. Cholesterin ist also nicht nur ein viel bescholtener Stoff, der etwas mit Herzinfarkt zu tun hat, sondern auch ex-

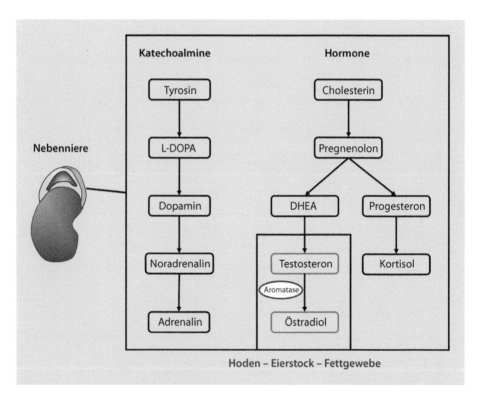

◼ **Abb. 7.1**   Bildung von Katecholaminen und Hormonen in der Nebenniere. Adrenalin, Noradrenalin und Dopamin werden aus der Aminosäure Tyrosin gebildet. Die Hormone Pregnenolon, DHEA, Progesteron und Kortisol werden aus Cholesterin gebildet. Aus DHEA werden außerhalb der Nebenniere Geschlechtshormone wie Testosteron und Östradiol gebildet

trem wichtig für unsere Gesundheit und Leistungsfähigkeit. Das Gute: Der Körper bildet Cholesterin selbst, und zwar immer in feiner Abstimmung mit dem, was wir an Cholesterin über die Nahrung zuführen.

Die ersten und sehr wichtigen Hormone, die die Nebenniere anfänglich produziert, sind DHEA (Dehydroepiandrosteron) und Pregnenolon. Wir brauchen jetzt natürlich kein Endokrinologe zu werden, es reicht, wenn wir ein paar Kernkonzepte verstanden haben. Also …

7.2 DHEA: Das Hormon der Frauenzeitschrift

DHEA steht für Dehydroepiandrosteron. Davon können wir heute in vielen Zeitschriften lesen, wenn es um „Jugendlichkeit" geht. DHEA ist – wie Sie ◻ Abb. 7.1 entnehmen können – die Ausgangssubstanz von weiteren, sehr wichtigen Hormonen, etwa den Geschlechtshormonen, Testosteron und Östradiol. DHEA alleine hat somit zwar eine Wirkung. Die „Jugendlichkeit" aber kommt eher davon, dass daraus wichtige Folgeprodukte entstehen, die im Alter eben nicht mehr so gut gebildet werden.

Was passiert eigentlich, wenn man DHEA gibt? DHEA alleine scheint anabole Eigenschaften zu haben, zum Beispiel im Gehirn, wo es Nervenwachstum stimuliert, und im Muskel, wo es Atrophie (= Abbau) verhindert. Es scheint auch einen Einfluss auf die Arteriengesundheit zu haben. Eine Studie aus dem Jahr 1988 deutet darauf hin, dass durch die Gabe einer großen DHEA-Menge (1,6 g) ein dramatischer Gewichtsverlust entsteht – im Schnitt 30 % Körperfettverlust. Das heißt, dass von 15 kg des unliebsamen Gewebes plötzlich nur noch 10 kg da sind. In nur einem Monat (vgl. Nestler et al. 1988).

In der Regel bilden wir bis zum 35. Lebensjahr hohe Mengen DHEA. Die Werte fallen danach stetig ab. Im Alter von 70 Jahren bleiben uns dann noch gut 20 % der hohen DHEA-Werte der Lebensmitte. Darum: Für Menschen, die älter als 40 Jahre sind, lohnt es sich, über DHEA nachzudenken. Das ist allerdings erst dann empfehlenswert, wenn alle anderen Ratschläge in diesem Buch beherzigt wurden. Zuerst muss der Chemiebaukasten im Kern funktionieren dürfen – sollten durch niedrige Hormonwerte begünstigte Probleme dann noch bestehen, kann man beispielsweise über Hormongaben nachdenken.

Der berühmte Kupferforscher Dr. Klevay weist darauf hin, dass Kupfermangel die DHEA-Werte in Tiermodellen halbieren kann (Klevay und Christopherson 2000). Wussten Sie das? Rechnen Sie bitte mal nach, wie viel Kupfer Sie täglich zuführen.

7.3 Stress: Lernen Sie Ihr Problem kennen

Eins der größten Probleme, vielleicht das größte Problem überhaupt, ist, dass wir eben nicht leben wie Buschmänner. Wir arbeiten mehr als 13 Stunden die Woche. Für uns ist Arbeit häufig auch nicht mit Bewegung verbunden. Überhaupt: Wir Menschen sind die erste Art, die sich selbst eine Umgebung schafft, die ihr schadet und kaum mehr etwas mit der Umgebung zu tun hat, in der sie aufgewachsen ist.

Tatsächlich ist das, was wir Freizeitbeschäftigung nennen, der Lebensinhalt natürlich lebender Menschen. Anders ausgedrückt: Alles, was natürlich lebende Menschen tun, hilft, gesund zu bleiben. Bei uns ist es genau umgekehrt. Das meiste, was wir tun, macht erst mal krank. Und in dieser kranken Gesellschaft wollen wir bestehen.

Stress erleben wir dann, wenn unser Körper Adrenalin bildet. Erfahren Sie das in aller Regelmäßigkeit, aber mäßig, dann spricht man von gesundem Eustress, der Sie am Leben teilhaben lässt. Ihr Körper versucht in Stresssituationen, mehr Energiesubstrate zur Verfügung zu stellen, um Ihnen eine gesteigerte physische Leistungsfähigkeit zu gewährleisten. Was in grauer Vorzeit dazu diente, Sie abzuhärten oder eine Flucht vor dem Tiger einzuleiten, ist in der heutigen Welt der *dauerhaften* psychischen Belastung ein Nachteil. Dazu mehr im Verlauf.

Adrenalin, Kortisol und Co. sorgen dafür, dass vermehrt Fettsäuren aus dem Fettgewebe freigesetzt werden und der Blutzucker ansteigt. Gleichzeitig soll Körperprotein gespart werden. Wenn das aber über Monate hinweg passiert (= chronisch), schadet Ihnen Adrenalin. Es macht Ihnen Ihre Zellen kaputt. Am Herzen können dadurch Narben entstehen, genau wie in Ihren Arterien. Ihre Gehirnzellen leiden so sehr darunter, dass massiver Stress zu morphologischen Veränderungen des Gehirns führt. Betroffen ist dann häufig der Hippocampus, das Lernzentrum.

Ihr Körper reagiert darauf mit Entzündungsreaktionen. Kortisol ist ein stark antientzündliches Hormon. Der Kortisolanstieg ist ein protektiver Mechanismus. Chronisch hohe Kortisolwerte aber sorgen ebenfalls für unschöne Erscheinungen. Kennen Sie jemanden, der aufgrund einer Krebserkrankung das mit dem Kortisol verwandte Kortison nehmen muss? Hat derjenige zugenommen? Es ist sehr wahrscheinlich. Auch das Cushing-Syndrom zeigt sehr deutlich, was dauerhaft erhöhte Kortisolwerte mit dem Körper machen können.

Wenn Sie beim Gedanken des physiologischen Bereichs, des „power law" und der chemischen Systemlehre bleiben, wird Ihnen direkt auffallen, dass chronisch gesteigerte Prozesse langfristig das körpereigene Gleichgewicht gefährden. Egal, ob es später Übertrainingssyndrom, Nebennierenschwäche oder, ganz klassisch, Burnout heißt: Überarbeitete Nebennieren produzieren unter Umständen irgendwann zu wenige Hormone – das äußert sich oft in zu niedrigen Kortisolwerten, kann sich allerdings auch in Form eines DHEA- oder Testosteronmangels zeigen.

Katecholamine, also Adrenalin, Noradrenalin und Dopamin, werden in der Nebenniere gebildet. Sie kommen allerdings auch im zentralen Nervensystem vor. Zusammen mit anderen Botenstoffen, die man dort findet, nennt man diese Stoffgruppe *Neurotransmitter*. Im Folgenden wollen wir uns näher mit dieser Substanzklasse befassen.

7.4 Neurotransmitter

Nervenzellen findet man im Rückenmark, im Gehirn (zentrales Nervensystem, ZNS) und in den peripheren Nerven. Diese Nervenzellen müssen miteinander kommunizieren. Grundsätzlich funktioniert diese Kommunikation entlang einer Nervenzelle über eine *elektrische Reizweiterleitung*: Der elektrische Impuls rast entlang Nervenzelle A in Richtung Nervenzelle B.

Zwischen den Nervenzellen allerdings funktioniert das nicht mehr. Am Ende einer Nervenzelle findet sich eine Synapse, die in Verbindung mit einer anderen Nervenzelle

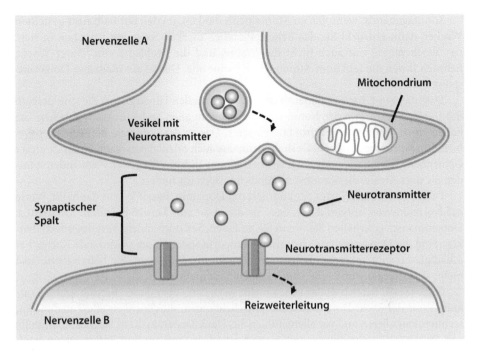

☐ Abb. 7.2 Reizweiterleitung an einer Synapse. Die elektrische Reizweiterleitung entlang der Nervenzelle A wird am Übergang zur Nervenzelle B unterbrochen. Aus der elektrischen Reizweiterleitung wird im synaptischen Spalt eine chemische Reizweiterleitung. Dabei werden Neurotransmitter von der Nervenzelle A ausgeschüttet, die an Rezeptoren der Nervenzelle B binden und damit erneut eine elektrische Reizweiterleitung starten

steht. Heißt: Zwischen diesen zwei Nervenzellen ist Platz (☐ Abb. 7.2). An dieser Synapse werden bestimmte Substanzen freigesetzt, *Neurotransmitter*, die auf die nachgeschaltete Nervenzelle wirken. Die elektrische Reizweiterleitung wird dann zu einer *chemischen Reizweiterleitung*. Und das in Form von Neurotransmittern, die zu nachgeschalteten Nervenzelle wandern und dort an Rezeptoren binden – das Signal wird dann erneut in einen elektrischen Impuls umgewandelt.

Allgemein und vereinfacht ausgedrückt gibt es aktivierende und hemmende Neurotransmitter, also solche, die auf das Gas drücken, und solche, die auf die Bremse treten. Folgende Aktivitäten beziehen sich in erster Linie auf das Gehirn, nicht auf den ganzen Körper.

7.4.1 **Dopamin: Motivation und Antrieb**

Dopamin ist ein gutes Beispiel. Freitags, während der Arbeit, denken Sie an die freien Tage und was Sie am Wochenende alles erledigen wollen. Sie wissen schon, dass das Wetter schön wird und Sie etwas länger schlafen können. Plötzlich fällt Ihnen die Arbeit leicht, sie kommen gut gelaunt nach Hause, die Probleme von gestern sind heute gar nicht mehr so relevant. In dieser Situation ist Ihr Dopaminspiegel erhöht.

Sonntagabends, wenn Sie an Montagfrüh denken, an den auf halb fünf gestellten Wecker, dann erdrückt Sie das Leben. Plötzlich merken Sie jeden Knochen in sich, das Wochenende war auch nicht das Wahre, und die Probleme von letzter Woche nehmen Ihnen die Luft zum Atmen. Gute Laune ade. Das ist ein niedriger Dopaminspiegel.

Dass das so ist, hat einen mehr oder weniger banalen Hintergrund: Sie sind deshalb das intelligenteste Tier der Natur, weil Sie sich von allen anderen Arten abheben. Sie haben einen besonderen präfrontalen Kortex. Das ist der vorderste Bereich Ihres Gehirns, direkt hinter der Stirn. Deshalb heißt das auch Stirnlappen. Zum einen ist dieser Gehirnbereich so stark ausgeprägt wie bei keinem anderen Säugetier. Zum anderen finden Sie dort Areale, die Sie sonst nirgends im Tierreich finden.

Dieser präfrontale Kortex funktioniert mit Dopamin. Basale Werte, das heißt, Werte auf Normalniveau, sorgen dafür, dass Sie die „Lust aufs Leben" behalten. Kurzfristige Dopaminanstiege erhalten Sie, wenn Sie an Essen, Sex oder andere Vergnügungen denken. Sind die Dopaminwerte chronisch zu niedrig (oder ist der präfrontale Kortex beschädigt, das gibt es auch), dann strampeln Sie um Ihr Leben, Sie haben keine Lust mehr, sind depressiv und sehen auch keinen Sinn mehr.

Ohne diesen Bereich ist das Leben nichts wert, denn über diesen Bereich sind Sie verknüpft mit der Welt. Dort treffen Sie Entscheidungen, durchdenken alles, analysieren, rechnen, kalkulieren und vor allem: fühlen Sie. Dank Dopamin. Klar: Sie müssen mithilfe von Dopamin Entscheidungen treffen, und umgekehrt werden Ihre Entscheidungen gelenkt von Dopamin. Jeder Gedanke wird begleitet von Hintergrundgeräuschen, den Gefühlen.

David Rock empfiehlt in seinem Buch *Your Brain at Work*, besser keine Entscheidungen zu treffen, wenn die Dopaminwerte zu tief sind. Also: Ist Dopamin niedrig, können Sie nicht klar denken. Erinnern Sie sich bitte kurz an das Beispiel zu Beginn: Fallen Dopaminwerte in den Keller, werden Probleme plötzlich so groß, dass Sie keine Luft mehr bekommen. Es nörgelt alles in Ihrem Kopf. So sehen Sie vor lauter Bäumen den Wald nicht mehr – und treffen in diesem Zustand besser keine Entscheidungen. Warten Sie, bis Dopamin wieder ansteigt. Die Welt wird wieder bunt. Dann sollten Sie Entscheidungen treffen.

❯ **Dopamin regiert Ihr Leben.**

Apropos – was passiert denn eigentlich, wenn zu viel Dopamin da ist? Genau das Gegenteil: Sie werden größenwahnsinnig. Sie glauben, Sie seien der dickste Fisch im Teich und die Welt gehöre Ihnen. Schauen Sie sich mal den Film „The Wolf of Wall Street" an. Wenn Sie sich fragen, wie und warum Menschen so sein können, führen Sie sich bitte vor Augen, dass Drogenkonsum unter anderem die Dopaminwerte in die Höhe schießen lässt. Und wieso haben die in dem Film so oft Sex? Dopamin interagiert mit Testosteron. Das ergibt Sinn. Testosteron macht Lust, und Lust macht Testosteron. Deshalb brauchen Sie in der Regel beide, um reproduktiv sehr aktiv zu werden.

Grübeln Sie also seit Wochen über Ihren Gesundheitszustand, ist in Ihrem Kopf wenig Platz für Lust. Dopamin ist niedrig und deshalb besteht kaum Affinität zu Sex. Es gibt auch ganz andere Szenarien: Ihnen geht's hervorragend, Sie verdienen genug Geld, überarbeiten sich nicht, gehen regelmäßig in den Kraftraum und schlafen ausreichend. Sie haben genug Kontakt zum anderen Geschlecht und dürfen sich regelmäßig nette

Komplimente anhören. Dopamin hoch, Lust hoch. Wenn Sie in dieser Stimmung zum Arzt gehen, dürfen Sie auch höhere Testosteronwerte erwarten.

Im realen Leben ist es natürlich so, dass Sie beide Phasen relativ abwechselnd erleben. So ist das eben mit dem menschlichen Körper und dem Gehirn. Heute der Silberrücken, morgen ganz unten in der Nahrungskette. So jedenfalls fühlt man sich. Also: Der Testosteronwert hängt eng zusammen mit dem Dopaminhaushalt – das hat freilich Einfluss auf mentale Prozesse und Ihre Entscheidungsfreudigkeit.

Gut. Jetzt wissen Sie, was Dopamin ist, was es mit dem Antrieb zu tun hat und wie es mit Testosteron zusammenhängt. Doch angenommen, Sie sitzen vorm Laptop und wollen ein Buch schreiben. Zwischen Ihnen und dem Abgabetermin liegen etwa zehn Wochen. Täglich fünf Stunden. Woher nehmen Sie die (mentale) Kraft, diese Strecke zu bewältigen? Diese Strecke zwischendrin erledigen Sie entweder mit

- Adrenalin oder
- Noradrenalin.

Adrenalin heißt: „Oh nein, ich habe nur noch wenig Zeit, wie soll ich das schaffen? Und außerdem interessiert mich das Thema gar nicht und mein Chef … Ich muss mich auch beweisen …" Das ist natürlich nicht die beste Grundlage.

7.4.2 Mit Noradrenalin im Rausch

Ganz anders ist Noradrenalin. Noradrenalin lässt Sie fliegen. Zwölf oder 16 Stunden pro Tag wollen Sie Gas geben. Sie wollen fertig werden. Koste es, was es wolle. Morgens beim Aufstehen ist es das Erste, an was Sie denken. Sie träumen nachts vielleicht sogar davon. Sie sind hellwach und können maximale geistige Leistungsfähigkeit abrufen. Es erzeugt sogar Rauschgefühle. Das ist Noradrenalin.

> Übrigens: Des Deutschen Lieblingsgetränk, Kaffee, wird genau aus diesem Grund so häufig und in Massen getrunken. Kaffee verursacht unter anderem einen Noradrenalinanstieg.

Sie erinnern sich kurz: Jede Stressreaktion geht mit einer erhöhten Adrenalinausschüttung einher. Das ist gut und wichtig. Dopamin, Noradrenalin und Adrenalin nennt man zusammengefasst auch Katecholamine. Sie sind schon deshalb wichtig, weil sie die einzigen Substanzen (plus Wachstumshormone und Kortisol) sind, die die Fettsäurefreisetzung aus dem Fettgewebe stimulieren. Daher verwenden einige Kraftsportler Adrenalinderivate, wenn sie das Körperfett loswerden möchten.

Katecholamine werden allesamt in der Nebenniere gebildet. Sie wirken aktivierend auf Sie. Dass die Katecholamine gerade nicht da sind, merken Sie morgens nach dem Aufstehen, wenn Sie noch den ersten Kaffee brauchen, um zu funktionieren. Daran erkennen Sie, dass Dopamin, Noradrenalin und Adrenalin potente Neurochemikalien sind, denn Sie regieren – gelinde gesagt – Ihr Leben. Auch hier gilt, dass Sie möglichst die Balance wahren sollten. Ein Zuviel kann genauso unschöne Folgen haben wie ein Zuwenig.

Die Ausführungen dieses Kapitels beziehen sich auf ein paar wenige Vorgänge. Sie sollten daran denken, dass jedes Organ auf Neurotransmitter reagieren kann – in der Fülle würde das allerdings den Rahmen sprengen.

Praktische Ansatzpunkte

Bei der Synthese von Katecholaminen finden Sie in jeder Reaktion der Reaktionskaskade essenzielle Mikronährstoffe (■ Abb. 7.3). Die Ausgangssubstanz der Synthese, L-Tyrosin (eine Aminosäure), ist ebenfalls eine Substanz, die Sie über die Nahrung aufnehmen können und müssen. Für die volle Syntheseleistung brauchen Sie folgende Mikronährstoffe:

- Eisen
- Tetrahydrobiopterin (dafür brauchen Sie Folsäure)
- Vitamin B_6
- Vitamin C
- Kupfer
- Methionin als S-Adenosylmethionin-Vorstufe

Das bedeutet auch: Fehlt Ihnen beispielsweise Kupfer, wird weniger Noradrenalin gebildet. Die Reaktion, bei der Tyrosin in L-Dopa umgesetzt wird, ist geschwindig-

7

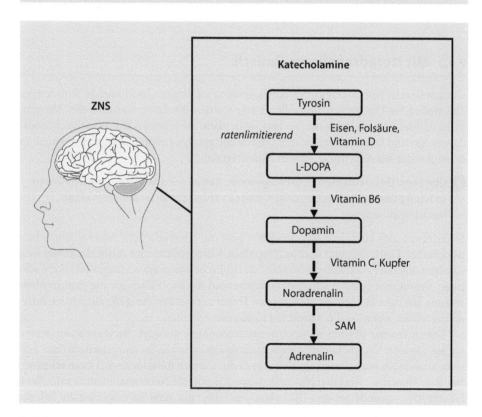

■ **Abb. 7.3**   Synthese von Katecholaminen aus der Aminosäure Tyrosin in der Nebenniere und im zentralen Nervensystem. Die Reaktionsschritte brauchen Eisen, Folsäure, Vitamin C, Vitamin B_6, Kupfer und S-Adenosylmethionin (SAM) als Kofaktoren. Im ersten Schritt wird Tyrosin in L-Dopa umgesetzt – diese Reaktion ist geschwindigkeitsbestimmend

keitsbestimmend für die Bildung aller Katecholamine. Eine suboptimale Versorgung mit Eisen wird dafür sorgen, dass der Katecholaminumsatz sinkt.

Neutransmitterkonzentrationen zeigen eine deutliche Abhängigkeit von der Zufuhrmenge der Ausgangssubstanzen. Heißt: Es ist lange bekannt, dass Nahrungseiweiß, das Tyrosin enthält, die Bildung der genannten Katecholamine forciert. Auch die Zufuhr einzelner Aminosäuren, etwa in Form von L-Tyrosin, führt zu einer gesteigerten Katecholaminsynthese (vgl. Fernstrom und Fernstrom 2007).

Denken Sie bitte immer daran, dass Sie Ihren Körper nicht dopen wollen. Sie möchten ihm die Baumaterialien zur Verfügung stellen, damit er ausreichende Mengen an Neurotransmittern synthetisieren kann. Er wird das für Sie optimale Milieu schon bereitstellen.

7.4.3 Serotonin: Urlaub im Kopf

Stellen Sie sich vor, sie würden nächste Woche in den Urlaub fahren (oder fliegen). Vielleicht zwei Wochen am Strand verbringen, an der Côte d'Azur. Keine Aufgaben, keine Ausflüge, lediglich Ausschlafen, Sonne genießen, Seele baumeln lassen. Das Leben kann schön sein, nicht wahr? Was passiert mit ihrem Gesichtsausdruck, mit ihrem Blick? Sie setzen den „Ich bin glücklich"-Blick auf, nicht mehr dieses konzentrierte „Ich bin verbissen", das Ihnen Falten zwischen und über den Augen macht. Sie lassen los.

Diese positive Melodie im Hintergrund, dieses angenehme Rauschen des Meeres in Ihrem Kopf. Das ist der Serotoninmodus. Serotonin ist Ihre persönliche Beruhigungspille, Ihre ganz eigene Beruhigungspille sozusagen. Die Natur wirkt genau aus diesem Grund beruhigend auf Sie. Weil die Natur, die Geräusche, die Farben und die Bilder einen natürlichen Reiz zur Freisetzung von Serotonin darstellen.

Serotonin senkt indirekt den Blutdruck, denn umgekehrt schwimmen natürlich weniger Stresshormone in Ihrem Blut. Das ist auch logisch. Sie können nicht gegen den Löwen kämpfen und gleichzeitig in der Sonne liegen.

Zu guter Letzt mal noch ein kleiner „fun fact" zum Serotonin: Im Tierreich, besser gesagt bei unseren Primatenverwandten, spielt Serotonin die Schlüsselrolle in der Hackordnung. Serotonin bestimmt nämlich, wer das Alphatier des Rudels ist. Das lässt sich auf Knopfdruck steuern. Gibt man niedrig gestellten Tieren einen Serotoninwiederaufnahmehemmer, was die Serotoninwirkung verlängert bzw. verstärkt, werden die zum neuen Alphatier der Gruppe. Diese Tiere glänzen nicht durch Aggression, sondern durch Überblick und Gelassenheit. Es zeigt sich also einmal mehr, dass die eigene Biochemie mehr Einfluss auf das Leben diverser Organismen hat, als uns das oft klar ist.

Eine weitere wichtige Info für Sie: In Ihrem Kopf entsteht bei Dunkelheit ein Neurotransmitter namens Melatonin – und zwar aus Serotonin. Dieses Melatonin sorgt dafür, dass Sie tief schlafen. Im Tiefschlaf regenerieren Sie, da nur dann Wachstumshormon ausgeschüttet wird (▶ Kap. 6). Junge Menschen setzen etwa drei- bis viermal mehr Melatonin in der Nacht frei als ältere Menschen. Das hat freilich Einfluss auf die Schlaftiefe und die Fähigkeit, sich schnell zu erholen. Heißt auch: Im Alter muss noch eher auf die ausreichende Tryptophanzufuhr geachtet werden (◘ Abb. 7.4).

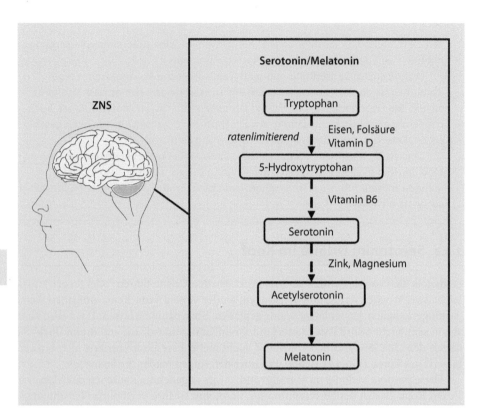

7

☒ **Abb. 7.4**   Synthese von Serotonin und Melatonin aus der Aminosäure Tryptophan im zentralen Nervensystem. Die Reaktionsschritte brauchen Eisen, Folsäure, Vitamin B_6, Zink und Magnesium. Im ersten Schritt wird Tryptophan in 5-Hydroxytryptophan umgesetzt – diese Reaktion ist geschwindigkeitsbestimmend

Praktische Ansatzpunkte

Für die Bildung des „Glückshormons" Serotonin und des „Schlafhormons" Melatonin brauchen Sie natürlich die Vorstufe, Tryptophan. Die bekommen Sie aus tryptophanreichen Lebensmitteln, etwa Whey-Protein (▶ Abschn. 10.3.4). Damit die beiden Neurotransmitter in ausreichender Menge gebildet werden können, brauchen Sie zusätzlich Eisen, Folsäure, B_6, Zink und Magnesium.

Wichtig und wenig bekannt: Es gibt eine Verbindung zwischen Darm und Gehirn, die sogenannte Darm-Hirn-Achse. Die im Darm ansässigen Bakterien (Mikrobiom) produzieren, wenn sie mit Ballaststoffen gefüttert werden, kurzkettige Fettsäuren. Diese Fettsäuren stimulieren die Serotoninsynthese im Darm – und dieser produziert etwa 90 % des gesamten im Körper vorkommenden Serotonins. Bisher ging man davon aus, dass dieses im Darm gebildete Serotonin keinen Einfluss auf das Gehirn hat, weil die Blut-Hirn-Schranke den Eintritt ins ZNS verhindern würde. Die Darm-Hirn-Achse ermöglicht allerdings die Verbindung zwischen Darm und Hirn, weswegen die Serotoninsynthese im Darm möglicherweise eine große Rolle spielt. Kurz und gut: Essen Sie Ballaststoffe!

7.4.4 Acetylcholin: Merk- und Denkfähigkeit

Gereizt, unruhig, vergesslich – das dürfen Sie erleben, wenn die Acetylcholinwerte zu niedrig sind. Acetylcholin ist einer der wichtigsten Neurotransmitter im menschlichen Nervensystem. Das hat mehrere Gründe.

Acetylcholin finden Sie an den Synapsen, die mit Ihrer Skelettmuskulatur in Verbindung stehen. Diese Synapsen haben einen speziellen Namen, es sind die sogenannten *motorischen Endplatten*. Das heißt: Ihr Nervensystem kommuniziert mithilfe dieses Neurotransmitters mit Ihrer Skelettmuskulatur. Ihren Arm können Sie also nur dank Acetylcholin bewegen.

In unserem Gehirn finden wir eine Region, die speziell für das Lernen zuständig ist. Ein Areal, indem Inhalte vom Kurz- ins Langzeitgedächtnis überführt werden: der Hippocampus (da Sie zwei davon haben, besser: die Hippocampi).

Vorhin haben Sie den Stirnlappen oder präfrontalen Kortex kennengelernt. Zwischen Ihren Augenbrauen liegt der untere Bereich dieses präfrontalen Kortex. Dort finden Sie einen Bereich der sich „basales Vorderhirn" nennt. Ein kleines, dort liegendes Areal nennt sich *Nucleus basalis Meynert* – dieser Bereich versorgt Ihren Hippocampus mit Acetylcholin. Ohne dieses Acetylcholin kann der Hippocampus nicht arbeiten. Somit würden Sie auch sehr große Schwierigkeiten haben, neue Inhalte zu lernen. Das Fehlen von Acetylcholin in diesem Bereich ist ein typisches Merkmal der Alzheimer-Erkrankung.

Acetylcholin reguliert darüber hinaus bestimmte Schlafphasen. Ob und wie intensiv Sie träumen, hängt vom Acetylcholingehalt in Ihrem Gehirn ab. Träumen sie wenig oder gar nichts, könnte das auf eine Mangelversorgung mit Cholin hinweisen. Cholin brauchen Sie darüber hinaus für viele wesentliche Abläufe:

- Cholin wird in Ihren Zellmembranen verbaut. Das nennt sich dann *Phosphatidylcholin*. Damit Fette aus Ihrer Leber abtransportiert werden können, müssen Sie von solchen Membranen umhüllt werden. Dafür brauchen Sie ausreichende Cholinmengen in Ihrer Nahrung. Heißt umgekehrt auch, dass ein Cholinmangel zur Fettleber führt! Ein Plus an Cholin kann die Fettleberentwicklung verhindern. Bekannt seit 1934 (vgl. Zeisel 2012).
- Phosphatidylcholin in Ihrer Muskelzellmembran kann zu Cholin und *Phosphatidsäure* umgesetzt werden. Letzteres ist ein wichtiges Signalmolekül beim Muskelaufbau. Das heißt, nach mechanischer Stimulation des Muskels (beim Krafttraining!) wird diese Phosphatidsäure unter anderem aus Cholin gebildet – dadurch wird aus einem physischen bzw. mechanischen Reiz ein biochemisches Signal!
- Cholin fungiert als sogenannter Methyldonator. Methylgruppen finden wir in sehr vielen chemischen Reaktionen, und viele Substanzen können nur gebildet werden, wenn es ausreichend Methylgruppen gibt. Cholin dient hierbei also als Methylgruppenlieferant. Diese Methylgruppen nutzt die Zelle übrigens auch, um Gene an- oder abzuschalten. Natürlich fehlt uns an dieser Stelle etwas der Rahmen – aber eins steht fest: Sie sollten ausreichend Cholin zuführen.
- Acetylcholin gibt man, um zu testen, wie beweglich Ihre Arterien sind. Denn Acetylcholin stellt die Arterien weit (Vasodilatation). Funktioniert das nicht mehr, spricht man von Durchblutungsstörungen. Mehr Acetylcholin im Blut heißt möglicherweise auch, dass die Arterien weiter gestellt sind.
- Acetylcholin bremst Immunreaktionen aus, was sich positiv auf Entzündungsverläufe auswirkt.

> **Tipp**
>
> Fleisch enthält grundsätzlich relativ viel Cholin. Cholin können Sie auch in Form von Lecithin (Sonnenblumen- oder Sojalecithin) kaufen – beispielsweise in Drogerie-märkten. Auch Eier (das Eigelb) enthalten reichlich Cholin. Mit Cholin muss also keiner mangelversorgt sein.

7.4.5 Taurin, GABA, Glycin: körpereigene Beruhigungsmittel

Es gibt auch hemmende Neurotransmitter. Diese Neurotransmitter findet man bei Synapsen, die die Reizweiterleitung anderer Nervenzellen unterdrücken, also einer (Über-) Erregung entgegenwirken. Diese Neurotransmitter wirken häufig angstlösend („anxiolytic") – dank ihnen werden wir „weise" (statt ängstlich).

Das können Sie an sich beobachten, beispielsweise beim Fasten. Es hat einen Grund, warum das Fasten wichtiger Bestandteil vieler Religionen ist. Beim Fasten ändert sich die Zusammensetzung der Neurotransmitter im Nervensystem, der Anteil hemmender Neurotransmitter wird beispielsweise dominanter. So ergeben sich nicht selten angstfreie, tranceähnliche Gemütszustände. Unser alltägliches Erleben und Verhalten hingegen wird oft stärker von Noradrenalin, Adrenalin und Dopamin beeinflusst.

Nebenbei: Welcher Typ sind Sie? Neurotransmitter beeinflussen wer Sie sind, formen Ihren Charakter und Ihre Persönlichkeit. Die Art und Weise, wie Sie das Leben leben, kann Ihnen viel über die Zusammensetzung Ihres Neurotransmitterorchesters verraten.

> **Tipp**
>
> Sie dürfen fasten. Sie dürfen allerdings auch mehr Taurin zuführen, das Sie hauptsächlich in Meeresfrüchten finden (▶ Kap. 10), oder zu glycinreicher Kost greifen, wofür sich Gelatine bzw. Kollagenhydrolysat sehr gut eignet.

Literatur

Fernstrom JD, Fernstrom MH (2007) Tyrosine, phenylalanine, and catecholamine synthesis and function in the brain. J Nutr 137(6):1539S–1547S

Klevay L, Christopherson D (2000) Copper deficiency halves serum dehydroepiandrosterone in rats. J Trace Elem Med Biol 14(3):143–145

Nestler J, Barlascini C, Clore J, Blackard W (1988) Dehydroepiandrosterone reduces serum low density lipoprotein levels and body fat but does not alter insulin sensitivity in normal men. J Clin Endocrinol Metab 66(1):57–61

Zeisel S (2012) A brief history of choline. Ann Nutr Metab 61(3):254–258

Angewandte Biochemie V: Arteriengesundheit

© Springer-Verlag GmbH Deutschland, ein Teil von Springer Nature 2019
C. Michalk, *Gesundheit optimieren – Leistungsfähigkeit steigern*,
https://doi.org/10.1007/978-3-662-58231-2_8

8.1 „NO" zu Gefäßerkrankungen

Vorab: Egal wie viel Sie aus diesem Buch für sich mitnehmen, den Inhalt dieses Kapitels sollten Sie verinnerlichen und am besten nie wieder vergessen. So wichtig sind die Themen, die im Folgenden angesprochen werden.

Eine vielzitierte Erkenntnis des berühmten Pathologen Rudolf Virchow ist:

> Der Mensch ist so alt wie seine Gefäße.

Klingt einleuchtend, immerhin sind Schlaganfall und Herzinfarkt, also Herz-Kreislauf-Erkrankungen, Todesursache Nummer eins in unserer Gesellschaft. Überlegen Sie sich das mal kurz: Quasi jeder Zweite stirbt daran. Im Vergleich dazu stirbt „nur" jeder Dritte an Krebs. Das Schlimme an der Tatsache ist, dass niemand darüber nachdenkt. Für uns „ist das eben so".

Anfang 2017 konnten Sie überall lesen, dass nun endlich das gesündeste Volk der Welt entdeckt wurde. Wir sprechen von den Tsimane. Ein indigenes, also noch natürlich lebendes Volk, das im Amazonasregenwald in Bolivien lebt. Was genau wurde entdeckt?

In einer Querschnittskohortenstudie, deren Ergebnisse im renommierten Lancet-Journal veröffentlicht wurde, besuchten Wissenschaftler 85 Tsimane-Dörfer und untersuchten die Herzen von etwa 700 Erwachsen im Alter von 40–94 Jahren mittels CT-Scans. Auf diesen Scans sieht man, wie es um die Arteriengesundheit bestellt ist. Basierend auf den CT-Scans hatten 85 % der Tsimane-Menschen kein Risiko für Herzerkrankungen, 13 % hatten ein geringes Risiko und nur 3 % ein mittleres oder hohes Risiko. Das bleibt quasi so bis ins hohe Alter: Zweidrittel der über 75-Jährigen haben kein Risiko für Herzerkrankungen.

Zum Vergleich: Eine große US-Studie mit 6814 Personen im Alter von 45–84 Jahren ergab, dass nur 14 % der Amerikaner einen CT-Scan hatten, der kein Risiko für Herzerkrankungen ergab, und 50 % hatten ein mittleres oder hohes Risiko (vgl. Kaplan et al. 2017). Das bedeutet: Bei den Tsimane stirbt kaum einer an der Krankheit, an der jeder Zweite bei uns stirbt.

Gut. Mag für diese Population stimmen, vielleicht finden sich dort genetische Ausreißer. Doch schon bei einer der ersten Tsimane-Studien im Jahr 2009 wurde festgestellt: Wir sind vielleicht nicht für die Welt gebaut, in der wir leben. Denn die Resultate würden nahelegen, dass es in der vorindustriellen Zeit kaum Herz-Kreislauf-Erkrankungen gab (vgl. Friedman-Rudovsky 2012).

Reisen wir über den Pazifik: 1994 wurden die ersten Ergebnisse der berühmten Kitava-Studie publiziert. Der Wissenschaftler Staffan Lindeberg untersuchte die Bewohner der Kitava-Insel in Papua-Neuguinea. Sein Fazit lautete damals: Auf Kitava gibt es keine „Zivilisationskrankheiten", also auch keinen Herzinfarkt und keinen Schlaganfall (vgl. Lindeberg et al. 1994).

Es gibt somit also mindestens zwei noch natürlich lebende Völker, die unsere Probleme nicht kennen. Und zwischen Bolivien und der Kitava-Insel liegt der Pazifische Ozean. Eine spezielle genetische Verwandtschaft scheint somit ausgeschlossen. Freilich müssen wir festhalten, dass diese Populationen auch keine Stoffwechselentgleisungen kennen, also kein metabolisches Syndrom mit Fettleibigkeit, Bluthochdruck und Insulinresistenz. Könnte das sogar zusammenhängen?

1998 gab es den Medizin-Nobelpreis für das Wissenschaftlertrio Louis Ignarro, Robert Furchgott und Ferid Murad. Die hatten eine von den Arterien gebildete Substanz namens „endothelial-derived relaxing factor" entdeckt, untersucht und näher beschrieben. Bis heute wird angenommen, dass dieser „endothelial-derived relaxing factor" nichts weiter als das Gas **Stickstoffmonoxid, kurz NO**, ist.

Ein paar Jahre später ging Louis Ignarro zu den Buchschreibern über und titelte: „NO more heart disease – how nitric oxide can prevent – even reverse – heart disease and strokes" (2005). Zu Deutsch: Nie wieder Herz-Kreislauf-Erkrankungen – Wie Stickstoffmonoxid die Entstehung von Herzkrankheiten und Schlaganfällen verhindern und sogar umkehren kann. Das „NO" im Originaltitel war doppeldeutig zu verstehen: NO ist die chemische Schreibform von Stickstoffmonoxid (auch: Stickoxid) und kann gleichzeitig für das Englische „no" stehen.

8.2 Wie NO wirkt und wo es gebildet wird

Die innerste Schicht der Arterien (Blutgefäße) besteht aus sogenannten Endothelzellen, sie bilden das Endothel aus. Die Endothelzellen erfüllen ganz wesentliche Aufgaben – **vor allem dienen sie der Aufrechterhaltung der Arteriengesundheit**. Diese Endothelschicht ist das Teflon unserer Gefäße: Dort darf nichts haften bleiben, und alle Zellen müssen schön daran entlanggleiten können. Vor allem muss der Eintritt beispielsweise von Immunzellen in tiefere Schichten der Arterien streng reguliert werden.

Erfüllen Endothelzellen diese Aufgabe nicht mehr, entsteht die Arterienkrankheit Arteriosklerose. In diesem Fall lagert sich ein Fett-Cholesterin-Kalzium-Gemisch in den Arterienwänden ein. Das Lumen der Gefäße – also der Hohlraum, in dem das Blut fließt – sollte möglichst weitgestellt bleiben. Bei Arteriosklerose wird das Lumen enger. Im Verlauf der Krankheit entzünden sich die Gefäße zunehmend, und später kann sich ein Blutpfropf lösen, der unter Umständen dahinter liegende, kleinere Gefäße verschließt. Das betroffene Gewebe wird nicht ausreichend mit Sauerstoff versorgt – es gibt einen Schlaganfall bzw. einen Herzinfarkt.

Bevor es zu solchen katastrophalen Entwicklungen kommt, zeigt sich ein markantes „Symptom", das – wie Sie sehen werden – zeitgleich die Ursache für die kranken Gefäße ist: Es stellt sich ein Zustand namens *endotheliale Dysfunktion* ein. Bevor die Arterien richtig krank werden, das heißt, Arteriosklerose entwickeln, zeigen sie einen Funktionsausfall. Dieser ist durch einen Abfall der NO-Konzentration charakterisiert. Mit anderen Worten: Erst fällt Stickstoffmonoxid, dann funktionieren die Arterien nicht mehr richtig, und erst dann werden die Arterien krank – die Übergänge sind fließend und vollziehen sich über eine Zeitspanne von mehreren Jahrzehnten (!).

Das liegt daran, dass NO *der* Gefäßschutzstoff ist. Sie erinnern sich: Ursprünglich nannte man dieses NO auch „endothelial-derived relaxing factor" – also ein Faktor, der die Gefäßmuskulatur entkrampft. Dadurch stellen sich die Gefäße weit. Aus diesem Grund reguliert die Verfügbarkeit des NO auch den Blutdruck. Das ist aber nicht alles: NO schützt die Gefäße auf viele verschiedene Arten, unter anderem indem es die Arterien vor Entzündungen schützt. Das lässt sich alles auch etwas anspruchsvoller formulieren:

- NO hemmt die Adhäsion von Immunzellen an Endothelzellen. Die Oberfläche der Endothelzellen wird so „glatt", dass keine Immunzellen daran haften können.

Das verhindert das Eindringen dieser Immunzellen in tiefere Schichten des Endothels. Bitte bedenken Sie: Arteriosklerose ist eine entzündliche Erkrankung, die letztendlich auch daraus resultiert, dass sich Immunzellen im Gewebe anreichern. Somit wirkt NO protektiv bezüglich der Krankheitsprogression.

- NO hemmt das Verklumpen von Blutplättchen und wirkt somit einer Thrombose entgegen.
- NO hemmt die Vermehrung von Zellen tieferer Gefäßschichten, sodass die Funktion der Arterienwand gewahrt bleibt und keine anormale Zellanreicherung erfolgt.
- NO verbessert den Antioxidanzienstatus und trägt unter anderem deshalb dazu bei, dass LDL-Cholesterin nicht oxidiert wird. Oxidiertes LDL gilt als Triebfeder einer Arterioskleroseentwicklung.

Wir dürfen uns allerdings fragen, warum ein Louis Ignarro, Nobelpreisträger, sich so weit aus dem Fenster lehnt. Immerhin prophezeit er uns gesunde Gefäße bis ins hohe Alter – wenn wir uns um unseren Stickstoffmonoxidhaushalt kümmern.

Der wusste was: Im selben Jahr (2005) veröffentlichte Ignarro – zusammen mit einigen Kollegen – eine Studie. Dort wurde Hasen Arteriosklerose verpasst. Hasen sind Pflanzenfresser und reagieren sehr sensibel auf etwas höhere Cholesteringaben. Während die mit Cholesterin gefütterten Hasen ganz deutlich Arteriosklerose entwickelten, war das bei den Hasen, die mit den Aminosäuren Arginin und Citrullin gefüttert wurden, nicht der Fall (vgl. Hayashi et al. 2005). Mit anderen Worten: Dank Arginin und Citrullin blieb die Arteriengesundheit weitestgehend erhalten. Das war also der Beweis, dass NO vor Arteriosklerose schützt.

Jetzt haben Sie sicherlich einige Fragezeichen im Gesicht. Was haben die Aminosäuren Arginin und Citrullin denn mit herzgesunden Inselbewohnern zu tun? Um das zu verstehen, müssen wir etwas tiefer in die Materie eintauchen.

8.3 Wie das NO-bildende Enzym eNOS funktioniert

Stickstoffmonoxid wird in den Endothelzellen gebildet. Dort sitzt ein Enzym namens eNOS („endothelial nitric oxide synthase"). Diese eNOS hat die Aufgabe, ausreichende Mengen des so wertvollen NO zu bilden. Heißt: Eigentlich müssen wir uns um genau dieses Enzym kümmern, denn dieses Enzym entscheidet darüber, wie viel NO gebildet wird.

eNOS besteht aus zwei gleichen Teilen, die mithilfe von **Zink** zusammengesetzt sind (◘ Abb. 8.1). Das Reaktionszentrum besteht aus einer Hämgruppe, die **Eisen** enthält. Zusätzlich interagieren NADPH (Nikotinamidadenindinukleotidphosphat, aus **Vitamin B₃** gebildet), Flavine (FAD [Flavin-Adenin-Dinukleotid] und FMN [Flavin-mononukleotid], jeweils aus **Vitamin B₂** gebildet), ein Stoff namens Tetrahydrobiopterin (BH₄, dafür ist **Folat** wichtig), Sauerstoff und **Arginin** mit dem Enzym. Das mag auf den ersten Blick fürchterlich kompliziert klingen, Ihnen soll es allerdings verdeutlichen, dass Sie für eine ausreichende Menge an NO die oben genannten Substanzen brauchen.

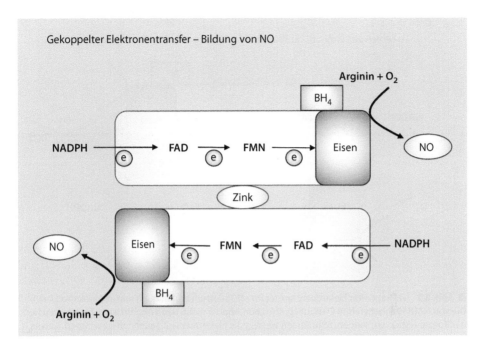

Gekoppelter Elektronentransfer – Bildung von NO

◘ Abb. 8.1 Gekoppelter Elektronentransfer im eNOS-Enzym und reibungslose Bildung von Stickoxid. Die von NADPH angelieferten Elektronen können ohne Probleme zum Abnehmer Sauerstoff und Arginin gelangen. Als Folge entsteht Stickoxid

Doch wie wird nun NO gebildet? Klassischerweise lesen Sie auf irgendwelchen Ratgeberseiten, dass Stickstoffmonoxid aus der Aminosäure Arginin gebildet wird. Deshalb finden Sie diese Aminosäure oft in Bodybuilder-Präparaten („Für den guten Pump im Arm") oder in Präparaten von Firmen, die sich um die männliche Körpermitte sorgen, wenn Sie verstehen.

Also: NO wird aus Arginin gebildet. Das ist richtig. Im Prinzip ist das Enzym eNOS eine Schnellstraße für Elektronen. Es werden Elektronen gebracht, sie fließen durch eNOS und werden auf den an der Hämgruppe gebundenen Sauerstoff übertragen, der mit Arginin reagiert – es entsteht Stickstoffmonoxid. Damit diese Reaktion stabil abläuft, braucht es zusätzlich einen „Wirkbeschleuniger", das ist das bereits erwähnte Tetrahydrobiopterin (BH$_4$).

8.4 Warum eNOS „entkoppelt"

Klingt in der Theorie ganz simpel. In der Praxis ergeben sich einige Probleme. Ein großes Problem ist beispielsweise die räumliche Nähe von Elektronen und Sauerstoff. Wenn Elektronen mehr oder weniger unkontrolliert mit Sauerstoff reagieren, kann das Superoxidanion entstehen – in unserer Sprache: freies Radikal, oxidativer Stress, giftige Substanz.

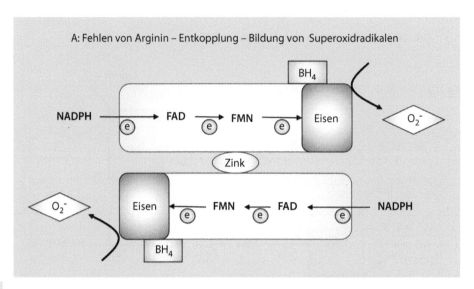

A: Fehlen von Arginin – Entkopplung – Bildung von Superoxidradikalen

8

☑ **Abb. 8.2** Entkoppelter Elektronentransfer im eNOS-Enzym und Bildung von Superoxidradikalen. Die von NADPH angelieferten Elektronen erreichen Arginin nicht, denn Arginin ist nicht in ausreichender Konzentration vorhanden. Stattdessen werden die Elektronen auf Sauerstoff übertragen, und es entstehen Superoxidradikale

Das Enzym eNOS soll uns eigentlich das so wertvolle NO bauen, kann aber, wenn es nicht ordentlich funktioniert, zum Radikalenproduzent werden. Diesen Zustand nennt man „uncoupling" (Entkopplung). In diesem Zustand wird nicht nur weniger NO gebildet – die entstehenden Sauerstoffradikale reagieren mit dem noch verbleibenden NO und lassen das hochgiftige Peroxynitrit (nitrosativer Stress) entstehen. Eine giftige Abwärtsspirale.

Das Enzym hat prinzipiell mehrere Schwachstellen, die das „uncoupling" begünstigen:

■ Schwachstelle Arginin

Arginin selbst dient, zusammen mit Sauerstoff, als Endverbraucher der Elektronen. Nur wenn die Elektronen zum Arginin gelangen, kann daraus das wertvolle Stickstoffmonoxid entstehen. Arginin muss vorhanden sein (☑ Abb. 8.2). Nun ist lange bekannt, dass eNOS keine hohen Argininkonzentrationen braucht, um optimal zu funktionieren. Dennoch kann eine L-Arginin-Gabe in vielen Fällen die NO-Werte erhöhen und somit sehr positiv wirken. Diese Beobachtung wurde in der Literatur beschrieben und nennt sich *Argininparadox*.

Dieses Paradoxon lässt sich wie folgt erklären: Zum einen kann am Enzym ein Stoff andocken, ADMA (asymmetrisches Dimethylarginin), das Arginin aus dem Enzym verdrängt. Zusätzlich kann Arginin selbst durch ein Enzym namens Arginase abgebaut werden. Eine Extra-Argingabe gleicht diese „Argininlücke" aus. In ☑ Tab. 8.1 sehen Sie, dass die ADMA-Konzentration bei diversen (metabolischen) Erkrankungen ansteigt. Das hat zur Folge, dass Arginin nicht im Enzym binden kann. Die NO-Werte fallen.

Tab. 8.1 Erhöhung der ADMA-Werte bei verschiedenen Erkrankungen. (Adaptiert nach Gad 2010)	
Zustand	**X-fache Erhöhung**
Hypercholesterinämie	2–3
Hypertriglyceridämie	2
Bluthochdruck	2
Niereninsuffzienz	2–12
Herzinsuffizienz	2–3
Typ-2-Diabetes	2

■ **Schwachstelle BH_4**

Wie bereits angesprochen braucht eNOS, damit es ordentlich funktioniert, einen Wirkbeschleuniger namens Tetrahydrobiopterin, kurz BH_4. Auch BH_4 muss ausreichend konzentriert vorliegen. Dieses BH_4 nimmt auch konstant Elektronen an und gibt sie weiter, damit NO entstehen kann. Das Problem ist, dass freie Radikale diese Elektronen rauben (Oxidation) und BH_4 somit unbrauchbar werden lassen. BH_4 muss daher konstant regeneriert werden – es muss vor Oxidation geschützt sein (■ Abb. 8.3).

Dies gelingt mithilfe von Vitamin C und der aktiven Folsäure, das sogenannte 5-Methyltetrahydrofolat (5-MTHF). Diese beiden Substanzen können dem BH_4 bei Bedarf immer wieder Elektronen zuführen und es somit vor Oxidation schützen. Darüber hinaus sieht die aktive Folsäure (5-MTHF) dem BH_4 so ähnlich, dass es selbst die Rolle des BH_4 übernehmen kann.

Praktische Ansatzpunkte

In diversen Studien wurde gezeigt: 5-MTHF, die aktive Folsäure, wirkt gegen das „uncoupling" des eNOS. Es erhöht die NO-Werte und verbessert gleichzeitig die Funktion des eNOS-Enzyms (vgl. Antoniades 2006; Hyndman et al. 2002; Mortensen und Lykkesfeldt 2014).

Wichtig: 5-MTHF ist die aktive Form der Folsäure. Der Körper bildet sie normalerweise aus Folsäure oder den Folaten, die Sie mit der Nahrung zuführen. Es gibt allerdings einen häufig anzutreffenden Genpolymorphismus, der diese Umwandlung beeinträchtigt. Deshalb lohnt es sich, über einen Gen-Test nachzudenken.

Die für die Enzymfunktion nötigen Substanzen müssen also in ausreichender Menge zugeführt werden. Und, ganz wichtig: Freie Radikale – egal ob sie „aus Versehen" von eNOS selbst produziert werden oder woanders entstehen – sind Gift für Ihre Arteriengesundheit.

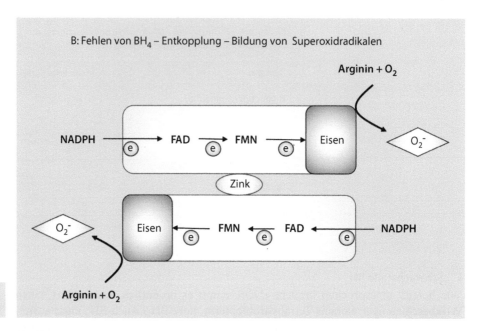

8

☐ **Abb. 8.3**   Entkoppelter Elektronentransfer im eNOS-Enzym und Bildung von Superoxidradikalen. Es fehlt das für den Elektronentransport nötige Tetrahydrobiopterin (BH4). Als Folge entstehen Superoxidradikale

8.5 Wie die Bildung von eNOS reguliert wird

Die bisher diskutierten Faktoren betreffen die Enzymfunktion selbst. Aber auch die Enzymmenge (= Anzahl der Kopien) und die Enzymaktivität (= wie intensiv das Enzym arbeitet) lassen sich beeinflussen.

Für unser Leben spielen vor allem die drei Faktoren Sport, Insulin und Schilddrüsenhormonhaushalt die wesentliche Rolle. Sowohl Sport als auch eine temporäre Konzentrationserhöhung des Insulins steigern die eNOS-Aktivität und somit die NO-Produktion. Kann Insulin nicht mehr wirken (durch Insulinresistenz, ▶ Kap. 9), bleibt der gefäßerweiternde Effekt der Insulinausschüttung aus. Das Gegenteil ist auch wahr: Fällt die Insulinkonzentration (z. B. während einer Kalorienrestriktion), wird das eNOS-Enzym ebenfalls stärker aktiviert bzw. vermehrt gebildet (vgl. Tanabe et al. 2003; Yang et al. 2002; de Waard et al. 2010; Ritchie et al. 2010; Fulton 2009; Fisslthaler et al. 2003; Farah et al. 2013; Edwards et al. 2008; Ungvari et al. 2008; Nisoli et al. 2003, 2004, 2005).

❯ Unter normalen Umständen ist Insulin kein Gift für die Arterien, im Gegenteil. Insulin ist sehr gesund für die Arterien, und eine gute Insulinsensitivität der Arterien ist Garant dafür, dass die Arterien gesund bleiben. Mehr dazu in ▶ Kap. 9.

Außerdem spielen Schilddrüsenhormone eine tragende Rolle bezüglich der eNOS-Bildung (Hiroi et al. 2006). Das geht so weit, dass manche Wissenschaftler vorschlagen, den Erfolg einer Schilddrüsenhormongabe daran zu bemessen, ob mehr NO gebildet wird und wie viel (Obradovic et al. 2016). Auch „shear stress" im Endothel, also eine

Schubspannung in den Arterien, kann die eNOS-Bildung steigern, was als protektiver Mechanismus verstanden wird (Davis et al. 2004; Lu und Kassab 2011).

8.6 Die wechselseitige Beziehung zwischen NO und dem Energiestoffwechsel

Zu wenig NO macht nicht nur Ihre Gefäße krank. Noch nicht so lange bekannt ist, dass der NO-Haushalt mit der Funktion des Energiestoffwechsels verknüpft ist: Das eNOS-Enzym findet sich nicht nur in den Arterien, sondern zum Beispiel auch in Muskeln (Kapur et al. 1997). Viele Experimente wurden in der Zwischenzeit durchgeführt, um herauszufinden, was eNOS bzw. das gebildete Stickoxid dort zu suchen hat.

Heute titeln manche Wissenschaftler: „Say NO to obesity" (Sage Nein zur Fettleibigkeit, Roberts 2015). Die Wissenschaftler implizieren damit, dass NO – neben der Gefäßgesundheit – ganz wesentlich die Funktion Ihres Energiestoffwechsels beeinflusst. Es gibt diesbezüglich eine Fülle an Experimenten. Tiere, die genetisch so modifiziert wurden, dass sie das eNOS-Enzym nicht bilden können, entwickeln das metabolische Syndrom (mit Bluthochdruck, Fettleibigkeit, Insulinresistenz und Co.) (Duplain et al. 2001).

Im Alter oder bei schlechter Ernährung fallen die NO-Werte im Blut (Sverdlov et al. 2014). Tiere, die gemästet werden, entwickeln das metabolische Syndrom. Zeitgleich zeigen sich erniedrigte NO-Werte. Hebt man diese abfallenden NO-Werte auf Normalniveau an, können viele dieser für das metabolische Syndrom typischen Entgleisungen rückgängig gemacht werden. Damit wurde gezeigt, dass viele dieser Anomalien nur dadurch entstehen, dass die NO-Werte abfallen (El-Bassossy et al. 2013).

Umgekehrt zeigt sich jedoch, dass eine physiologische Erhöhung der NO-Werte – zum Beispiel durch Gabe von Arginin oder durch eNOS-Überexpression – zu einer Nährstoffumverteilung führt: Weg vom Fettgewebe (z. B. durch eine gesteigerte Fettfreisetzung), hin zum Muskel (gesteigerte Zuckeraufnahme, erhöhte Fettverbrennung, gesteigerter Energieumsatz, vgl. Sansbury und Hill 2014).

Wieso kann NO so mannigfaltig wirken? Es reguliert beispielsweise den Masterregulator der Mitochondrienmenge, das Protein PGC-1α, den Sie bereits in ▶ Kap. 5 kennengelernt haben (Nisoli et al. 2003). Zudem zeigt sich, dass NO hilft, Glukose in den Muskel zu bekommen – es hat daher eine dem Insulin ähnliche Wirkung. Die durch Insulin hervorgerufene Erhöhung der NO-Werte stellt somit eine Verstärkung der Insulinwirkung dar, denn die primäre Funktion des Insulins ist es, Glukose aus dem Blut in die Gewebe zu schaffen (Kashyap et al. 2005).

> Tiere, die kein eNOS bilden können, verfügen über weniger Mitochondrien in den Muskeln, verbrennen Fette schlechter, nehmen weniger Glukose in den Muskel auf und zeigen einen eingeschlafenen Energiestoffwechsel (vgl. Le Gouill et al. 2007; Momken et al. 2002).

Es kommt noch besser: Bei Sport oder bei Kalorienrestriktion wird die eNOS-Enzym-Aktivität, wie gesagt, gesteigert. Es konnte unter anderem gezeigt werden, dass die durch eNOS eingeleitete NO-Bildung die durch Sport hervorgerufenen Adaptationsprozesse überhaupt erst ermöglicht. In anderen Worten: Blockiert man die NO-Bildung, gibt es keine Sport- oder kalorienrestriktionsspezifische Anpassung, also auch keine Anpassung, die sich förderlich auf die Gesundheit auswirkt. Da diese Anpassungen jedoch essenziell für die Lebensspanne der Organismen sind, kann der NO-Abfall bzw. die mangelnde NO-Bildung zu einer Verkürzung der Lebensspanne führen. Hier wird erneut deutlich, dass Sie „alles richtig machen" können – funktioniert aber ein wesentlicher Schalter nicht, bemühen Sie sich umsonst (vgl. Guarente 2013; Lira et al. 2010; Valerio et al. 2011; de Waard et al. 2010; Nisoli et al. 2003, 2004, 2005).

NO ist nicht „irgendein Gefäßgas". In der Aussage „Der Mensch ist so alt wie seine Gefäße" steckt wohl mehr Wahrheit und Essenz als Virchow damals klar war. Denn Ihnen ist nun klar, dass NO nicht nur die Gefäße gesund hält und ein gesundes Altern somit überhaupt erst ermöglicht, sondern auch die Funktion Ihres Energiestoffwechsels reguliert und Einfluss darauf hat, wie lange eine Zelle lebt!

Mittlerweile dämmert es Ihnen sicherlich, dass Prozesse im Körper sich immer wechselseitig beeinflussen. Der entgleiste Energiestoffwechsel selbst wird dafür sorgen, dass vermehrt freie Radikale in Ihrem Körper gebildet werden – freie Radikale aber sind Gift für Ihre NO-Werte. Der Abfall dieser NO-Werte wird wiederum dafür sorgen, dass der Energiestoffwechsel noch mehr entgleist. Wir können Phänomene oder Krankheiten also nicht isoliert betrachten, sondern immer nur in einem systemischen Kontext.

Wichtig: Was in diesem Kapitel beschrieben wurde, bezieht sich auf die Wirkung jener Stickoxid-Mengen, die vom eNOS-Enzym gebildet werden. Es gibt weitere Enzym-Versionen, etwa die sogenannte iNOS, die beispielsweise bei bakteriellen Infektionen der Abwehr wegen von Immunzellen gebildet wird. Dieses iNOS-Enzym bildet allerdings bis zu 1000-fach mehr Stickoxid. Bleiben diese Raten dauerhaft so hoch (z. B. bei chronischen Entzündungen), kann's giftig werden. Dann macht NO genau das Gegenteil von dem, was hier besprochen wurde.

> ⏩ Speziell was Ihre Gefäße betrifft, ist die Lösung, wie so oft, also relativ banal. Bleiben Sie stoffwechselgesund, achten Sie auf eine ausreichende Mikronährstoffzufuhr und schützen Sie sich vor oxidativem Stress bzw. freien Radikalen.

Praktische Ansatzpunkte
Schützen Sie Ihren NO-Haushalt durch

- gewisse Antioxidanzien (körpereigene Antioxidanzien wie eisen- bzw. kupferabhängige Katalasen, zink-, kupfer-, und manganabhängige Superoxiddismutasen, Pflanzenstoffe wie Kurkumin oder Oleuropein, durch Mikronährstoffe wie Vitamin C etc.)
- Bewegung (z. B. Ausdauersport)
- Beheben eines T_3-Defizits (▶ Abschn. 6.2)
- die richtigen Aminosäuren (z. B. Glycin oder verzweigtkettige Aminosäuren [BCAA])
- Ausmerzen von Risikofaktoren (wichtig: Harnsäure, z. B. durch Streichen von Zucker, Homocystein über eine gezielte B_{12}-B_6-Folat-Gabe, Trimethylaminoxid (TMAO) via Absetzen von L-Carnitin- und cholinhaltigen Präparaten)
- Korrigieren eines Vitamin-D-, Zink- und Magnesiummangels (ja, auch Vitamin D, Zink und Magnesium regulieren die eNOS-Funktion – Magnesium

speziell am Herzen, Magnesiummangel induziert Verengung der Herzgefäße, Stichwort Angina pectoris)
— Umkehr der Insulinresistenz (▶ Kap. 9)
— die für die eNOS/NO-Bildung wichtigen Kofaktoren, wie zum Beispiel Folat (5-Methyltetrahydrofolat) oder Folsäure, Zink oder Eisen

Alternativ können Sie eine fein abgestimmte Aminosäureformel nutzen, die unter anderem Citrullin, aber auch andere wichtige Aminosäuren und Vitamine enthält, die das eNOS-Sytem unterstützen und schützen.

Auch im Trend liegt die Zufuhr von Nitraten via Gemüse (Rote Bete oder Salat): Nitrate werden im Körper zu NO verstoffwechselt. Ohne eNOS. Auch eine elegante Möglichkeit, den NO-Haushalt zu verbessern (vgl. Ramaswami et al. 2004; Zhao et al. 2011; Baker et al. 2001; Tanabe et al. 2003; Gómez-Zamudio et al. 2015; Zhang et al. 2000; Andrukhova et al. 2013; Tomat et al. 2005; Basralı et al. 2015; Muniyappa und Sowers 2013; Lundberg et al. 2008).

Um noch einmal kurz auf unsere Tsimane- und Kitava-Menschen zurückzukommen: Natürlich lebende Populationen kennen deshalb keine Herz-Kreislauf-Erkrankungen, da diese Menschen bis ins hohe Alter keine entgleisten Energiestoffwechsel haben. Sie ernähren sich mikronährstoffreich, verzehren viele Pflanzen (antioxidativ wirkende Pflanzenstoffe), müssen sich täglich bewegen, sprich, sie verhalten sich *artgerecht*. Wenn Forscher also davon ausgehen, dass Herz-Kreislauf-Erkrankungen tatsächlich eine „Erfindung der Neuzeit" sind, dann haben sie aller Wahrscheinlichkeit nach recht!

Literatur

Andrukhova O et al (2013) Vitamin D is a regulator of endothelial nitric oxide synthase and arterial stiffness in mice. Mol Endocrinol 28(1):53–64

Antoniades C (2006) 5-Methyltetrahydrofolate rapidly improves endothelial function and decreases superoxide production in human vessels: effects on vascular tetrahydrobiopterin availability and endothelial nitric oxide synthase coupling. Circulation 114(11):1193–1201

Baker TA, Milstien S, Katusic ZS (2001) Effect of vitamin C on the availability of tetrahydrobiopterin in human endothelial cells. J Cardiovasc Pharmacol 37(3):333–338

Basralı F et al (2015) Effect of magnesium supplementation on blood pressure and vascular reactivity in nitric oxide synthase inhibition-induced hypertension model. Clin Exp Hypertens 37(8):633–642

Davis ME et al (2004) Shear stress regulates endothelial nitric-oxide synthase promoter activity through nuclear factor κB binding. J Biol Chem 279(1):163–168

Duplain H et al (2001) Insulin resistance, hyperlipidemia, and hypertension in mice lacking endothelial nitric oxide synthase. Circulation 104(3):342–345

Edwards JG et al (2008) Exercise improves endothelial nitric oxide synthase (eNOS) dimerization in diabetic rats. FASEB J 22(1):1235.3

El-Bassossy HM et al (2013) Arginase inhibition alleviates hypertension in the metabolic syndrome. Br J Pharmacol 169(3):693–703

Farah C et al (2013) Exercise-induced cardioprotection: a role for eNOS uncoupling and NO metabolites. Basic Res Cardiol 108(6):1–13

Fisslthaler B et al (2003) Insulin enhances the expression of the endothelial nitric oxide synthase in native endothelial cells: a dual role for Akt and AP-1. Nitric Oxide 8(4):253–261

Friedman-Rudovsky J (2012) In the Bolivian Amazon, a yardstick for modern health. https://www.nytimes.com/2012/09/25/health/in-the-bolivian-amazon-a-yardstick-for-modern-health.html. Zugegriffen am 02.08.2018

Fulton D (2009) Mechanisms of vascular insulin resistance: a substitute act? Circ Res 104(9):1035–1037

Gad M (2010) Anti-aging effects of l-arginine. J Adv Res 1(3):169–177

Gómez-Zamudio JH et al (2015) Vascular endothelial function is improved by oral glycine treatment in aged rats. Can J Physiol Pharmacol 93(6):465–473

Guarente L (2013) Calorie restriction and sirtuins revisited. Genes Dev 27(19):2072–2085

Hayashi T, Juliet P, Matsui-Hirai H et al (2005) L-citrulline and L-arginine supplementation retards the progression of high-cholesterol-diet-induced atherosclerosis in rabbits. Proc Natl Acad Sci U S A 102(38):13681–13686

Hiroi Y et al (2006) Rapid nongenomic actions of thyroid hormone. Proc Natl Acad Sci U S A 103(38):14104–14109

Hyndman ME et al (2002) Interaction of 5-methyltetrahydrofolate and tetrahydrobiopterin on endothelial function. Am J Physiol Heart Circ Physiol 282(6):H2167–H2172

Kaplan H, Thompson R, Trumble B et al (2017) Coronary atherosclerosis in indigenous South American Tsimane: a cross-sectional cohort study. Lancet 389(10080):1730–1739

Kapur S et al (1997) Expression of nitric oxide synthase in skeletal muscle: a novel role for nitric oxide as a modulator of insulin action. Diabetes 46(11):1691–1700

Kashyap S, Roman L, Lamont J et al (2005) Insulin resistance is associated with impaired nitric oxide synthase activity in skeletal muscle of type 2 diabetic subjects. J Clin Endocrinol Metab 90(2):1100–1105

Le Gouill E et al (2007) Endothelial nitric oxide synthase (eNOS) knockout mice have defective mitochondrial β-oxidation. Diabetes 56(11):2690–2696

Lindeberg S et al (1994) Cardiovascular risk factors in a Melanesian population apparently free from stroke and ischaemic heart disease: the Kitava study. J Intern Med 236(3):331–340

Lira VA et al (2010) Nitric oxide and AMPK cooperatively regulate PGC-1α in skeletal muscle cells. J Physiol 588(18):3551–3566

Lu D, Kassab GS (2011) Role of shear stress and stretch in vascular mechanobiology. J Royal Soc Interface 8(63):1379–1385

Lundberg JO, Weitzberg E, Gladwin MT (2008) The nitrate-nitrite-nitric oxide pathway in physiology and therapeutics. Nat Rev Drug Discov 7(2):156–167

Momken I et al (2002) Endothelial nitric oxide synthase (NOS) deficiency affects energy metabolism pattern in murine oxidative skeletal muscle. Biochem J 368:341–347

Mortensen A, Lykkesfeldt J (2014) Does vitamin C enhance nitric oxide bioavailability in a tetrahydrobiopterin-dependent manner? In vitro, in vivo and clinical studies. Nitric Oxide 36:51–57

Muniyappa R, Sowers JR (2013) Role of insulin resistance in endothelial dysfunction. Rev Endocr Metab Disord 14(1):5–12

Nisoli E et al (2003) Mitochondrial biogenesis in mammals: the role of endogenous nitric oxide. Science 299(5608):896–899

Nisoli E et al (2004) Mitochondrial biogenesis by NO yields functionally active mitochondria in mammals. Proc Natl Acad Sci U S A 101(47):16507–16512

Nisoli E et al (2005) Calorie restriction promotes mitochondrial biogenesis by inducing the expression of eNOS. Science 310(5746):314–317

Obradovic M, Gluvic Z, Sudar-Milovanovic E et al (2016) Nitric oxide as a marker for levo-thyroxine therapy in subclinical hypothyroid patients. Curr Vasc Pharmacol 14(3):266–270

Ramaswami G et al (2004) Curcumin blocks homocysteine-induced endothelial dysfunction in porcine coronary arteries. J Vasc Surg 40(6):1216–1222

Ritchie S et al (2010) Insulin-stimulated phosphorylation of endothelial nitric oxide synthase at serine-615 contributes to nitric oxide synthesis. Biochem J 426:85–90

Roberts LD (2015) Does inorganic nitrate say NO to obesity by browning white adipose tissue? Adipocyte 4(4):311–314

Sansbury BE, Hill BG (2014) Regulation of obesity and insulin resistance by nitric oxide. Free Radic Biol Med 73:383–399

8

Sverdlov AL et al (2014) Aging of the nitric oxide system: are we as old as our NO? J Am Heart Assoc 3(4):e000973

Tanabe T et al (2003) Exercise training improves ageing-induced decrease in eNOS expression of the aorta. Acta Physiol Scand 178(1):3–10

Tomat AL et al (2005) Moderate zinc deficiency influences arterial blood pressure and vascular nitric oxide pathway in growing rats. Pediatr Res 58(4):672–676

Ungvari Z et al (2008) Mechanisms underlying caloric restriction and lifespan regulation implications for vascular aging. Circ Res 102(5):519–528

Valerio A, D'Antona G, Nisoli E (2011) Branched-chain amino acids, mitochondrial biogenesis, and healthspan: an evolutionary perspective. Aging 3(5):464–478

de Waard MC et al (2010) Beneficial effects of exercise training after myocardial infarction require full eNOS expression. J Mol Cell Cardiol 48(6):1041–1049

Yang A-L et al (2002) Chronic exercise increases both inducible and endothelial nitric oxide synthase gene expression in endothelial cells of rat aorta. J Biomed Sci 9(2):149–155

Zhang X et al (2000) Effects of homocysteine on endothelial nitric oxide production. Am J Physiol Renal Physiol 279(4):F671–F678

Zhao Z-W et al (2011) Ameliorative effect of astaxanthin on endothelial dysfunction in streptozotocin-induced diabetes in male rats. Arzneimittelforschung 61(04):239–246

Angewandte Biochemie VI: Insulinsensitivität

© Springer-Verlag GmbH Deutschland, ein Teil von Springer Nature 2019
C. Michalk, *Gesundheit optimieren – Leistungsfähigkeit steigern*,
https://doi.org/10.1007/978-3-662-58231-2_9

9.1 Was ist Insulinsensitivität?

Auf quasi allen Gewebe- bzw. Zelloberflächen sitzt ein Insulinrezeptor. Die Bauchspeicheldrüse produziert das Hormon Insulin und gibt es bei Eiweiß- bzw. Kohlenhydratkonsum in den Blutstrom ab. Insulin dockt an den Insulinrezeptor, was Folgereaktionen in den Zellen auslöst. Sofern eine ausreichende Menge an Aminosäuren vorhanden ist, wird dabei zum einen der für Anabolismus wichtige Zellschalter bzw. Energiesensor *mTOR* aktiv. Zum anderen wird veranlasst, dass sich ein (insulinabhängiger) Glukosetransporter an die Zelloberfläche stülpt, damit die gegessenen Kohlenhydrate in den Zielzellen (z. B. im Muskel) verschwinden können.

Ein funktionierendes Insulin-Signaling ist nicht nur für die Aufrechterhaltung der mitochondriale Funktion, sondern auch für den Ganzkörperanabolismus wichtig: Insulin steuert das Wachstum von Geweben und Zellen, schützt sie vor negativen Einflüssen und wirkt regenerierend, zum Beispiel durch Stammzellaktivierung. Daher wirken anabole Substanzen, wie zum Beispiel das Wachstumshormon IGF-1, das auch an den Insulinrezeptor bindet, so förderlich: Es baut Muskeln auf, hält Knochen fit, stärkt den Denkapparat, stabilisiert das Immunsystem und hält die Arterien gesund.

Genau das fehlt besonders alten Menschen oft – es fehlt an Anabolismus und adäquater Insulinwirkung. Vor allem das Gehirn ist auf eine adäquate Insulinwirkung angewiesen. Nicht umsonst nennt man gewisse neurodegenerative Erkrankungen „Diabetes des Gehirns". Auch Osteoporose ist eine Form des Diabetes, da Osteoblasten „aktiviert" werden müssen, um den Knochen aufzubauen. Osteoblasten wiederum schütten Hormone aus (z. B. Osteocalcin), die auf den Muskel und auf die Bauchspeicheldrüse wirken. Sie sehen wieder einmal: Alles in unserem Körper interagiert miteinander und oft ergeben sich positive oder negative Spiralen.

Aus den genannten Gründen wirkt Insulin antientzündlich: Es ist dafür da, den Körper zu schützen, indem es Gewebe heilt. Reagiert der Körper bzw. das entsprechende Gewebe nicht mehr adäquat auf das Insulin, fällt dieser Schutzeffekt weg – der Körper wird krank. Diesen Zustand nennt man *Insulinresistenz*. Da das Insulin quasi überall seine Finger im Spiel hat, ist es für uns natürlich interessant zu wissen, wie wir diesen Insulinhaushalt (positiv) beeinflussen können.

9.2 AMPK und mTOR revisited

Sie haben im Verlauf nun mehrfach die beiden „Zellschalter" AMPK (AMP-aktivierte Proteinkinase) und mTOR („mechanistic/mammalian target of rapamycin") kennengelernt. Es geht nicht darum, ganz genau alle biochemischen Mechanismen und Fachbegriffe zu verstehen, sondern eher darum, ein Gefühl für wesentliche Abläufe und „Kreisläufe" zu bekommen. Quasi alles, was Sie in diesem Buch lesen, könnten wir mit AMPK und mTOR verknüpfen, was wir in vielen Fällen auch getan haben. Alles hängt mit diesen zwei Schaltern zusammen.

AMPK (Mangel) und mTOR (Überfluss) sind die beiden Energiesensoren. Sie wollen der Zelle vermitteln, wie es gerade um die Energieversorgung bestellt ist. Je nachdem, welcher Schalter aktiviert wird, ergeben sich andere Effekte innerhalb der Zelle – so soll das Energiegleichgewicht gewahrt bleiben.

Wir sagten: AMPK wird – vereinfacht – proportional zum Energieverbrauch aktiviert. Das kann sein durch Erhöhung des Energieumsatzes oder durch eine eingeschränkte Kalorienzufuhr (= niedrigere Energiezufuhr). Konkret steigt die AMPK-Aktivität,

— wenn wir Sport treiben,
— wenn wir fasten,
— wenn wir weniger essen,
— wenn wir uns Kälte aussetzen,
— wenn wir denken … also, wenn wir leben.

Sogar im basalen Zustand sind bestimmte AMPK-Isoformen aktiv – klar, wir verbrauchen ja konstant Energie. AMPK leitet dann die passenden Reaktionen ein: Mobilisierung von Energiespeichern (z. B. Glykogen oder Triglyceride), Unterdrückung von überschüssigen Proteinsyntheseleistungen, Aktivierung von Enzymen, die dem mitochondrialen Energiestoffwechsel helfen, Bildung neuer Mitochondrien (via PGC-1α) und so weiter.

Wichtig ist, dass AMPK den Organismus justiert, um die Nährstoffe später, beim Wiederzuführen von Nahrung, optimal zu verarbeiten. Die Zelle wird in dieser Zeit alles dafür tun, die spätere Nährstoffaufnahme zu maximieren. Das ist gut, denn dann landet das Essen nicht auf den Hüften, sondern im Muskel. Für dieses Kapitel bedeutet das: Insulinrezeptoren werden aktiv, die Zelle kann aber sogar ganz ohne Insulin Zucker aus dem Blut fischen, indem AMPK die von Insulin *unabhängigen* Glukosetransporter aktiv werden lässt. So wirkt übrigens auch das Diabetesmedikament Metformin (Kumar und Dey 2002; Zhou et al. 2001).

AMPK steht also im Grunde für Katabolismus, Abbau. Vorsicht, damit ist nicht per se Muskelabbau, also Muskelkatabolismus gemeint. Das ist das Yin.

mTOR wird aktiv, wenn wir essen. Hauptsächlich für die mTOR-Aktivierung verantwortlich ist das Hormon Insulin – zusammen mit Aminosäuren. Zucker (genauer: Glukose) kann die AMPK-Aktivität unterdrücken. Das bedeutet also, dass Insulin, Aminosäuren und Glukose grundsätzlich die Substanzen sind, die dem Körper signalisieren, dass genug da ist.

mTOR leitet etwas andere Reaktionen ein. Beispielsweise erhöht mTOR die Proteinsyntheserate, aber auch den Energiefluss. mTOR ist also kein klassischer Gegenspieler von AMPK. Viel mehr will auch mTOR das energetische Gleichgewicht wahren und erhöht in den Zeiten des Überflusses auch den mitochondrialen Energiefluss, zum Beispiel dadurch, dass es die Mitochondrien vermehrt. Grundsätzlich aber steht mTOR für Aufbau, für Anabolismus. Und anabol wird die Zelle dann, wenn genug Energieträger zur Verfügung stehen. Logisch! mTOR ist das Yang.

Problematisch wird es, wenn wir einen der beiden Schalter chronisch gedrückt halten. Das sollten wir nicht tun – denn dann werden wir (stoffwechsel-)krank. Nur wenn ein Zyklus, ein Kreislauf geschlossen ist, kann die Zelle ihr Potenzial voll entfalten. Der Körper will diesen geschlossenen Kreislauf. Deshalb hat er beispielsweise ein starkes Verlangen nach Kohlenhydraten, wenn wir die Kohlenhydratspeicher gerade mit intensiven Belastungen geleert haben.

Hier sehen wir sehr schön, was mit dem Zyklus gemeint ist: Einer katabolen Phase (Substratabbau, AMPK-Richtung) folgt eine anabole Phase (Strukturaufbau, mTOR-Richtung). Uns muss also klar sein, dass auf die eine Phase immer die andere Phase folgen *muss*.

> ❯ Die „take home message" ist also: Die Energiezufuhr (während anabolen Phasen) sollte sich an katabolen Phasen orientieren – dabei ist es völlig egal, wie lange die katabole Phase anhielt. Das einzige, was zählt, ist, wie negativ die temporäre Energiebilanz war. So können wir in zehn Minuten intensivster körperlicher Belastung eine viel größere negative Energiebilanz erzeugen als in fünf Stunden Popo-warm-Sitzen. Entsprechend sollten dann die Mahlzeiten ausfallen.

Für unser Insulin-Signaling bedeutet das: Je mehr Energie eine Zelle verbraucht, desto besser wird sie Glukose (Zucker) verarbeiten können und desto besser wird die Zelle auf das Hormon Insulin reagieren. Darum sorgt chronische Kalorienrestriktion, die nachweislich das Leben verlängert, für niedrige Blutzuckerspiegel und bessere Insulinsensitivität.

Gut zu wissen: Hemmt man die Fettsäurefreisetzung des Fettgewebes (z. B. durch spezielle Stoffe), dann steigt der Glukoseverbrauch und die Insulinsensitivität (Girousse et al. 2013) in Muskelzellen. Das hat zwei Gründe. Der eine Grund nennt sich Randle-Zyklus. Diesen Regulationsmechanismus der Zelle werden Sie gleich kennenlernen. Der andere Grund ist, dass der Zelle nun weniger Energie zur Verfügung steht (relativ betrachtet dadurch, dass weniger Fettsäuren als Energieträger genutzt werden können) – bei gleichbleibendem Energieverbrauch wird das Energieloch durch eine verstärkte Zuckerverbrennung gestopft. Daher hat Insulinsensitivität bzw. das Gegenteil, also Resistenz, immer etwas mit Energieüberfrachtung zu tun.

Stellen wir uns zwei Individuen vor: Ein Individuum mit hohem Energieverbrauch bzw. -umsatz und ein Individuum ohne gut funktionierenden Energiestoffwechsel. Das erste Individuum wird keine Probleme bekommen, weil der Motor und damit AMPK sehr aktiv sind – die einzige Aufgabe ist dann, dieses sich konstant ergebende Energieloch zu stopfen. Beim zweiten Individuum wird jede Brezel krank machen.

Sport wirkt genau deshalb so positiv: Der Muskel saugt Substrate (Glukose, Fettsäuren) förmlich auf – zum Aufbau neuer Strukturen, aber auch, weil die durch Sport induzierten Anpassungen (Stichwort PGC-1α → Mitochondrienneubildung etc.) zu einem erhöhten Energieverbrauch bzw. zu einer besseren Verwertung der Nahrungsenergie führen.

9.3 Randle-Zyklus und zu fetthaltige Muskeln

All das, was in diesem Buch besprochen wurde, funktioniert nur richtig, wenn der Kreis geschlossen wird. Wenn es zum Yin das passende Yang gibt. Das heißt: Ohne Insulin und eine adäquate Insulinwirkung bricht der Energiestoffwechsel im Muskel zusammen. Das konnte in einer Arbeit von Pagel-Langenickel et al. (2008) geklärt werden. Kurz: Für eine ordentliche Mitochondrienfunktion muss auch die Insulinwirkung stimmen.

Grundsätzlich oxidiert die Zelle zwei Substrate: Glukose und Fettsäuren – Kohlenhydrate und Fette. Beide Stoffwechselwege interagieren miteinander. Fettsäuren werden grundsätzlich zuerst oxidiert und bremsen in den Zellen den Glukosestoffwechsel aus.

Dieses Phänomen wurde benannt nach dem Entdecker, wir sprechen vom Randle-Zyklus (Randle et al. 1963). Dieser Zyklus garantiert in Zeiten der Nahrungsknappheit, dass der Blutzuckerspiegel nicht zu stark abfällt, denn die vorrangige Oxidation von Fettsäuren spart Glukose für wichtige Organe und Prozesse.

Der Randle-Zyklus kann einen Zustand induzieren, den man *physiologische Insulinresistenz* nennt (Fery F et al. 1990). Je mehr Fettsäuren oxidiert werden, umso stärker wird der Zuckerverbrauch gedrosselt. Als Folge wirkt Insulin in den Zielzellen (z. B. im Muskel) nicht mehr gut – eine (physiologische) Insulinresistenz stellt sich ein.

Macht Insulin krank?

Glukose und Insulin sind zwei wichtige Stoffwechselregulatoren, die Sie nicht als Feind einordnen dürfen. Die große Abneigung gegenüber dem Insulin kommt daher, dass Insulin als Speicherhormon bekannt wurde, als „Fettmachhormon".
Hier wurden nicht selten kranke Prädiabetiker als Beispiel genommen: Bei diesen Menschen findet sich häufig zu viel Insulin und zu viel Glukose im Blut. Die Glukosezufuhr stimuliert bekanntermaßen die Insulinausschüttung, weswegen geschlussfolgert wurde: Glukose lässt Insulin ansteigen, zu viel Insulin macht Insulinresistenz, daraus folgt: Kohlenhydrate (und somit Insulin) machen krank.

Freilich wird das so nur in der Laienpresse zu finden sein, denn aus der Fachliteratur wird klar, dass hier Ursache und Wirkung verdreht wurden. Zum einen sind die biochemischen Mechanismen, die für die Entstehung einer Insulinresistenz verantwortlich sind, hinlänglich beschrieben. Insulin ist kein krank machendes Hormon – krank wird man, wenn Insulin nicht mehr wirken kann. Zum anderen gibt es zahlreiche Populationen, die sich sehr kohlenhydratlastig ernähren und unsere Zivilisationskrankheiten trotzdem nicht kennen.

Wer abends keine Kohlenhydrate isst, wacht morgens aller Wahrscheinlichkeit nach mit einem höheren Blutzuckerspiegel auf (Takizawa et al. 2003; Wang et al. 1999). Deshalb ist ein morgendlicher, niedriger Blutzuckerspiegel umgekehrt ein Zeichen für einen dominanten Kohlenhydratstoffwechsel.

Ein zu dominanter Kohlenhydratstoffwechsel kann auf der anderen Seite zu Unterzuckerungen und Stress führen. Zudem steigt die Glukosetoleranz bzw. die Insulinsensitivität, wenn in der Mahlzeit vorher bereits Lebensmittel verzehrt werden, die einen niedrigen Insulinausstoß hervorrufen. Dieses Phänomen nennt sich „second meal effect".

Die physiologische Insulinresistenz, in der Extremform auch „Hungerdiabetes" genannt, kommt schnell, geht aber genauso schnell wieder. Doch wie sieht es mit der „echten" Insulinresistenz, der Vorstufe zum Diabetes, aus?

Nun, vorab: Eine pathologische Insulinresistenz entsteht in den allermeisten Fällen nur, weil wir den Körper im Energieüberschuss halten. Das, was wir Menschen mit unserem Verhalten kreieren, ist pure Kunst. Wir schaffen es, Jahrmillionen alte Mechanismen mir nichts, dir nichts auszuhebeln. Dieses oben beschriebene, fein justierte System wird einfach übergangen.

Sie haben soeben den Randle-Zyklus kennengelernt und wissen nun, dass Fettsäuren vorrangig oxidiert werden, wenn man der Zelle beide Substrate, Kohlenhydrate und

Fette, anbietet – zum Schutz. Doch was passiert, wenn konstant zu viele freie Fettsäuren im Blut sind?

Bei Diabetikern und Insulinresistenten finden wir konstant Mengen an freien Fettsäuren im Blut, die die bei Gesunden deutlich übersteigen (Boden 2008; Mitrou et al. 2010). Der häufigste Grund für diese erhöhte Konzentration an freien Fettsäuren im Blut ist die erhöhte Fettmasse in der Bauchregion, speziell um die Organe. Allgemein gilt, dass das Fettgewebe mit steigender Masse mehr Fettsäuren in den Blutstrom abgibt.

Wir bieten den Zellen in diesem Szenario immer mehr Fettsäuren an und induzieren somit eine permanente Insulinresistenz – zunächst aufgrund des Randle-Zyklus. Da die Insulinwirkung nun auch im Fettgewebe nicht mehr gegeben ist (Insulinresistenz wirkt in sämtlichen Organen und Geweben), verliert das Fettgewebe zunehmend die Speicherfunktion. Als Folge werden noch mehr Fettsäuren in den Blutstrom abgegeben. Zusätzlich und verstärkend kommt hinzu: Fettsäuren, wenn sie sich in Zellen anreichern, bilden bestimmte Abkömmlinge, zum Beispiel Diacylglycerine (DAG) oder Ceramide, die den Insulinrezeptor einfach ausschalten (Pickersgill et al. 2007). Spätestens, wenn das in der Leber passiert, gibt es richtig Probleme.

Wir knüpfen hier an die Eingangsworte an: Die Insulinwirkung wird gebraucht, um ein optimales metabolisches Zellmilieu zu gewährleisten. Bei Insulinresistenz zum Beispiel funktionieren Mitochondrien nicht mehr richtig (mitochondriale Dysfunktion). Dadurch entstehen freie Radikale, die Energieproduktion sackt ab, und trotz der Energieflut in Form von Fetten erleidet die Zelle einen Energiemangel. Es funktioniert zunehmend nichts mehr. Stattdessen schreit die Zelle nach Hilfe und produziert immer mehr entzündungsfördernde Botenstoffe. Die Zellen gehen kaputt. Die Entzündungsstoffe (z. B. TNF-α oder Interleukin-6) an sich aber induzieren auch Insulinresistenz (Shoelson et al. 2006).

Das passiert im Herz. Das nennt sich *diabetische Kardiomyopathie*, später Herzinsuffizienz. Das passiert in der Bauchspeicheldrüse und nennt sich dann *endokrine Pankreasinsuffizienz* – in einfachen Worten: Die Bauchspeicheldrüse produziert kein Insulin mehr. Sie ist genauso verfettet wie alle anderen Organe auch und wird kaum mehr Glukose aufnehmen. Aber weil sie keine Glukose mehr aufnehmen kann, „versteht" sie gar nicht, dass sie Insulin ausschütten muss. Das „Glukose-Sensing" geht verloren (Kulkarni et al. 1999; Unger und Zhou 2001).

Ganz salopp und überspitzt formuliert: Die Fettmasse bzw. das unkontrollierte Essverhalten entscheidet häufig über die Schwere der Insulinresistenz. Das darf so leider oft nicht ausgesprochen werden. Ein großer Unterschied also zwischen den vielen Völkern, die ihre Kohlenhydrate gut verarbeiten, und uns ist, dass diese Populationen oft einfach kein Gewichtsproblem haben. Das kennen wir von den Japanern: „hara hachi bu" (sinngemäß: nicht vollessen, sondern bei 80 % aufhören). Bei uns heißt's: Ja mei, gib mir halt noch ein Stück Kuchen – mit Sahne. Basst scho.

Warum vertragen so viele Populationen Kohlenhydrate so gut?

Es gibt nicht wenige Naturvölker und ganze Populationen („blaue Zonen"), die sich hauptsächlich von Kohlenhydraten ernähren. Wie geht das?

Der Trick dieser Kulturen, besser gesagt: des menschlichen Stoffwechsels, ist folgender: Stellen wir uns einmal vor, es gäbe im Körper nur einen Treibstoff,

Glukose. Es gibt also kein Fett und kein Protein zur Verbrennung. Die Zelle würde, um ihren Energiebedarf zu decken, konstant Glukose verbrauchen.

Dadurch würde sich ein Sog ergeben, der bei einem Verbrauch von ca. 2000 kcal pro Tag, einfach so über 500 g Glukose schluckt (1 g Glukose entspricht 4 kcal). Dieser Sog wäre so auf Glukose ausgelegt, dass Glukose sogar komplett ohne Insulin in die Zellen ziehen könnte.

Nun gibt es im Menschen allerdings ein duales System. Heißt: Der Mensch fährt eben nicht nur mit Glukose als Energietreibstoff durch die Gegend, sondern auch mit Fettsäuren. Die Zelle bzw. der Körper musste also Mechanismen entwickeln, die Regulation beider Substrate unter einen Hut zu bekommen. Dafür wurde von der Natur das Insulin entwickelt.

Nach der Glukosezufuhr wird Insulin ausgeschüttet. Insulin sperrt nun genau so viele Fettsäuren weg (z. B. in Fettzellen), dass der Blutstrom „frei" wird. Gleichzeitig klopft Insulin an die Tür von Zellen und bittet um Einlass für Glukose. Insulin dockt dabei an Rezeptoren an und vermittelt im Zellinneren den Transport von Glukosetransportern an die Zelloberfläche, damit die Glukose in die Zellen aufgenommen werden kann (◘ Abb. 9.1).

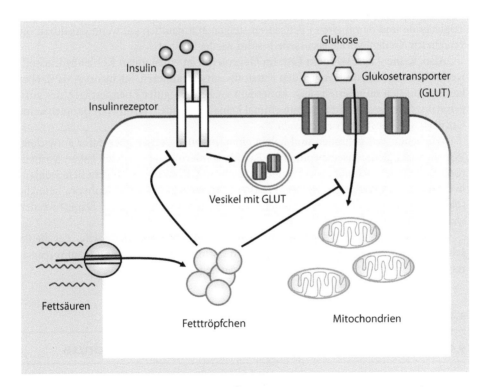

◘ **Abb. 9.1**   Insulin-Signaling, stark vereinfacht. Überfüllte intrazelluläre Triglyceridspeicher lassen Abkömmlinge entstehen (nicht gezeigt, z. B. Ceramide und Diacylglycerine), die zusammen mit dem Randle-Zyklus die Glukoseaufnahme und den Glukoseverbrauch blockieren (Pfeile ausgehend von Lipidtröpfchen)

> Die Zelle ist aber raffiniert: Je öfter genau das passiert, desto besser wird der Ablauf funktionieren. Die Zelle „versteht", dass immer öfter Glukose ankommt, also optimiert sie ihren Stoffwechsel so, dass Glukose rascher verarbeitet wird. Das sorgt langfristig dafür, dass immer weniger Insulin für dieselbe Leistung gebraucht wird. Die Glukose wird immer schneller aus dem Blut gezogen, dadurch sinkt der Insulinspiegel schneller ab. Dies sorgt unter anderem dafür, dass Völker, die sich kohlenhydratreich ernähren, oft sehr niedrige Insulin- und Blutzuckerwerte haben, obwohl sie fast nur Kohlenhydrate essen.
>
> Noch einmal: Diese Menschen sind aber oft auch sehr schlank! Im Gegensatz zu vielen Menschen in unserer Gesellschaft.

Es hat einen Grund, warum unser Energiestoffwechsel gerne zweigleisig fährt. Und in der Regel funktioniert das sehr gut. Das optimale Wechselwirken beider Stoffwechselwege innerhalb der Zelle nennt sich *metabolische Flexibilität*. Einfach ausgedrückt bedeutet das, dass die Zelle immer genau das oxidiert, was wir ihr geben. Verspeisen wir hauptsächlich Kohlenhydrate, sollte die Kohlenhydratoxidation ansteigen. Verspeisen wir Fette (oder essen gar nichts, z. B. beim nächtlichen Fasten), sollte die Kohlenhydratoxidation zugunsten der Fettsäureoxidation sinken. Bei Mischmahlzeiten gibt es eine zeitliche Verzögerung bezogen auf den Eintritt der Kohlenhydrate und Fette ins Blut: Triglyceride und damit (freie) Fettsäuren steigen erst deutlich an, wenn das durch die verzehrten Kohlenhydrate gegessene Insulin wieder absinkt.

Also: Keine Angst vor dem Fett. Im Gegenteil. Um einen guten Kohlenhydratstoffwechsel zu erhalten, müssen wir den Fettstoffwechsel trainieren. Stichwort AMPK. Hier kennen Sie sich nun bestens aus. Außerdem ist Fett ein guter Energieträger, der auch genutzt werden sollte. Wir sind nun einmal keine Vögel oder Herbivoren (ja, auch keine Gorillas), die konstant essen müssen.

Wir haben Fett gefunden und haben einen mobilen Fettspeicher dafür entwickelt. Wir sind auch keine Inselbewohner im Pazifik, sondern in den meisten Fällen Nordeuropäer, die mit Mischmahlzeiten aufgewachsen sind. Konkret: Sowohl zu tiefe Kohlenhydratbereiche (*physiologische Insulinresistenz*) als auch zu hohe Kohlenhydratbereiche (damit ggf. *schlechtere Insulinwirkung*) sind vermutlich nicht optimal. Darauf werden wir im Verlauf noch einmal eingehen.

Nachdem wir eindringlich geklärt haben, dass wir unbedingt *aktiv*, das heißt, schlank und fit werden müssen, damit Zellen optimal auf das Hormon Insulin reagieren, sollten wir jedoch auch noch einige Stolpersteine kennen.

9.4 Regulatoren der Insulinsensitivität

9.4.1 Fett verlieren – vor allem in der Bauchspeicheldrüse

Haben Sie sich mal gefragt, warum wir neuerdings des Öfteren lesen können, dass Typ-2-Diabetes „heilbar" sei? Durch strenge Diäten?

Schon der deutsche (in Amerika lebende) Arzt und Wissenschaftler Dr. Kempner wusste das vor 40 Jahren – der nämlich hatte seine fettleibigen, wirklich kranken

Menschen (Nieren kaputt, Arterien kaputt, Herz kaputt, alles kaputt) auf eine reine „Zuckerdiät" gesetzt. Die durften den Zucker, den richtigen Haushaltszucker, quasi löffeln (wirklich!) und dazu noch Reis essen. Alles andere war verboten.

Die Ergebnisse, die er damals präsentierte, waren für diese Zeit so unglaublich, dass er vor sämtlichen Gremien sprechen durfte und seine Ergebnisse auch in Zeitschriften veröffentlichte. Kempner heilte damals schon sämtliche metabolischen Anomalien, inklusive Diabetes, und zwar mit **Gewichtsverlust** (Kempner et al. 1975).

Heute ist es fast gang und gäbe, dass Menschen ihre (metabolischen) Erkrankungen durch Ernährung und Lifestyle „heilen". Egal, wohin Sie schauen: Es gibt erfolgreiche Veganer, genau wie es erfolgreiche Anhänger der Paläoernährung gibt. Jeder will den heiligen Gral für sich entdeckt haben („Stufe 1"). Die Wahrheit ist: Sie haben sich nur an Gesetze gehalten, die unabhängig gelten und sich nicht für Ernährungsform X oder Y interessieren. Ein solches Gesetz besagt: Verlierst du überschüssiges Körperfett, wirst du metabolisch gesünder – Insulin wirkt wieder besser. Letztlich ist es egal, mit welcher Ernährungsform Sie das erreichen.

Sie kennen sich jetzt bestens mit Insulin bzw. Insulinresistenz aus, weswegen Sie sich nicht wundern, warum der Gewichtsverlust beispielsweise die Insulinresistenz umkehrt. Das hatten wir ausführlich besprochen. Dass Diabetes – also die Insuffizienz der Bauchspeicheldrüse, einhergehend mit einem Insulinmangel – heilbar ist, hängt eng damit zusammen. Erst im letzten Jahr konnten wir im Online-Magazin ScienceDaily die Überschrift lesen: *Typ-2-Diabetes umgekehrt, durch Fettverlust in der Bauchspeicheldrüse.*

Das ist schlicht und ergreifend sensationell. Die Wissenschaftler haben herausgefunden, dass sich Diabetes quasi an- und ausschalten lässt, alleine dadurch, dass man Fett in der Bauchspeicheldrüse entweder einlagert oder eben verbrennt.

Das ergibt Sinn: Eingelagertes Fett blockiert z. B. das Insulinsignal (siehe oben) – dadurch bekommt die Bauchspeicheldrüse selbst wenig „anabolen Input" und schrumpft. Gleichzeitig gehen die Mitochondrien in den Zellen der Bauchspeicheldrüse kaputt und reagieren nicht mehr adäquat auf einen Glukoseeinstrom – das hatten wir schon angesprochen. Die Folge ist, dass weniger oder kein Insulin ausgeschüttet wird.

Übrigens: In dem renommierten Journal Cell erschien schon 1999 eine Arbeit, in der gezeigt wurde, dass ein gezieltes Ausschalten der Insulinrezeptoren in den Bauchspeicheldrüsenzellen zu einem Quasi-Typ-2-Diabetes führt. Dieses Ausschalten der Insulinrezeptoren ahmt eine Insulinresistenz nach. Denn es ist unerheblich, ob der Rezeptor blockiert wird und das Insulinsignal nicht mehr ankommt oder ob es gar keinen Rezeptor mehr gibt (vgl. Kulkarni et al. 1999). Heißt also: Insulinresistenz in den Bauchspeicheldrüsenzellen selbst kann Diabetes verursachen.

So schließt sich der Kreis: Es ist egal, in welchem Körperteil Sie (zu) viele Fette einlagern. Fakt ist, dass dies insulinresistent macht und langfristig Ihren Organismus schädigt. Daher sollte bei bereits vorhandener Insulinresistenz das oberste Ziel sein, überschüssiges Fett zu verbrennen – das sind oft 20–30 kg.

Der leitende Wissenschaftler bei der Arbeit, die im Online-Magazin ScienceDaily besprochen wurde, meint deshalb im selben Magazin: Sie müssen nur 1 g Fett in der Bauchspeicheldrüse verlieren, um mit hoher Wahrscheinlichkeit Einfluss auf den Diabetes zu haben. Wie das geht? Nur durch Kalorieneinschränkung – also Diät oder Operation, so der Wissenschaftler.

Ein guter Glukose- und Insulinstoffwechsel ist immer mit der Funktion des Fettstoffwechsels verknüpft. Schafft der Fettstoffwechsel die Fette aus den Organen – vor allem aus dem Muskel – werden wir insulinsensitiv. Daher sollte man sich auch wie ein Ernährungshybrid verhalten und beide, sowohl den Glukose- als auch den Fettstoffwechsel, trainieren.

9.4.2 L-Carnitin reguliert den „fuel-switch"

Kennen Sie den Tennisstar Maria Sharapova? Anfang 2016 hatte die zugegeben, das Dopingmittel Meldonium, auch bekannt unter dem Handelsnamen Mildronate, genutzt zu haben. Es soll unter anderem die Regeneration beschleunigen, die Ausdauer verbessern und das Muskelwachstum anheizen. Meldonium soll laut Ärzten wie Insulin wirken.

Der Grund, warum Meldonium so wirkt, ist, dass es die L-Carnitin-Synthese hemmt. Carnitin brauchen Sie, damit Fettsäuren in die Mitochondrien gelangen. Sie wissen nun, dass die Fettsäureoxidation die Glukoseoxidation unterdrückt und umgekehrt – wir sprechen vom Randle-Zyklus. Eine gesunde Zelle kann zur passenden Zeit das jeweilige Substrat oxidieren (metabolische Flexibilität). Die Substratpräferenz, also welcher Nährstoff bevorzugt wird, kann man allerdings etwas verschieben.

Die Substratwahl, also das, was gerade verbrannt wird, wird vom Mitochondrium gesteuert. Und hier spielt das Fetttransportsystem um L-Carnitin eine tragende Rolle. Einfach ausgedrückt: Will die Zelle vermehrt Kohlenhydrate verbrennen, hemmt sie das L-Carnitin-System zeitweise. Aus diesem Grund kann die Zelle zwischen Fetten und Kohlenhydraten wählen, je nachdem, was gerade verbrannt werden soll.

Dadurch, dass Meldonium die L-Carnitin-Synthese hemmt, wird das Carnitinsystem künstlich gehemmt – zugunsten einer gesteigerten Kohlenhydratverbrennung und einer besseren Insulinwirkung (vgl. Porter et al. 2017). Einige von Ihnen werden sich gerade fragen: „Wieso gibt es denn Studien, die zeigen, dass Carnitin die Insulinwirkung verbessert?" Dabei handelt es sich um ein sehr gutes Beispiel für Kontextabhängigkeit. L-Carnitin per se verschlechtert die Insulinwirkung bei Gesunden nicht. Und wie Sie wissen, ist die Energieüberfrachtung der Zellen der größte Feind einer guten Insulinwirkung.

Die L-Carnitin-Gabe kann in Tiermodellen unter anderem deshalb die Insulinwirkung verbessern, weil es ein sogenannter Acetylpuffer ist. Wird die Zelle mit Energie überfrachtet, reichern sich solche Acetyle in der Zelle an und blockieren die Kohlenhydratverwertung. L-Carnitin pustet die Zellen frei (bindet die Acetylgruppen) und hebt die Hemmung wieder auf – Kohlenhydrate werden wieder verarbeitet und Insulin kann wieder wirken (vgl. Miyata und Shimomura 2013).

Heißt konkret: Stark Übergewichtige könnten von einer zusätzlichen L-Carnitin-Gabe profitieren, während es bei Schlanken möglicherweise umgekehrt ist. Sie könnten möglicherweise von einer carnitinärmeren Kost profitieren. Das erreichen Sie dadurch, dass Sie phasenweise auf den Konsum von rotem Fleisch (sehr carnitinreich) verzichten.

9.4.3 Vitamin A für die Insulinsekretion

Schon seit mindestens 40 Jahren weiß man, dass das echte Vitamin A, nicht β-Carotin, für die Insulinausschüttung wichtig ist. Im Jahr 2014 wurde eine neue Arbeit veröffentlicht, die das bestätigte. In dieser Arbeit wurde gezeigt, dass Vitamin-A-Mangel zu einer Halbierung der β-Zell-Masse führt. β-Zellen sind die insulinproduzierenden Zellen der Bauchspeicheldrüse. Dies führte in den entsprechenden Versuchen dazu, dass weniger Insulin freigesetzt wurde. Bei einem Glukosetoleranztest äußerte sich das in deutlich höheren Blutzuckerspitzen (vgl. Trasino et al. 2014).

Allgemein finden sich zu Vitamin A ansonsten wenige Studien: Speziell an jungen, fettleibigen Tieren konnte gezeigt werden, dass eine Vitamin-A-Gabe sehr hilfreich ist und die Insulinresistenz deutlich verbessern kann: Dort nämlich deaktiviert Vitamin A ein Protein (PTP1B), das den Insulinrezeptor quasi „ausschaltet" (Jeyakumar et al. 2011). Somit bleibt der Glukose- und Insulinstoffwechsel des Muskels aktiv, was natürlich die metabolische Situation der Tiere verbessert.

9.4.4 Mangan gegen mitochondriale Dysfunktionen

Mangan spielt in den Zellen eine wichtige Rolle. Es ist der Bodyguard der Mitochondrien. Aufgrund seiner chemischen Eigenschaften eignet es sich ideal als Radikalenfänger: Der Körper baut es in ein Protein ein – zusammen nennt man das Mangan-Superoxiddismutase (= MnSOD). Superoxid ist das typische Radikal, das im Körper aus Sauerstoff und Elektronen entsteht. Wo kann das am ehesten passieren? Natürlich in den Mitochondrien. Dort wird intensiv mit Elektronen und mit Sauerstoff gearbeitet.

Elektronen und Sauerstoff, direkt nebeneinander sind eine gefährliche Kombination: wenn Elektronen auf Sauerstoff übertragen werden, können daraus Radikale entstehen, die Zellstrukturen zerstören – zum Beispiel wertvolle Mitochondrienmembranen oder DNA-Teile. Die Mangan-Superoxiddismutase findet sich im Mitochondrium. Dort schützt sie das Mitochondrium vor den anfallenden Radikalen (◘ Abb. 9.2).

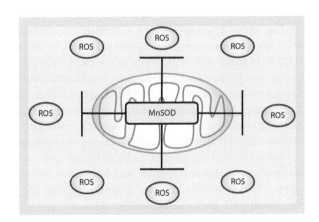

◘ **Abb. 9.2** Mangan-Superoxiddismutase in Mitochondrien. MnSOD sitzt in den Mitochondrien und schützt die mitochondrialen Strukturen vor Schäden durch Sauerstoffradikale („reactive oxygen species", ROS)

Die ersten Hinweise, dass MnSOD potenziell gegen Insulinresistenz hilft, stammen aus anderen Experimenten: Wenn der Energiestoffwechsel der Zellen nicht mehr richtig funktioniert, entstehen freie Radikale, die Entzündungsreaktionen hervorrufen. Dadurch kann Insulinresistenz entstehen oder eine bereits vorhandene Insulinresistenz verstärkt werden. Gesunde Zellen können das einigermaßen kompensieren.

In weiteren Experimenten wurde gezeigt, dass alles, was die überschüssige Radikalenproduktion hemmt, Insulinresistenz umkehrt. So zum Beispiel auch die vermehrte Bildung (*Überexpression*) von MnSOD. Dadurch sind die Tiere vor metabolischen Entgleisungen weitestgehend geschützt (vgl. Boden et al. 2012). In anderen Studien wurde gezeigt, dass ein Manganmangel zur Insulinresistenz führt und eine Manganextragabe die Insulinresistenz durch eine erhöhte Insulinbildung kompensiert. Mangan wirkt dem Diabetes entgegen (vgl. Baly et al. 1984; Klimis-Zacas 1993; Lee et al. 2013).

In Tierstudien wurde bereits festgestellt, dass die Dosis, die im Tierfutter enthalten ist, nicht ausreicht, um die maximale MnSOD-Funktion zu gewährleisten. Es gibt Hinweise, dass das beim Menschen ähnlich ist: Bei einer Gabe von 15 mg Mangan pro Tag konnte ein 400-facher Anstieg der Proteinaktivität gemessen werden (Davis und Greger 1992). Zum Vergleich: Eine Zufuhr von durchschnittlich 2 mg pro Tag wird uns von Ernährungsgesellschaften empfohlen.

> **Tipp**
>
> Haferflocken und Hülsenfrüchte sind die besten Manganlieferanten! Ein kleines Schälchen Haferflocken, und der Manganbedarf ist gedeckt.

9.4.5 Ohne Entzündung, keine Krankheit

Eine Entzündung ist eine aktive Reaktion des Immunsystems. Sie können sich vorstellen, dass diese Aktivität bei Bakterien- oder Virenbefall des Körpers wichtig ist. Das aktive Immunsystem sollte in diesen Fällen bereit sein, den Eindringling zu bekämpfen. Wir wissen, dass es passivere Komponenten des Immunsystems gibt, die subtil und nachhaltig wirken. So hat das Immunsystem auch ein „Gedächtnis", um beim nächsten Befall schnell und effizient reagieren zu können.

Das *aktive* Immunsystem ist allerdings ein zweischneidiges Schwert. Die Aktivität sollte zeitlich abgestimmt sein. Es darf aktiv sein, wenn es einen Eindringling gibt – und es sollte nicht mehr aktiv sein, sobald es ihn nicht mehr gibt. Grundsätzlich schädigt das Immunsystem immer auch körpereigene Strukturen. Denn jene Substanzen, die toxisch auf Erreger wirken, wirken auch toxisch auf eigene Zellen. Vor allem, wenn das Immunsystem zu lang aktiv bleibt. Leider wird das Immunsystem oft aktiv, obwohl gar kein Erreger im Körper ist – in diesen Fällen können eigene Körperzellen zum „Erreger" werden. Bei Autoimmunerkrankungen richtet sich das Immunsystem beispielsweise gegen eigene Gewebe.

Verlassen Fettsäuren und Kohlenhydrate nicht schnell genug das Blut, wird der hochraffinierte Haushaltszucker oder bestimmte Nahrungsmittel (z. B. Sahne) verzehrt, werden leichte Entzündungsreaktionen (niedriggradige Entzündung bzw. „low grade inflammation") hervorgerufen. Aber auch die Fettmasse wird irgendwann zu einem großen Entzündungsherd, denn Immunzellen reichern sich im Fettgewebe an und wollen „kaputte" Fettzellen fressen.

Klassische Entzündungsstoffe, die das vermitteln, zum Beispiel Interleukin-6 oder TNFα, knipsen direkt den Insulinrezeptor aus und machen somit, genau, insulinresistent. Die gute Nachricht ist: Alleine dadurch, dass Sie hier lesen und danach (nein, sofort) Ihren Lebensstil anpassen, werden sich solche Anomalien weitestgehend korrigieren!

9.4.6 Der Zellbotenstoff Inositol ermöglicht die Insulinwirkung

Alles im Zellinneren läuft, wie Sie wissen, über gewisse Schalter, die Signale vermitteln. Wie Staffelläufer, die einen Gegenstand übergeben und somit neue Läufer aktivieren – so lange, bis ein gewisses Ziel erreicht ist.

Bei diesen Zellsignalen ist das mit einer Phosphatgruppe behaftete *Inositol* (Inositolphosphat) ein wichtiger Bestandteil ganz wesentlicher Stoffwechselpfade und spielt eine besondere Rolle beim Vermitteln des Insulinsignals in Zielorganen, also zum Beispiel im Muskel. Inositolabkömmlinge nehmen das Insulinsignal – ausgehend vom Insulinrezeptor – auf und geben es weiter.

Normalerweise kann der Körper Inositol aus Glukose selbst synthetisieren. Das sollte also keine Probleme bereiten. Es gibt allerdings Studien, die zeigen, dass zum Beispiel Diabetiker sehr viel mehr Inositol über den Urin verlieren als Gesunde (Ostlund et al. 1993).

Es gibt auch Arbeiten, die speziell Frauen als Probanden untersuchten. Eine Arbeit zeigt beispielsweise, dass Inositol Schwangerschaftsdiabetes verhindert (Coustan 2013). In einer anderen Studie konnte das metabolische Syndrom durch 2 g Inositol pro Tag teilweise umgekehrt werden: Die Insulinresistenz verringerte sich dabei um 75 %, der Blutdruck sank deutlich (etwa 10 %), die Triglyceride im Blut (als Marker für die Insulinresistenz) sanken um 20 % und der HDL-Wert („high density lipoprotein", oft reduziert beim metabolischen Syndrom) stieg um 22 %. Das sind ziemlich erfreuliche Ergebnisse, wir sprechen ja immer noch von „nur" 2 g Inositol (vgl. Giordano et al. 2011).

Daher sollten wir sicherstellen, dass wir ausreichend mit Inositol versorgt sind. Übrigens: Wieso synthetisieren Insulinresistente weniger Inositol aus Glukose? Richtig, weil Glukose erst einmal in die Zellen kommen muss, und das ist ja, wie wir wissen, gerade bei Insulinresistenten kaum noch der Fall.

Was die Versorgung mit Inositol angeht, sind Veganer privilegiert: Sie essen viele Pflanzen und nehmen somit die als Antinährstoff bekannte Phytinsäure auf. Phytinsäure ist allerdings nichts weiter als ein stark phosphoryliertes Inositol (an einem Inositol hängen sechs Phosphatgruppen). Der Körper kann Phytinsäure schnell zu dem Inositolphosphat, das er braucht, umbauen.

9.4.7 Chrom und andere Spurenelemente „machen" die Insulinwirkung

Wenn es ein bestimmtes Nadelöhr dafür gibt, dass Zellen optimal auf das Hormon Insulin reagieren, dann ist es das Spurenelement Chrom. Die Wirkung des Chroms lernten Wissenschaftler vor Jahrzehnten unter anderem dadurch kennen, dass intravenös ernährte Patienten oft extrem hohe Blutzuckerspiegel entwickelten. Das zeigt uns natürlich an, dass der Körper bzw. die Zelle nicht mehr ordentlich auf Insulin reagiert.

Die Forscher fanden heraus, dass dieser Zustand häufig einem Chrommangel geschuldet war. Natürlich wurde so etwas schon früher studiert, nämlich an Ratten. Es dauerte sehr lange, bis man den Wirkmechanismus verstanden hatte, und bis heute ist er noch nicht gänzlich erforscht.

Aktueller Stand der Forschung ist, dass Chrom Bestandteil eines kleinen Proteins ist, das man *Chromodulin* oder auch „low-molecular-weight chromium-binding substance" nennt. Es handelt sich hierbei um ein sehr kleines Protein, das vier Chromionen bindet. Chromodulin interagiert mit dem Insulinrezeptor. Die Aufgabe von Chrom hierbei ist, die Insulinwirkung innerhalb der Zelle deutlich zu verstärken (vgl. Lord und Bralley 2008).

Die Wissenschaftler geben uns auch Zahlen an die Hand – für die Größenordnung: Faktor 8 (Davis und Vincent 1997). Chrom erhöht die Insulinwirkung innerhalb der Zelle also um den Faktor 8 und schafft es so natürlich, dass die Zelle viel stärker auf das Hormon reagiert. Das bedeutet im Umkehrschluss auch, dass weniger Insulin gebraucht wird.

Chrom nimmt aber auch überschüssiges Cholesterin aus der Zellmembran (Hua et al. 2012). Cholesterin macht die Zellmembran bei Raumtemperatur etwas „fester", dadurch wird aber die Beweglichkeit der Membran eingeschränkt. Viele Studien legen nahe, dass die Beweglichkeit der Membranen aber äußerst wichtig ist, damit der Insulinrezeptor seiner Aufgabe nachkommen kann.

9

Langes und gesundes Leben dank Chrompicolinat

In dem wohl legendärsten Chromexperiment zeigten die Forscher Evans und Meyer 1992, dass Ratten, die mit einer speziellen Chromverbindung, dem Chrompicolinat, gefüttert wurden, 30 % weniger Körperfett, einen 30 % niedrigeren Glucosespiegel, halbierte Insulinspiegel und fast halbierte HbA1c-Werte („Langzeitblutzucker") aufwiesen.

Was noch viel erstaunlicher und bemerkenswerter war: Chrom induzierte hier die stärkste Lebensverlängerung, die jemals nach Gabe eines Mikronährstoffs beobachtet wurde. Die Ratten lebten 30 % länger. Ähnliche Werte konnten bisher nur durch Kalorienrestriktion erreicht werden.

Nur Chrompicolinat, diese besondere Form, führt solche Ergebnisse herbei. Chrompicolinat ist eine der wenigen Chromverbindungen, die tatsächlich Wirkungen innerhalb der Zelle erzeugen. Außerdem scheint das an Chrom gebundene *Picolinat* selbst zu wirken.

Auch diese Ausführung soll Ihnen zeigen, wie immens wichtig es ist, die Insulinsensitivität zu wahren. Denn das, was hier wirkt, ist nichts anderes als das Resultat einer sehr guten Insulinsensitivität.

Tipp

Sie brauchen nur sehr geringe Chrommengen. Normalerweise enthält die Nahrung, die auf pflanzlicher Kost basiert, genug Chrom. Sie können allerdings auch mal ausprobieren, wie es sich mit 100 µg Chrom am Tag anfühlt. Dafür gibt's Ergänzungsmittel. Nutzen Sie „GTF-Chrom" oder Chrompicolinat.

Dr. Richard Anderson arbeitete als Wissenschaftler in der Wissenschaftsabteilung des US-Landwirtschaftsministeriums und galt lange Zeit als *der* Chromexperte – er forschte jahrzehntelang zum Chrom. Er war skeptisch gegenüber der Behauptung einiger Wissenschaftler, dass Chrom den Glukosestoffwechsel nicht beeinflusse: „Das sind normalerweise Leute, die nicht viel auf diesem Gebiet gearbeitet haben." (Vgl. Kiefer 2004)

Noch weniger bekannt ist, dass quasi alle Spurenelemente
- die Wirkung des Insulins verstärken,
- selbst in gewissen Zügen wie Insulin wirken (Insulinmimetika) bzw.
- dafür sorgen, dass Insulin überhaupt wirken kann.

Eine solche Wirkung wurde für Kupfer, Zink, Selen, Mangan und Lithium beschrieben. Lithium scheint hier eine besondere Rolle zuzukommen. Denn in Versuchsmodellen hat Lithium einen enormen Einfluss auf die Blutzuckeraufnahme im Muskel. Da Lithium aber weniger bekannt ist und nennenswerte Quellen hauptsächlich Heilwasser sind, könnte sich bei Lithium möglicherweise schneller eine schlechte Versorgung einstellen als bei den anderen Mikronährstoffen.

Die Insulin nachahmende Wirkung diverser Spurenelemente ist ein Grund, warum Hochdosen dieser Mikronährstoffe nicht zu empfehlen sind. Denn dadurch besteht auch die Gefahr, dass dauerhaft gewisse Zellschalter gedrückt werden, die normalerweise der Wirkung des Insulins unterliegen. Mit dem Unterschied, dass Insulin (im Regelfall) temporär anflutet, zu den passenden Zeiten.

Umgekehrt ist es wichtig zu verstehen, dass diese Spurenelemente nicht nur „essenziell" sind, weil sie als Bestandteil von Proteinen wichtige chemische Reaktionen im Körper beeinflussen. Sondern im alltäglichen Leben auch deshalb, weil sie dem Körper helfen, indem sie die Wirkung des Insulins verstärken oder die Wirkung des Insulins in gewissen Zügen selbst nachahmen können.

> **Tipp**
>
> Schauen Sie sich mal den Spurenelementgehalt diverser Lebensmittel an. Über den Daumen gepeilt: Haben Sie für jedes Spurenelement eine gute Quelle in Ihrer Ernährung? Mangan, das haben wir schon besprochen, finden Sie zum Beispiel außerordentlich hoch konzentriert in Haferflocken. Kupfer in Leber, aber auch in Hülsenfrüchten. Selen in Paranüssen oder im Fisch. Zink im roten Fleisch oder in Austern. Als Lithiumquelle dient Heilwasser, das Sie bei Ihrem Getränkemarkt kaufen können.

(Vgl. Hamann et al. 2014; Eckers und Klotz 2009; Fields et al. 1983a, b; Ostrakhovitch et al. 2002; Faure et al. 1992; Fung et al. 2015; Hall et al. 2005; Koerner et al. 2016; Park et al. 1986; Roth und Kirchgessner 1981; Vardatsikos et al. 2013; Wong et al. 2004; Hei et al. 1998; Beckett 2005; Cheng und Combs 2018; Stapleton et al. 1997; Stapleton 2000; Wiernsperger und Rapin 2010; Xu et al. 2017; Bryan und Bowman 2017; Baly et al. 1990; Baquer et al. 2003; Subasinghe et al. 1985; Chen et al. 1998; Cheng et al. 1983; Hu et al. 1997; Jung et al. 2017; Macko et al. 2008; Rossetti 1989; Tabata et al. 1994)

9.4.8 Der Knochen reguliert die Insulinausschüttung

Sie dachten immer, der Knochen sei nur Stützapparat? Ein hartes Stück Kalk, das man am besten mit Kalzium aufbaut? Mittlerweile konzentriert sich die Wissenschaft zunehmend auf die Interaktion verschiedener Gewebe. Und findet, dass es ein riesiges und komplexes Signalsystem ist, wo dutzende verschiedene Signale von vielen verschiedenen Geweben integriert werden. Wer also den Insulinhaushalt verstehen will, der darf nicht nur die Bauchspeicheldrüse studieren.

An dieser Stelle könnten wir also die Signale verschiedener Geweben analysieren. Zum Beispiel die des Muskels. Die vom Muskel produzierten Botenstoffe heißen *Myokine* – in diesem Buch lernen Sie beispielsweise das Myokin *Irisin* kennen (▶ Kap. 10). Wir könnten auch die Substanzen analysieren, die vom Fettgewebe abgegeben werden und auf die Bauchspeicheldrüse und Insulinzielorgane wirken. Diese Substanzen nennt man *Adipokine*.

An dieser Stelle aber möchten wir über ein Gewebe sprechen, das ganz aktuell im Fokus steht: der Knochen. Gerade tauchen immer mehr Arbeiten auf, die der Frage nachgehen, wie der Knochen bzw. vom Knochen sezernierte Stoffe auf die Bauchspeicheldrüse und den Insulinhaushalt wirken.

Eine Arbeit bringt den aktuellen Forschungsstand im Titel so auf den Punkt: *Warum der Knochen Kalorien zählt* (vgl. Riddle und Thomas 2014). In dieser und in anderen Arbeiten wird die Wirkung vom Knochen auf den Insulinhaushalt so beschrieben: Im Knochen finden sich knochenaufbauende Zellen namens *Osteoblasten*. Wirkt dort das Insulin, bilden diese Zellen ein Hormon namens Osteocalcin. Überall im Körper (z. B. im Hoden) gibt es Osteocalcinrezeptoren, an die Osteocalcin binden und entsprechend wirken kann. So auch in der Bauchspeicheldrüse, wo es die Ausschüttung von Insulin stimuliert. Der Knochen dient somit als Wirkverstärker für das Insulin (◘ Abb. 9.3).

Das lässt sich überprüfen: Zum Beispiel indem man den Osteocalcinrezeptor künstlich ausschaltet oder indem Mäuse mit Fett gemästet werden, was Insulinresistenz induziert. Und zwar in sämtlichen Geweben und Zellen, auch in Osteoblasten. Osteoblasten können das Insulinsignal nicht mehr empfangen und dann auch nicht mehr als Signalverstärker dienen. Konkret: Die Insulinresistenz in Osteoblasten sorgt dafür, dass der Körper noch insulinresistenter wird, da nun weniger Osteocalcin gebildet wird.

Praktische Ansatzpunkte

- Osteocalcin wird ausgeschüttet, wenn der Knochen aufgebaut werden muss. Ein Grund mehr für Krafttraining, nur dort wird er maximal belastet. Am besten durch Kniebeugen.
- Osteocalcinbildung wird vor allem durch Vitamin D (genauer: Calcitriol) stimuliert. Bitte achten Sie auf Ihren Vitamin-D-Wert! Heutzutage misst jeder Arzt diesen Wert.
- Auch Menachinon-7 (Vitamin K_2, MK7) stimuliert die Osteocalcinbildung, vermutlich vor allem in Verbindung mit Calcitriol.
- Vermutlich muss Osteocalcin bei Menschen zunächst aktiviert werden, damit es wirken kann – diese Rolle übernimmt Vitamin K_2 (MK7), denn Osteocalcin ist ein Vitamin-K-abhängiges Protein.

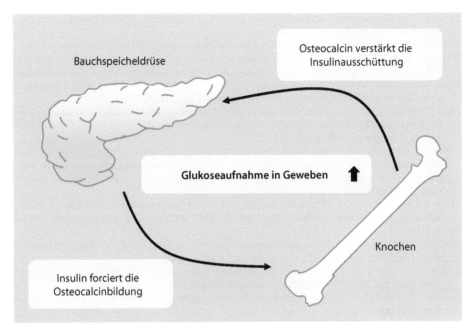

◘ Abb. 9.3 Osteocalcin verstärkt die Insulinausschüttung. Das von der Bauchspeicheldrüse ausgeschüttete Insulin forciert die Bildung von Osteocalcin in den Knochen. Osteocalcin wiederum wirkt auf Zellen der Bauchspeicheldrüse und verstärkt dort die Insulinausschüttung

— Insulin muss auch in Knochenzellen wirken dürfen. Wie Insulinresistenz wirklich entsteht und was Sie dagegen tun können, wissen Sie bereits.

Heißt auch: Es gibt wohl eine enge Verbindung zwischen Knochen und dem Energiestoffwechsel. Schwache Knochen (z. B. Osteoporose) könnten sich somit negativ auf den Energiestoffwechsel auswirken, indem es den Insulinhaushalt verschlechtert.

(Vgl. Clarke 2011; Pi et al. 2011; Riddle und Thomas 2014; Clemens und Karsenty 2011; Wei et al. 2014; Fujimura et al. 1997; Skjodt et al. 1985; Koshihara und Hoshi 1997; Katsuyama et al. 2005)

Literatur

Baly DL et al (1984) Effect of manganese deficiency on insulin secretion and carbohydrate homeostasis in rats. J Nutr 114(8):1438–1446

Baly D, Schneiderman J, Garcia-Welsh A (1990) Effect of manganese deficiency on insulin binding, glucose transport and metabolism in rat adipocytes. J Nutr 120(9):1075–1079. https://doi.org/10.1093/jn/120.9.1075

Baquer N, Sinclair M, Kunjara S, Yadav U, McLean P (2003) Regulation of glucose utilization and lipogenesis in adipose tissue of diabetic and fat fed animals: effects of insulin and manganese. J Biosci 28(2):215–221. https://doi.org/10.1007/bf02706221

Beckett G (2005) Selenium and endocrine systems. J Endocrinol 184(3):455–465. https://doi.org/10.1677/joe.1.05971

Boden G (2008) Obesity and free fatty acids. Endocrinol Metab Clin North Am 37(3):635–646

Boden MJ et al (2012) Overexpression of manganese superoxide dismutase ameliorates high-fat diet-induced insulin resistance in rat skeletal muscle. Am J Physiol-Endocrinol Metab 303(6):E798–E805

Bryan MR, Bowman AB (2017) Manganese and the insulin-IGF signaling network in Huntington's disease and other neurodegenerative disorders. Adv Neurobiol 18:113–142

Chen X, McMahon E, Gulve E (1998) Stimulatory effect of lithium on glucose transport in rat adipocytes is not mediated by elevation of IP1. Am J Physiol-Endocrinol Metab 275(2):E272–E277. https://doi.org/10.1152/ajpendo.1998.275.2.e272

Cheng W, Combs G (2018) Invited commentary in response to: selenium supplementation lowers insulin resistance and markers of cardio-metabolic risk in patients with congestive heart failure: a randomised, double-blind, placebo-controlled trial. British J Nutr 120(01):1–2. https://doi.org/10.1017/s0007114518001228

Cheng K, Creacy S, Larner J (1983) Insulin-like effects of lithium ion on isolated rat adipocytes II. Specific activation of glycogen synthase. Mol Cell Biochem 56(2):183–189. https://doi.org/10.1007/bf00227219

Clarke BL (2011) Insulin signaling in osteoblasts integrates bone remodeling and energy metabolism. Yearb Endocrinol 2011:218–220. https://doi.org/10.1016/j.yend.2011.04.011

Clemens TL, Karsenty G (2011) The osteoblast: an insulin target cell controlling glucose homeostasis. J Bone Miner Res 26(4):677–680. https://doi.org/10.1002/jbmr.321

Coustan DR (2013) Can a dietary supplement prevent gestational diabetes mellitus? Diabetes Care 36(4):777–779

Davis CD, Greger JL (1992) Longitudinal changes of manganese-dependent superoxide dismutase and other indexes of manganese and iron status in women. Am J Clin Nutr 55(3):747–752

Davis CM, Vincent JB (1997) Chromium oligopeptide activates insulin receptor tyrosine kinase activity. Biochemistry 36(15):4382–4385

Eckers A, Klotz L (2009) Heavy metal ion-induced insulin-mimetic signaling. Redox Rep 14(4):141–146. https://doi.org/10.1179/135100009x392610

Evans GW, Meyer L (1992) Chromium picolinate increases longevity. Age 15(4):134

Faure P, Roussel A, Coudray C, Richard M, Halimi S, Favier A (1992) Zinc and insulin sensitivity. Biol Trace Elem Res 32(1–3):305–310. https://doi.org/10.1007/bf02784615

Fery F, d'Attellis N, Balasse E (1990) Mechanisms of starvation diabetes: a study with double tracer and indirect calorimetry. Am J Physiol Endocrinol Metab 259(6):770–777

Fields M, Ferretti R, Smith J, Reiser S (1983a) Effect of copper deficiency on metabolism and mortality in rats fed sucrose or starch diets. J Nutr 113(7):1335–1345. https://doi.org/10.1093/jn/113.7.1335

Fields M, Reiser S, Smith J (1983b) Effect of copper or insulin in diabetic copper-deficient rats. Exp Biol Med 173(1):137–139. https://doi.org/10.3181/00379727-173-41621

Fujimura R, Ashizawa N, Watanabe M et al (1997) Effect of resistance exercise training on bone formation and resorption in young male subjects assessed by biomarkers of bone metabolism. J Bone Miner Res 12(4):656–662. https://doi.org/10.1359/jbmr.1997.12.4.656

Fung E, Gildengorin G, Talwar S, Hagar L, Lal A (2015) Zinc status affects glucose homeostasis and insulin secretion in patients with thalassemia. Nutrients 7(6):4296–4307. https://doi.org/10.3390/nu7064296

Giordano D et al (2011) Effects of myo-inositol supplementation in postmenopausal women with metabolic syndrome: a perspective, randomized, placebo-controlled study. Menopause 18(1):102–104

Girousse A et al (2013) Partial inhibition of adipose tissue lipolysis improves glucose metabolism and insulin sensitivity without alteration of fat mass. PLoS Biol 11(2):e1001485

Hall A, Kelleher S, Philipps A (2005) A graded model of dietary zinc deficiency: effects on growth, insulin-like growth factor-I, and the glucose/insulin axis in weanling rats. J Pediatr Gastroenterol Nutr 41(1):72–80. https://doi.org/10.1097/01.mpg.0000166800.54085.9c

Hamann I, Petroll K, Grimm L, Hartwig A, Klotz L (2014) Insulin-like modulation of Akt/FoxO signaling by copper ions is independent of insulin receptor. Arch Biochem Biophys 558:42–50. https://doi.org/10.1016/j.abb.2014.06.004

Han D-H et al (2009) Is fat-induced muscle insulin resistance rapidly reversible? Am J Physiol-Endocrinol Metab 297(1):E236–E241

Hei YJ, Farahbakhshian S, Chen X, Battell ML, McNeill JH (1998) Stimulation of MAP kinase and S6 kinase by vanadium and selenium in rat adipocytes. Mol Cell Biochem 178:367–375

Hu M, Wu Y, Wu H (1997) Effects of lithium deficiency in some insulin-sensitive tissues of diabetic Chinese hamsters. Biol Trace Elem Res 58(1–2):91–102. https://doi.org/10.1007/bf02910670

Hua Y et al (2012) Molecular mechanisms of chromium in alleviating insulin resistance. J Nutr Biochem 23(4):313–319

Jeyakumar SM et al (2011) Vitamin A improves insulin sensitivity by increasing insulin receptor phosphorylation through protein tyrosine phosphatase 1B regulation at early age in obese rats of WNIN/Ob strain. Diabetes Obes Metab 13(10):955–958

Jung S, Koh J, Kim S, Kim K (2017) Effect of lithium on the mechanism of glucose transport in skeletal muscles. J Nutr Sci Vitaminol 63(6):365–371. https://doi.org/10.3177/jnsv.63.365

Katsuyama H, Otsuki T, Tomita M et al (2005) Menaquinone-7 regulates the expressions of osteocalcin, OPG, RANKL and RANK in osteoblastic MC3T3E1 cells. Int J Mol Med 15(2):231–236. https://doi.org/10.3892/ijmm.15.2.231

Kempner W et al (1975) Treatment of massive obesity with rice/reduction diet program: an analysis of 106 patients with at least a 45-kg weight loss. Arch Intern Med 135(12):1575–1584

Kiefer D (2004) Chromium essential to health – life extension magazine. http://www.lifeextension.com/magazine/2004/8/report_chromium/Page-01. Zugegriffen am 16.08.2018

Klimis-Zacas D (1993) Manganese in health and disease. CRC Press, Boca Raton

Koerner J, Vives M, O'Connor J et al (2016) Zinc has insulin-mimetic properties which enhance spinal fusion in a rat model. Spine J 16(6):777–783. https://doi.org/10.1016/j.spinee.2016.01.190

Koshihara Y, Hoshi K (1997) Vitamin K2 enhances osteocalcin accumulation in the extracellular matrix of human osteoblasts in vitro. J Bone Miner Res 12(3):431–438. https://doi.org/10.1359/jbmr.1997.12.3.431

Kulkarni RN et al (1999) Tissue-specific knockout of the insulin receptor in pancreatic β cells creates an insulin secretory defect similar to that in type 2 diabetes. Cell 96(3):329–339

Kumar N, Dey C (2002) Metformin enhances insulin signalling in insulin-dependent and -independent pathways in insulin resistant muscle cells. Br J Pharmacol 137(3):329–336

Lee S-H et al (2013) Manganese supplementation protects against diet-induced diabetes in wild type mice by enhancing insulin secretion. Endocrinology 154(3):1029–1038

Lord RS, Bralley JA (2008) Laboratory evaluations for integrative and functional medicine. Metametrix Institute, Duluth

Macko A, Beneze A, Teachey M, Henriksen E (2008) Roles of insulin signalling and p38 MAPK in the activation by lithium of glucose transport in insulin-resistant rat skeletal muscle. Arch Physiol Biochem 114(5):331–339. https://doi.org/10.1080/13813450802536067

Mitrou P et al (2010) Rates of lipid fluxes in adipose tissue in vivo after a mixed meal in morbid obesity. Int J Obes (Lond) 34(4):770–774

Miyata Y, Shimomura I (2013) Metabolic flexibility and carnitine flux: the role of carnitine acyltransferase in glucose homeostasis. J Diabetes Invest 4(3):247–249. https://doi.org/10.1111/jdi.12064

Ostlund RE et al (1993) D-chiro-inositol metabolism in diabetes mellitus. Proc Natl Acad Sci U S A 90(21):9988–9992

Ostrakhovitch E, Lordnejad M, Schliess F, Sies H, Klotz L (2002) Copper Ions Strongly activate the phosphoinositide-3-kinase/Akt pathway independent of the generation of reactive oxygen species. Arch Biochem Biophys 397(2):232–239. https://doi.org/10.1006/abbi.2001.2559

Pagel-Langenickel I et al (2008) PGC-1α integrates insulin signaling, mitochondrial regulation, and bioenergetic function in skeletal muscle. J Biol Chem 283(33):22464–22472

Park J, Grandjean C, Hart M, Erdman S, Pour P, Vanderhoof J (1986) Effect of pure zinc deficiency on glucose tolerance and insulin and glucagon levels. Am J Physiol-Endocrinol Metab 251(3):E273–E278. https://doi.org/10.1152/ajpendo.1986.251.3.e273

Pi M, Wu Y, Quarles LD (2011) GPRC6A mediates responses to osteocalcin in β-cells in vitro and pancreas in vivo. J Bone Miner Res 26(7):1680–1683. https://doi.org/10.1002/jbmr.390

Pickersgill L et al (2007) Key role for ceramides in mediating insulin resistance in human muscle cells. J Biol Chem 282(17):12583–12589

Porter C, Constantin-Teodosiu D, Constantin D, Leighton B, Poucher S, Greenhaff P (2017) Muscle carnitine availability plays a central role in regulating fuel metabolism in the rodent. J Physiol (Lond) 595(17):5765–5780

Randle P, Garland P, Hales C, Newsholme E (1963) The glucose fatty-acid cycle: its role in insulin sensitivity and the metabolic disturbances of diabetes mellitus. Lancet 281(7285):785–789

Riddle RCC, Thomas L (2014) Insulin, osteoblasts, and energy metabolism: why bone counts calories. J Clin Invest 124(4):1465–1467. https://doi.org/10.1172/jci75554

Rossetti L (1989) Normalization of insulin sensitivity with lithium in diabetic rats. Diabetes 38(5):648–652. https://doi.org/10.2337/diabetes.38.5.648

Roth H, Kirchgessner M (1981) Zinc and insulin metabolism. Biol Trace Elem Res 3(1):13–32. https://doi.org/10.1007/bf02789121

Shoelson SE, Lee J, Goldfine AB (2006) Inflammation and insulin resistance. J Clin Invest 116(7):1793–1801

Skjodt H, Gallagher JA, Beresford JN et al (1985) Vitamin D metabolites regulate osteocalcin synthesis and proliferation of human bone cells in vitro. J Endocrinol 105(3):391–396. https://doi.org/10.1677/joe.0.1050391

Stapleton S (2000) Selenium: an insulin mimetic. Cell Mol Life Sci 57(13):1874–1879. https://doi.org/10.1007/pl00000669

Stapleton S, Garlock G, Foellmi-Adams L, Kletzien R (1997) Selenium: potent stimulator of tyrosyl phosphorylation and activator of MAP kinase. Biochim Biophys Acta 1355(3):259–269. https://doi.org/10.1016/s0167-4889(96)00140-1

Subasinghe S, Greenbaum A, McLean P (1985) The insulin-mimetic action of Mn^{2+}: involvement of cyclic nucleotides and insulin in the regulation of hepatic hexokinase and glucokinase. Biochem Med 34(1):83–92. https://doi.org/10.1016/0006-2944(85)90064-x

Tabata I, Schluter J, Gulve E, Holloszy J (1994) Lithium increases susceptibility of muscle glucose transport to stimulation by various agents. Diabetes 43(7):903–907. https://doi.org/10.2337/diabetes.43.7.903

Takizawa M et al (2003) The relationship between carbohydrate intake and glucose tolerance in pregnant women. Acta Obstet Gynecol Scand 82(12):1080–1085

Trasino S, Benoit Y, Gudas L (2014) Vitamin A deficiency causes hyperglycemia and loss of pancreatic β-cell mass. J Biol Chem 290(3):1456–1473

Unger R, Zhou Y (2001) Lipotoxicity of beta-cells in obesity and in other causes of fatty acid spillover. Diabetes 50:118–121

Vardatsikos G, Pandey N, Srivastava A (2013) Insulino-mimetic and anti-diabetic effects of zinc. J Inorg Biochem 120:8–17. https://doi.org/10.1016/j.jinorgbio.2012.11.006

Wang P-Y et al (1999) Impairment of glucose tolerance in normal adults following a lowered carbohydrate intake. Tohoku J Exp Med 189(1):59–70

Wei J, Ferron M, Clarke CJ et al (2014) Bone-specific insulin resistance disrupts whole-body glucose homeostasis via decreased osteocalcin activation. J Clin Invest 124(4):1781–1793. https://doi.org/10.1172/jci72323

Wiernsperger N, Rapin J (2010) Trace elements in glucometabolic disorders: an update. Diabetol Metab Syndr 2(1):70. https://doi.org/10.1186/1758-5996-2-70

Wong V, Ho K, Yap M (2004) Evaluation of insulin-mimetic trace metals as insulin replacements in mammalian cell cultures. Cytotechnology 45(3):107–115. https://doi.org/10.1007/s10616-004-6173-2

Xu J, Wang L, Tang J et al (2017) Pancreatic atrophy caused by dietary selenium deficiency induces hypoinsulinemic hyperglycemia via global down-regulation of selenoprotein encoding genes in broilers. PLoS One 12(8):e0182079. https://doi.org/10.1371/journal.pone.0182079

Zhou G, Myers R, Li Y et al (2001) Role of AMP-activated protein kinase in mechanism of metformin action. J Clin Invest 108(8):1167–1174

9

Angewandte Biochemie VII: Genetisches Maximum

© Springer-Verlag GmbH Deutschland, ein Teil von Springer Nature 2019
C. Michalk, *Gesundheit optimieren – Leistungsfähigkeit steigern*,
https://doi.org/10.1007/978-3-662-58231-2_10

Was kostet das Leben? Haben Sie sich diese Frage schon einmal gestellt? Wohlgemerkt: Was kostet das *gute Leben*? Es gibt in Ihnen verankerte Prinzipien, die Jahrmillionen alt sind. Ein solches Prinzip ist:

> **Sie brauchen die tägliche Bewegung wie die Luft zum Atmen.**

Wenn Sie sich nicht täglich bewegen, so wie das alle Ihre Vorfahren getan haben, dürfen Sie nicht erwarten, der Mensch zu sein, der Sie sein könnten. Dürfen nicht erwarten, dass das Leben Ihnen alles zuteilwerden lässt, das Ihnen zustehen könnte. Bekamen Sie dank des Sports ein neues Leben geschenkt, wissen Sie genau, wovon die Rede ist.

Ein weiteres Prinzip ist, dass die Natur Sie schlank wollte. Unglaublich viele Probleme entstehen nur durch Übergewicht. Das beginnt mit dem etwas zu hohen Blutzucker, dem leichten Bluthochdruck, endet – über die Jahrzehnte betrachtet – vielleicht bei Herzinfarkt und Schlaganfällen. Das beginnt vielleicht unspektakulär. Die Wahrheit aber ist, dass die verkalkten Gefäße schon Jahre zuvor dafür sorgen, dass Sie das Leben nicht mehr in vollen Zügen genießen können. Ein schlechtes Stehvermögen des Penis („erektile Dysfunktion"), als Beispiel, könnte einen Rattenschwanz an Problemen nach sich ziehen – bis hin zur Scheidung.

Sie müssen darüber hinaus ein Leben auf ein Fundament stellen, das Ihnen entspricht. Wir sprechen in diesem Zusammenhang vom „genetischen Maximum". Sie können und werden nicht voll glücklich sein, wenn Sie sich zu weit von Ihrer persönlichen Ideallinie entfernen. Umgekehrt werden Sie mehr Glück finden, wenn Sie sich an Ihrer evolutiven Vergangenheit orientieren, vor allem, was Ihr Lebensstil betrifft. Sie sollten sich häufiger in der Natur aufhalten, mehr mit Freunden unternehmen, sich sozial engagieren, Loslassen üben – vielleicht adoptieren Sie einfach einen Hund, dann müssen Sie die Natur aufsuchen!

Und Sie müssen richtig essen! Denn die Nahrungszufuhr bestimmt bestenfalls über all das, was Sie in den vorherigen Kapiteln gelernt haben.

Auf all jene Punkte werden wir im Folgenden ausführlicher eingehen. Auf zum genetischen Maximum!

10.1 Einführung: Ihr System als Teil der Matrix

Ihr Organismus steht jede Minute bzw. jede Sekunde des Tages mit seiner Umwelt in Wechselwirkung. Dabei ist er stets bemüht, im Gleichgewicht zu bleiben. Dieses Konzept nennt sich *Homöostase*. Fehlfunktionen aller Art (metabolisch, psychisch etc.) entsprechen somit Entgleisungen dieser Gleichgewichtsregulation. Bezogen auf die Gleichgewichtsregulation haben Sie bereits Mechanismen kennengelernt, die Sie für sich nutzen könne. Doch wie sieht das bezogen auf Umweltereignisse aus?

Wie Sie nun wissen, sind Sie ein wandelnder Chemiebaukasten, der sowohl chemischen als auch physikalischen Gesetzen gehorcht. Mit Ihrer Umwelt sieht es nicht anders aus. Auf der kleinsten Ebene sind auch der Baum, das Gras, die Häuser, die Menschen, der Hund einfach Chemie. Sie sind also im Prinzip ein scheinbar separiertes Mikrosystem in einer riesigen und dynamischen Matrix. Sie sind Teil dieser Matrix und wechselwirken konstant mit ihr.

Ihrem Bewusstsein entgeht dabei quasi alles, da Ihr Körper und das Gehirn „einfach machen" – ohne Ihr zutun oder Ihre Erlaubnis. Tatsächlich ist es so, dass Sie von Ihrem Gehirn häufig liebevoll an die Hand genommen werden: Triff dich doch mal mit deinem Kumpel, leg dich doch eine Runde schlafen, iss doch das leckere Steak, geh mal in die Sonne.

Was so banal aussieht, erzeugt jedes Mal eine riesige Kaskade chemischer Reaktionen in Ihnen. Wir sind Teil dieses „Spiels" bzw. dieser Funktionsweise und merken es in der Regel nicht. Und das ist auch gut so. Das große und einzige Ziel Ihres Chemiebaukastens ist, ein Gleichgewicht zu wahren, das den Spagat zwischen Anforderung und Ausstattung schaffen muss.

Unser Chemiebaukasten aber ist besonders, denn er bringt eine jahrmillionenalte Bauanleitung mit, auf der geschrieben steht, mit welcher Umwelt er es zu tun hat. Lebt ein Tier, ein Lebewesen also lange genug an einem sich wenig verändernden Ort, kann man davon ausgehen, dass es von Haus aus genug Anpassung gibt, um das innerkörperliche Gleichgewicht möglichst einfach zu wahren. Man würde sagen: Der Löwe in Afrika stirbt nicht an Zivilisationskrankheiten.

Dieses Buch befasst sich in erster Linie mit unserer Gesundheit und unserer Leistungsfähigkeit. Deshalb sollte uns vor allem die Diskrepanz zwischen Anforderung (Umwelt) und Anpassung unseres Körpers interessieren. Immer vor dem Hintergrund, dass ein Gleichgewichtsverlust zu Dysfunktionen führt – die uns ggf. früher sterben lassen – und dass Arten aller Wahrscheinlichkeit nach gesund bleiben, solange die Ausstattung des Körpers mit den Anforderungen der Umwelt klarkommen kann.

Aus diesem Grund haben Sie die Welt Ihrer Vorfahren (denken Sie an Homo erectus) oder nahen, noch natürlich lebenden Verwandten (denken Sie an die Buschmänner) kennengelernt – Sie müssen die physikalische und chemische Matrix kennenlernen, in der Sie (bzw. Ihr Körper oder Ihr Chemiebaukasten) groß wurden. Dass sich sowohl Anforderungen als auch Ihre Anpassungen im Laufe der Zeit (leicht) geändert haben, können Sie beispielsweise daran erkennen, dass Sie keine 1,55 m mehr groß sind, nicht nur 50 kg wiegen, möglicherweise nicht mehr braunhäutig sind und mit kürzeren Schienbeinen daherkommen.

Das stimmt alles. Aber Sie sind zweifelsohne noch immer ein Homo sapiens. Wir Menschen haben uns in sehr kurzer Zeit eine Umwelt erschaffen, die unsere genetische Ausstattung vor die größten Herausforderungen stellt. Oft sägen wir an unserem eigenen Ast.

Ihr eigenes System interagiert mit der Umwelt – das zugrunde liegende Muster ist ein „power law" (▶ Kap. 2). Das, was Sie tun, das, was in Ihnen passiert, lässt sich im Grunde als Power-Law-Verteilung beschreiben. Sogar Ihr Herzschlag. Man könnte vereinfacht sagen, das Leben pulsiert.

Nun könnten Sie dieses „power law" rein theoretisch nach Belieben verändern. Dem ist jedoch nicht so. Denn Sie müssen immer im Gleichgewicht bleiben, einen physiologischen Bereich wahren – drum wird es immer auch Toleranzgrenzen geben. Überschreiten Sie diese Toleranzgrenzen dauerhaft, wird es Systemdysbalancen geben.

Kurzfristig erzeugte Dysbalancen (= aus dem Gleichgewicht gebracht) hingegen regen Ihr System zur Anpassung an und sind so gesehen sogar nötiger Bestandteil von Anpassung. Das ist der Grund, warum viele ins Fitnessstudio gehen. Auch dort bringen Sie Ihren Muskel, Ihren Körper aus dem Gleichgewicht – Sie setzen einen Reiz.

Entwickelt man diesen Gedanken weiter und projiziert ihn auf den Gedanken der genetischen Angepasstheit (Stichwort Evolution), dann könnten wir uns fragen, ob der Körper nicht auch ein Bedürfnis nach ganz bestimmten Anforderungsmustern hat.

Soll heißen: Ihr Körper benötigt vielleicht ganz bestimmte Reize, Reizintensitäten und bestimmte Reizfrequenzen, damit er optimal funktioniert. Anders ausgedrückt: Sie tun etwas gar nicht, zu wenig oder zu viel in Relation zu dem, was Ihre genetische Angepasstheit von Ihnen fordert. Glücklicherweise sorgt Ihr System in der Regel dafür, dass es benötigte Impulse bekommt. Das steht im Sinne eines sich selbst erhaltenden Systems. Aber – wie Sie wissen – kann sich das System nicht mehr adäquat selbst speisen und gesund erhalten, wenn ein Fehler im Subsystem auftritt. Ein Depressiver isoliert sich zunehmend, obwohl das Gehirn den sozialen Kontakt wie die Luft zum Atmen braucht …

10.1.1 Was ist das genetische Maximum?

Halten wir nochmal fest: Sie spielen täglich mit Gesetzen. Sie spielen konstant mit Reizen, die Sie setzen oder die Ihre Umwelt Ihnen setzt (oder auch nicht). Sie strapazieren Ihr System möglicherweise zu stark.

Gemäß dem Gleichgewichtsgedanken (*Homöostase*) kann Ihr System nur dann optimal funktionieren, wenn Sie zwar Reize setzen, aber insgesamt im Gleichgewicht bleiben. Das heißt, ganz banal: Wenn Sie beim Sport besser werden wollen, müssen Sie Reize setzen. Allerdings immer nur punktuell, das heißt, in Form eines „power law". Nur dann nämlich gefährden Sie das Gleichgewicht nicht. Als Folge will und wird sich Ihr Körper an die neuen Umweltereignisse anpassen. Diesen Prozess kennen Sie, er nennt sich Regeneration.

> ❯ Freilich gibt es natürliche Begrenzungen. Ihr Körper kommt dann an das Limit seiner Anpassungsfähigkeit. Sie haben Ihr persönliches genetisches Maximum erreicht.

Das heißt: *Allgemeine Leistungsfähigkeit* ist nichts anderes als die Summe aller Ihrer Anpassungen, direkt angrenzend an das individuelle genetische Maximum, ohne dabei das Gleichgewicht zu gefährden. *Spezifische Leistungsfähigkeit* ist Ihre Anpassung, direkt angrenzend an das individuelle genetische Maximum, ohne dabei das Gleichgewicht zu gefährden.

Es schließt sich der Kreis, sobald wir realisieren, dass Anpassungen ressourcenabhängige Prozesse sind. Leider hört unser Verständnis hier oft auf. Viele von Ihnen konfrontieren den Körper auf täglicher Basis mit Reizen. Einige von Ihnen sind vielleicht Athleten. Darunter vielleicht auch einige Ironman-Athleten oder Wettkampf-Bodybuilder. Diese Sorte Mensch hat normalerweise kein Problem mit Training, im Gegenteil. Meistens wird so lange und so oft trainiert, bis der Körper nicht mehr mag. Noch gravierender: Viele dieser Athleten haben von Mäßigung noch nie etwas gehört. 25 Stunden Training pro Woche sind sogar für Hobby-Ironman-Athleten oft normal (plus Familie, plus Job, plus soziales Leben).

All das kann sehr problematisch werden. Sowohl die Frequenz der gesetzten Reize (= Volumen des Trainings in Stunden) als auch die Intensität der gesetzten Reize (= Trainingsintensität) geraten möglicherweise aus dem Gleichgewicht. Dazu gleich mehr.

Ignorieren wir diese Muster, an die wir genetisch angepasst sind, erzeugen wir keine Leistungsfähigkeit (= Adaptation), sondern Kompensation. Der Körper ist nicht mehr damit beschäftigt, ein neues Niveau zu erreichen, sondern damit, sich vor Schäden zu schützen. Das heißt: Sie können Ihre Gene nicht hintergehen. Sie bewegen sich in einem Bereich, den Sie durch Anpassung dehnen können. Sie verändern Ihre Position innerhalb Ihres physiologischen Bereichs, sodass Sie mehr leisten können. Genetische Grenzen limitieren diese Anpassungsfähigkeit.

Kinder leben von Natur aus an ihrem genetischen Maximum. Das hat zwei wesentliche Ursachen. Zum einen tendieren Kinder von Haus aus dazu, Dinge zu tun, für die sie ein Talent haben. Zum anderen testen Kinder ihre (Leistungs-)Grenzen aus, ohne sich dabei chronisch zu überfordern.

Das Paradoxe ist, dass wir Leistungsfähigkeit häufig dann bekommen, wenn wir das gar nicht wollen. Wenn wir damit abgeschlossen haben. Plötzlich tun wir nur noch das, was uns Spaß macht, und erreichen neue Bestzeiten – sozusagen als Zufallsprodukt. So erreicht jedes Kind sein genetisches Maximum, indem es das tut, was ihm Spaß macht, in einer „spaßigen Dosis".

Nicht so wie wir, mit Schweißperlen auf der Stirn und dem verkrampften Blick. Das glauben Sie nicht, stimmt's? Aber: Laut einer 2018 erschienen Studie, haben Kinder vor der Pubertät eine ähnlich fitte Muskulatur wie gut trainierte Ausdauersportler (auch Langstreckenathleten!), die sich zusätzlich sogar schneller von Belastungen erholt. Anders ausgedrückt: Jeder von Ihnen ist vor der Pubertät bereits ein Ausdauerathlet gewesen! Ohne „Training" (vgl. Birat et al. 2018).

Zusätzlich akzeptieren Kinder die persönlichen Limitationen, womöglich unbewusst. Wir wollen leider oft in Bereichen glänzen, die überhaupt nicht zu uns passen. Wir folgen vielfach nicht unserem inneren Pfad, dem Goldweg, sondern dem rationalen Verstand und dem Ego. Wir gehen nicht dorthin, wo wir uns wohlfühlen, sondern dorthin, wo wir vielleicht die meiste Aufmerksamkeit bekommen oder das meiste Geld. Vielleicht auch das meiste Ansehen. Leider fällt uns das häufig gar nicht oder viel zu spät auf. Meistens steht auf diesem Fundament dann schon ein „falsches Leben", was natürlich die denkbar größte Katastrophe ist.

Wir leben also oft nicht unser Talent. Talente sind gewisse Dispositionen, die Sie veranlagen, in bestimmten Bereichen Fähigkeiten schnell zu erwerben. Manche Talente sorgen auch dafür, dass der physiologische Bereich supranormale Dehnungen aufweist, die überdurchschnittlich sind. Sie kennen alle die Überflieger in den jeweiligen Sportparten oder wissenschaftlichen Disziplinen. Denken Sie an Usain Bolt, Arnold Schwarzenegger, Chris McCormack, an Einstein oder John Nash.

Sie sind Sie, und Sie müssen Ihre Veranlagung kennen, Sie müssen sich kennen. Ihre genetische Präferenz, wenn Sie so wollen. Sollten Sie diese entdeckt haben, haben Sie bereits einen großen Schritt in die richtige Richtung gemacht.

> **Wie immer gilt auch hier: Anpassung muss man essen.**

Denn das nächsthöhere (Leistungs-)Niveau, das Sie erreichen können, hängt nicht nur von Ihrer genetischen Ausstattung und damit unter anderem auch von Ihrer hormonellen Konstitution ab. Sondern auch von den Bausteinen, die Sie Ihrem Körper zuführen (◘ Abb. 10.1). Einfach ausgedrückt: Mit leeren Eisenspeichern trainieren Sie umsonst!

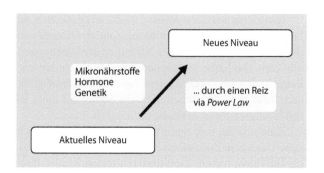

■ Abb. 10.1 Ein neues (Leistungs-)Niveau wird durch das Setzen eines Reizes erreicht. Die Anpassung an sich ist abhängig von der Mikronährstoffversorgung des Körpers, von Hormonen und den eigenen genetischen Voraussetzungen

Kinder also akzeptieren ihr ganz eigenes Leistungslimit unbewusst. Sagen wir: Kinder geben sich mit 80 % zufrieden – wir hingegen sind die Perfektionisten und wollen immer 100 %, eher noch 110 %. Ist das überhaupt besonders förderlich?

Sehen Sie: Wenn Sie Ihrem Körper über einen langen Zeitraum zu wenig eines essenziellen Mikronährstoffs anbieten, fährt er Konservierungsmechanismen maximal hoch. Führen Sie ihm diesen Mangelstoff in normalen Mengen wieder zu, erreicht er in kürzester Zeit wieder normal hohe Speicherwerte.

Sagen wir: In kurzer Zeit (20 % der Zeit) erreicht Ihr Körper ohne Weiteres wieder ein hohes Maß an Mikronährstoffverfügbarkeit (80 % des Speichers) – wollen Sie die Speicher maximal füllen, brauchen Sie Zeit und möglicherweise hohe Dosen des jeweiligen Stoffes. Das ist in den meisten Fällen allerdings unnötig, weil die „oberen 20 %" einer Ergänzung kaum noch zusätzliche Vorteile für Sie bereithalten (■ Abb. 10.2). Sie ahnen es: Auch hierbei handelt es sich wieder um die bekannte Power-Law-Verteilung.

Stellen Sie sich mal eine Sekunde lang vor, was das für Ihr Leben bedeuten könnte: Sie lehnen sich mal etwas entspannt zurück und wollen ab sofort nur noch 80 % statt 110 %. Welche Entscheidungen würden Sie treffen? Welche Konsequenzen hätte das? In den meisten Fällen sind die oberen 20 % Perfektion – und in den meisten Fällen reicht es, 80 % Ihres Talents oder Ihrer Fähigkeiten auszuschöpfen.

Bezogen auf das genetische Maximum: Bei einem Menschen, der an seinem genetischen Maximum lebt, macht 80 % der Körper und 20 % das Bewusstsein. Es geht von alleine. Bei Menschen, die das nie erfahren, sieht es genau andersherum aus. Da macht

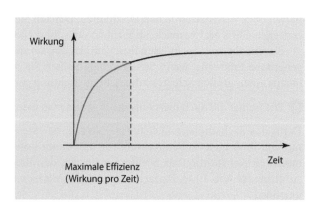

■ Abb. 10.2 Die Mikronährstoffanreicherung im Körper. Bei schlechter Mikronährstoffversorgung richtet der Körper seine Systeme, zum Beispiel im Darm, so aus, dass sich die Speicher bei normaler oder höherer Zufuhr rasch wieder füllen. In relativ kurzer Zeit wird dadurch ein hohes Maß an Wirkung erreicht

20 % der Körper und 80 % der Geist. Ein Körper, der funktioniert, „macht" – bei einem Körper, der nicht funktioniert, machen Sie!

Genetisches Maximum heißt auch, nicht das zu wollen, was uns nicht zusteht. Der Schuster sollte bei seinen Leisten bleiben, sonst kommt es möglicherweise zu Katastrophen. Viele (körperliche und seelische) Probleme ergeben sich durch unser Drängen und Drücken. So funktioniert unsere Biologie aber nicht. Möglicherweise lesen Sie dieses Buch genau aus diesem Grund. Sie bräuchten also gar nicht über Neurotransmitter, Hormone und Co. Bescheid zu wissen. Sie müssten vielleicht erst einmal an Ihrer Einstellung arbeiten – auch das gehört zum Thema „Gesundheit".

Stellen Sie sich mal einen Bogen vor, den Sie spannen. Je stärker Sie ihn spannen, umso stärker wird die Gegenaktion sein. Sie ziehen nach hinten und wenn Sie loslassen, schnellt er nach vorne mit einer gewissen Wucht. Dieses Prinzip nutzen Sie, um besser zu werden – Adaptation, Superkompensation. Wenn Sie den Bogen aber maßlos überspannen, bewegen Sie sich nicht mehr in physiologischen, natürlichen Bereichen, sondern gehen über Grenzen.

Und je länger und je härter Sie den Bogen überspannen, umso stärker wird es sich irgendwann rächen. Daher sollten Sie sich und Ihren Körper nie drängen! Wenn etwas wehtut oder sich falsch anfühlt, dann ist es (in diesem Moment) falsch. Glauben Sie in diesem Zusammenhang nicht solchen Sprichwörtern wie: „Was nicht passt, wird passend gemacht." Besser: „Was nicht passt, das passt (in diesem Moment) nicht." Punkt. Und denken Sie daran:

> **Es gibt kein Scheitern – es gibt nur Feedback.**

10.1.2 So kann artgerechtes Leben aussehen

In diesem kleinen Kapitel werden Ihnen ausgewählte Beispiele erläutert, die Ihnen zeigen sollen, dass auch der Lebensstil genetisch verankert ist und Sie diesen genetisch verankerten Lebensstil brauchen, um gesund zu bleiben.

Seit Jahrmillionen agieren wir in relativ kleinen Gruppen. Noch heute können Sie diese Gruppenorganisation sehen. Aus diesem Grund gibt es beispielsweise Dörfer und Städte – nur dass sich diese „Gruppen" deutlich unterscheiden mit Blick auf die Anzahl der Mitglieder (bzw. Bewohner). Auch der Tagesablauf dreht sich bis heute um die soziale Interaktion.

Der Mann sieht sich bis heute in der Regel als der Jäger, der den Unterhalt der Familie sicherstellen will – oft im Verbund mit anderen Männern, denn nur so war die Wahrscheinlichkeit eines Jagderfolges gegeben. Alleine lässt sich kein Mammut erlegen. Das Jagen in Gruppen war von essenzieller Bedeutung, denn nur dadurch konnte der Mensch seine – im Vergleich zu anderen Jägern – schwachen körperlichen Voraussetzungen kompensieren. Es war das Gruppengefüge, das über den Jagderfolg (oder die Jagdniederlage) entschied.

Frauen hingegen verwalteten das Zuhause oder verließen das Camp mit anderen Frauen, um Essbares zu suchen. In der Regel jagten Frauen nicht, ergatterten aber oft mehr Kalorien als der jagende, männliche Gegenpart.

Ähnliche Muster werden in den meisten Jäger-und-Sammler-Gemeinschaften noch heute vorgefunden: Frauen suchen Honig, sammeln Beeren oder graben nach Wurzelgemüse. Hadza-Frauen bleiben bis ins hohe Alter extrem produktiv. Hadza-Kinder ihrerseits lernen schon früh, alleine im Camp zu sein und sich selber zu versorgen. Und oft sind es auch die Kinder, die das von den Erwachsenen nach Hause gebrachte Essen zubereiten.

Diese Art der (männlichen) Gruppendynamik und -organisation können Sie bei Spezialeinheiten oder Sportmannschaften sehen – aber auch bei Ihnen bei der Arbeit. Letztlich zählt oft alleinig der Teamgedanke. Der Teamgedanke entschied somit auch über den Fortbestand der Art, da dieser den Jagderfolg maßgeblich beeinflusste.

Der Mensch sei ein soziales Wesen, liest sich häufig im Boulevard. Der Mensch *ist* ein soziales Wesen, weil er nur dank der Interaktionen mit anderen Menschen überleben konnte. Deshalb haben sich solche Merkmale, die eine soziale Interaktion fördern, im Laufe der Evolution durchgesetzt. So stark, dass wir sozialen Zwängen unterliegen (können).

Und umgekehrt werden Sie von Ihrem Gehirn belohnt, wenn Sie prosoziales Verhalten zeigen – egal ob das bedeutet, dass sie „mit Kumpels abhängen" oder an eine gemeinnützige Organisation spenden. Sie dürfen dann eine Ladung Serotonin und Oxytocin genießen – und fühlen sich als Folge wohler und geborgener (Dölen et al. 2013).

Das Gehirn braucht den sozialen Kontakt wie die Luft zum Atmen. Der soziale Kontakt ist absolut essenziell für Ihre Gesundheit (Cacioppo und Hawkley 2003). Soziale Isolation erzeugt Stress – das sorgt dafür, dass Sie nicht mehr richtig lernen können (Kamal et al. 2014).

Und: Freunde oder soziale Kontakte stehen in enger Verbindung mit dem Stressempfinden. Sie können mit Stress besser umgehen, wenn Sie mehr Freunde haben (Cohen und McKay 1984). So gesehen sind Freunde quasi Teil Ihrer persönlichen Bewältigungsstrategie (auch: Coping-Strategie).

Das (stoffwechsel-)kranke Gehirn weist neurochemische Dysbalancen und Funktionsstörungen auf, was – wie in den vorherigen Kapiteln erläutert – zu Dysfunktionen führt. Depressive Menschen meiden daher oft soziale Kontakte. Da das Gehirn diese allerdings für die allgemeine Gesunderhaltung benötigt, verstärkt soziale Isolation die Depressionen (Hirschfeld et al. 2000).

> **Tipp**
>
> Das heißt für Sie: Kooperieren Sie mit anderen Menschen, treffen Sie Freunde und seien Sie zuvorkommend!

Sie sind im Freien groß geworden. Wenn Sie Glück hatten, trifft das auf Ihre Kindheit zu. Auf jeden Fall aber trifft es auf Ihre Art, Homo sapiens, zu. Heute verbringen wir die meiste Zeit in Gebäuden. Wir arbeiten in Gebäuden, wir schlafen in Gebäuden, wir unterhalten uns in Gebäuden, wir treiben Sport in Gebäuden.

Wenn Sie das nächste Mal einen sehr stressigen Tag gehabt haben und der Geist möchte sich nicht beruhigen: Gehen Sie in die Natur. Schauen Sie sich um. Es ist nicht nur die Ruhe, die die Natur ausstrahlt, sondern auch der Anblick direkt, der etwas in uns auslöst. Es ist die Ordnung, die Farbenvielfalt, ganz einfach die Natürlichkeit, die uns beruhigt.

Zusammen mit den Klängen der Natur wirkt das auf Ihren Geist wie ein Beruhigungsmittel. Auch hierbei handelt es sich um Gesetze, die in Ihrem Gehirn verankert sind. Sie müssen nur verstehen, dass es sich dabei um ein Gesetz handelt, das Sie nutzen sollen und können.

Wussten Sie, dass Aborigines so im Einklang mit der Natur leben, dass Sie unterirdische Wasserquellen hören können, wenn sie ihren Kopf auf den Boden legen? Stellen Sie sich das einmal kurz vor! Was für ein Wesen Sie eigentlich sind!

Suchen Sie Wälder und schöne Landschaften auf. Verbringen Sie mehr Zeit in der Natur. Gönnen Sie sich langsame, gemütliche Spaziergänge – nutzen Sie die Natur nicht nur, um das leistungsbezogene Ego mithilfe der Sporteinheit zu befriedigen. Nutzen Sie Natur als Beruhigungspille, suchen Sie das „Mehr" im Leben auch in der Natur, lassen Sie Ihren Gefühlen, Ideen und Gedanken mehr Raum. Bedenken Sie: Ihre Vorfahren waren konstant von dieser Natur umgeben. Auch das brauchen Sie möglicherweise wie die Luft zum Atmen.

Übrigens: Haben Sie schon mal von „forest bathing" gehört? In unserer Sprache: Wandern im Wald. Das erhöht nachgewiesenermaßen die Aktivität Ihrer natürlichen Killerzellen – diese Zellen schützen Sie beispielsweise vor Krebs. Dieses „forest bathing" induzierte sogar die Bildung von Antikrebsproteinen in Ihren Zellen. Natur ist also Medizin. Das heißt:

> **Tipp**
>
> Suchen Sie die Natur, gehen Sie in die Natur.

Bis vor wenigen Jahrhunderten (oder sogar Jahrzehnten) war es quasi normal, mit Gott zu „sprechen". Aborigines beten zu den Göttern der Natur. Zum Beispiel, wenn sie ganz dringend etwas zu essen brauchen. Sie danken der Natur, den Göttern, wenn sie ein Tier erlegen. Sie danken sogar dem Tier selbst, dass es sein Leben hat lassen müssen. Das Töten anderer Lebewesen ist quasi ein spiritueller Akt an sich, auch mit nachhaltiger Wirkungen.

Es hat einen Grund, warum es Spiritualität gibt. Wir modernen Menschen winken dabei häufig schnell ab, sehen aber nicht, dass Spiritualität selbst heilende Kräfte hat. Freilich: Wir könnten das ganze entmystifizieren und von den Hormonen sprechen, die dabei ausgeschüttet werden. Oder einfach anerkennen, dass alles, was es in uns gibt, nicht umsonst da ist. Sondern ein Überlebensvorteil war – und das gilt auch heute noch.

Sehen Sie: Ihr Gehirn sucht und braucht Götter, um ordentlich zu funktionieren. Wir leben deshalb ein oft so unerfülltes Dasein, weil wir ängstlich sind und uns Sorgen machen. Wir grübeln über jeden Streit, über jede Situation, haben konstant irgendwelche Komplexe. Das kannten Ihre Vorfahren so nicht. Die dachten sich: „Entspanne dich, lass los und übergib es den Göttern." Loslassen. Mit jemand anderem über die Probleme sprechen – oder sie gar einfach „abgeben".

Auch Spiritualität wirkt wie eine Beruhigungspille auf Sie. Tatsächlich aber lassen Sie nicht nur los, um sich irgendwie zu beruhigen oder sich in irgendwelchen Illusionen in Sicherheit zu wiegen. Dass das Ganze auch „seriöse" Hintergründe hat, erfahren wir nur über Umwege.

Gönnen Sie sich mal den Spaß und gehen Sie in eine Bibliothek und suchen Sie nach Bücher zum Thema Sportpsychologie oder mentales Training. In allen Büchern wird eine Sache direkt oder indirekt, bewusst oder unbewusst vermittelt: wie Sie den Flow erreichen.

Flow ist ein Konzept eines Mannes namens Csíkszentmihályi („chick send me high"). Der hat das in sämtlichen Büchern beschrieben. Flow meint das völlige Aufgehen in einer Tätigkeit. In diesem Zustand vollbringen Sie Höchstleistungen. Man könnte es auch beschreiben als Höhepunkt der mentalen Leistungsfähigkeit.

Das Eigenartige: Hier „funktionieren" Sie nur noch. Diese Synchronizität gibt es nur, weil das Bewusstsein in diesem Moment hintangestellt wird. Zeitgleich fühlt sich das Erlebte „echt" an. Viele von uns erleben diesen Zustand nur in lebensgefährlichen Situationen oder bei Schicksalsschlägen – danach hört man oft, man habe gehandelt „wie in Trance".

Ähnliche Statements finden Sie oft von berühmten Persönlichkeiten. Es gibt einen bekannten Autor, der nach seiner täglichen Routine gefragt wurde. Wichtig sei es ihm, immer ähnliche Abläufe am Tag zu haben, das versetze ihn in eine Art Trance, das wirke wie eine Hypnose. Wieso tut er das? Weil er damit eher den Flow-Zustand erreichen kann. Religion und Spiritualität helfen nebenbei auch, den ganz eigenen Rhythmus zu wahren, der Ihnen wiederum hilft, täglich Flow-Zustände zu erleben.

Und wenn Sie sich an die vorherigen Kapitel erinnern: Ihr System könnte wunderbar ohne Sie leben und würde oft vermutlich die besseren Entscheidungen treffen, eben weil Ihre eigenen (Denk-)Kapazitäten diesbezüglich oftmals limitiert sind.

Auch Ihr Körper (und Ihr Geist) würde – analog zum Wettkampfsportler im Flow – auf täglicher Basis Höchstleistungen erbringen, wenn Sie es schaffen würden, ihn zu lassen – und nicht aus dem Takt zu bringen mit ständiger Grübelei. „Loslassen" ist somit nicht nur religiöser Akt, sondern quasi Teil der Funktionsweise Ihres Körpers. Bitte denken Sie eine Sekunde über den letzten Satz nach.

10

> **Tipp**
>
> Trainieren Sie das Loslassen. Wenigstens ein bisschen. Dann können Ihr Körper und Ihr Geist wieder auf höherem Niveau arbeiten.

Ihr Gehirn kennt nur kleine Gemeinschaften und Gruppen. Im Grunde ist Ihre Hardware (das Gehirn) also darauf eingestellt. In kleinen Gruppen sind Hierarchiegefälle weniger stark ausgeprägt, der Genpool ist kleiner, und somit ist auch die Wahrscheinlichkeit des Aufkommens außerordentlicher Merkmale geringer.

Zeitgleich wuchsen wir alle in ähnlichen Verhältnissen, unter ähnlichen (Umwelt-) Voraussetzungen auf. Anders ausgedrückt: Sie wären nicht neidisch auf den Nachbarn gewesen. Der nämlich hätte, mit Blick auf seine Voraussetzungen und Talente, auch Ihr Bruder sein können. Zudem wirken kleine Gruppengrößen einer übersteigerten Bewunderung entgegen.

Die riesige Vielfalt, mit der wir heute konfrontiert werden, gab es nicht. Ressourcenausschöpfen zugunsten eines egobasierten Lebens gab es nicht. Viele Prominente und Stars kommen mit dieser Art des Lebens nicht zurecht. Viele dieser Menschen greifen zu Drogen – aus ersichtlichen Gründen.

Auch Depressionen sind in dieser sozialen Schicht normal. Stattdessen wird ein künstliches Bild von sich erzeugt. Aus „körperökonomischer" Sicht stellt diese Art der Selbstdarstellung eine Seifenblase dar. Jugendliche orientieren sich an diesen Menschen und nutzen sie als Vorbilder – und das kann unter Umständen ebenfalls in einem krankhaften Streben und ähnlich fehlgeleitetem Verhalten resultieren. Kurz: Wir züchten den Nachwuchs schon krank.

Nutzt man die eigene Evolution als Brille, durch die wir auf unsere Physiologie und Psychologie schauen, zeigt sich, dass das Gehirn gut im Erkennen von pauschalisierenden Zusammenhängen ist, nicht aber darin, Sachverhalten gut zu differenzieren.

Es zählt die Illusion, weswegen es uns schwerfällt, Scheinwelten (z. B. Social Media) als solche zu erkennen. Wir erlegen uns somit selbst Leistungsmaßstäbe auf, die weit über realistischen, evolutionskonformen Erwartungen liegen. Das sorgt schon sehr früh dafür, dass wir chronisch überfordert und konstant damit beschäftigt sind, ein gewisses Ziel oder einen gewissen Zustand zu erreichen.

All das ist Teil eines Phänomens, das Amerikaner „infobesity" nennen. Dieses Wort setzt sich zusammen aus „information" und „obesity" (engl. Fettleibigkeit). Genau wie unsere Spezies einen bestimmten Kalorienbedarf hat, so sind wir auch angepasst an eine bestimmte Menge an Informationen, die unser Gehirn ohne Probleme verarbeiten kann.

Auch hier gibt es „gute" und „schlechte" Kalorien. Sie müssen daher gut aufpassen, welche Art von Informationen Sie sich zuführen und welchen Einfluss das auf Sie und Ihr Leben haben kann. Es ist wichtig, sich selbst immer wieder vor Augen zu führen, was es bedeutet Mensch zu sein, und zu sehen, in welcher Einfachheit wir Menschen groß wurden, an welche Einfachheit wir angepasst sind.

Nehmen Sie als Beispiel mal Hunde. Die menschliche Entwicklung und die des Hundes sind eng verknüpft. Man spricht in diesem Zusammenhang von *Koevolution*. Falls Sie noch keinen Hund haben oder noch nie einen hatten, dann legen Sie sich mal einen zu – sollten Sie schwer beschäftigt sein, dann freunden Sie sich doch einfach mit einem an. Es ist erstaunlich, welchen positiven Einfluss Hunde auf uns haben. Gleichzeitig können wir anhand unserer „alten Freunde" lernen, was das Leben eigentlich von uns will – es kann uns erden. Das heißt:

> **Tipp**
>
> Hüten Sie sich vor Scheinwelten. Und denken Sie mal darüber nach, einen Hund zu adoptieren. (Bitte natürlich nur, wenn Sie auch bereit sind, ordentlich für dieses Tier zu sorgen!)

Gesund zu bleiben oder die Gesundheit wiederherzustellen, beinhaltet also mehr als nur die richtige Ernährungsform und ausreichende Bewegung – sich gesund zu machen (und zu halten!) bedeutet, sich selbst in eine Umwelt zu setzen, die für uns Menschen normal, also artgerecht ist. Glücklicherweise funktioniert der menschliche Körper so gut, dass er sich ganz automatisch in so eine Umwelt setzt.

Viele von uns blockieren das allerdings und gehen den Bedürfnissen des Körpers nicht nach, übergehen also so gesehen wichtige Mechanismen der Gesunderhaltung. Ich möchte Sie deshalb daran erinnern. Jedes Mosaiksteinchen zählt und kann den Unterschied zwischen einem schönen und einem weniger schönen Bild machen.

10.2 Optimales Training: Die körperliche Leistungsfähigkeit speisen

Vielleicht werden Sie sich in wenigen Minuten wundern, dass dieses Kapitel so klein ausfällt. Der Grund hierfür ist, dass Sport und Bewegung einfach sind. Egal, wie Sie sich bewegen, tun Sie es einfach. Beim Sport gibt der Körper direkt Feedback, und wenn Sie zuhören, erreichen Sie innerhalb weniger Wochen ein komplett neues Leistungsniveau. Sie müssen es nur tun.

Ein weiterer Grund ist, dass Sport bzw. die Bewegung als Anschalter für die große „Maschine Mensch" fungiert. Ohne diesen Hebel funktioniert die Maschine nicht oder nicht so, wie sie soll – andererseits ist es die Maschine selbst, die maßgeblich ist.

Anders ausgedrückt: Die Aussage „Sixpack wird in der Küche gemacht" haben Sie sicher schon mal gehört. Genau darum geht es. Sport wird Ihnen auf vielfältige Art und Weise beim Abnehmen helfen, aber verantwortlich ist und bleibt ihr Körper bzw. das Essen, das Sie in diesen Körper stecken. Nicht der Hebel ist letztlich verantwortlich dafür, sondern die Maschine.

Doch nun zum Anschalter, zum Hebel. Wissen Sie, was das Problem von uns Menschen ist? Wir tun heute in vielen Lebensbereichen genau das Gegenteil dessen, was unsere Vorfahren getan haben – die nämlich konnten sich gar nicht anders verhalten, sondern wurden von der Natur in ein Umfeld geschmissen, in dem sie zurechtkommen *mussten*. An dieses Umfeld haben wir uns über die Jahrtausende angepasst.

— Damals *mussten* wir uns viel bewegen, deshalb möchte der Körper bzw. das Gehirn Energie sparen – wir nennen das heute innerer Schweinehund.

— Damals *mussten* wir tagelang mit wenig Essen auskommen, deshalb liebt der Körper bzw. das Gehirn maximal fett- und kohlenhydrat-, sprich kalorienreiches Essen.

— Damals *mussten* wir harte, freudlose Perioden überwinden, deshalb liebt das Gehirn die Stimulation (Stichwort Dopamin).

Wenn der Mensch nun sein eigenes Umfeld gestaltet, wird er:

— faul sein,

— viel essen,

— sich gerne mental stimulieren (lassen).

Und genau das macht krank. Der Kontrast fehlt. Es fehlt das, was der Körper wie die Luft zum Atmen braucht, obwohl unser Gehirn es nicht mag – denn diese Stressoren (Hunger, Kargheit, Bewegung) konnten uns damals umbringen.

Aus diesem Dualismus – kann uns umbringen, trotzdem brauchen wir es, weil wir daran angepasst sind – entsteht ein Dilemma. Denn heute sind wir dafür verantwortlich, uns in die richtige Umwelt bzw. in das richtige Umfeld zu setzen, das uns gesund macht. Das wiederum kann bedeuten, Dinge mehr zu tun, die wir nicht mögen und Dinge weniger zu tun, die wir mögen. Was bedeutet das mit Blick auf den Sport bzw. die Bewegung?

Das Fazit, mit Blick auf die Bewegung, lautete in etwa: Bewege dich, wenn du *musst* – und ruhe dich aus, sobald du *kannst* – eben, weil die körperlichen Belastungen damals so hoch waren. Und Altersruhe gab es nicht.

Im Jahr 2016 tauchte eine neue Hadza-Studie auf. Die Hadza sind noch einigermaßen natürlich lebende Jäger und Sammler, ansässig in Tansania (Afrika). In der Studie wurde das Bewegungsverhalten dieser Menschen untersucht. Staunen Sie mal mit: Uns Normalmenschen wird empfohlen, uns 150 Minuten die Woche mit moderater bis intensiver Belastung zu bewegen. Das nennt sich „moderate-to-vigorous physical activity", kurz MVPA.

Die Hadza machen dieses MVPA auf täglicher (!) Basis, nämlich insgesamt 135 Minuten. Die machen also das, was uns für eine Woche vorgeschrieben wird, an einem Tag. Doch nicht nur das: Es gibt dort keine Ausreden. Sowohl Männer als auch Frauen bewegen sich sehr viel. Gleiches gilt fürs Alter. Sogar ein Opa bewegt sich so viel (vgl. Raichlen et al. 2016).

Wir können das übersetzen: Wir sollten uns mehr bewegen. Doch wie? Im Sportstudium lernen Sie im ersten Semester, dass Maximalkraft jene Art von Kraft ist, die – bildlich gesprochen – über der Kraftausdauer und der Schnellkraft steht. Das bedeutet, dass ein Muskel schneller und ausdauernder wird, wenn die Maximalkraft gesteigert wird. Der Maximalkraftbereich ist anstrengend und vor allem tut er weh. Denn die Gewichte, die Sie dafür wählen, können Sie in der Regel nur zwischen ein- und fünfmal hintereinander heben.

Dass so ein Training wirkt und Prinzipien der Sportwissenschaft gelten, hat man längst bewiesen: Ausdauerathleten mit einer maximalen Sauerstoffaufnahme (VO_2max) von ca. 70, also fast Armstrong-Niveau, durften im Rahmen einer Studie zusätzlich zum normalen Ausdauertraining ein Maximalkrafttraining absolvieren. Resultat: Beim Belastungstest war diese Gruppe 20 % besser als die Vergleichsgruppe ohne Maximalkrafttraining (Hoff et al. 2002). Stellen Sie sich das bitte kurz vor: Hochleistungssportler werden 20 % besser durch Maximalkrafttraining.

Die sportliche Leistungsfähigkeit wird vor allem durch die Intensität bestimmt. Die Intensität, die „peaks" sind es, auf die es ankommt. 3000 Umdrehungen sind schon gut, werden bestimmt ein paar Anpassungen herbeiführen – aber auf den oberen Drehzahlbereich kommt es letztlich an, wenn es um die maximale Leistungsfähigkeit geht. Sie werden schneller, kräftiger und ausdauernder mit weniger Training.

So etwas Ähnliches hat ein Herr namens Tabata gezeigt. Der wollte Olympiateilnehmer maximal schnell fit machen. Auch er zeigte, dass 40-minütiges Sprinttraining pro Woche (pro Woche!) genauso effektiv ist wie (oder besser als) tägliches, moderates Joggen (≥1 h) (Tabata et al. 1996).

Erkennen Sie das Spielen mit dem „power law"? Wir tun etwas selten, dafür intensiv – oder häufig, dafür aber weniger intensiv (◻ Abb. 10.3).

◻ **Abb. 10.3** Trainings-frequenz als „power law". Idealerweise verhält sich die Trainingsfrequenz invers zur Trainingsintensität. Heißt: Die „harten" Trainingseinheiten sollten selten durchgeführt werden

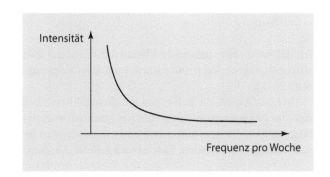

Daraus folgend könnten Sie also sagen: Okay, Maximalkrafttraining und das Tabata-Protokoll sind die zwei Trainingsarten, die meine Grundlage bilden, denn sie sorgen im Zuge des Trainings für den Großteil meiner körperlichen Anpassungen. Die restliche Zeit kann ich nutzen, um das Herz-Kreislauf-System mit leichten körperlichen Belastungen immer ein bisschen arbeiten zu lassen.

So könnte auch das Bewegungsverhalten Ihrer Vorfahren ausgesehen haben. Ihre Vorfahren hatten kein Auto und auch kein Fahrrad zur Verfügung. Sie mussten sich ungefähr 6–16 km am Tag zu Fuß bewegen. Solchen leichten bzw. moderaten körperlichen Anforderungen entsprechen beispielsweise auch Gartenarbeit, Spaziergehen, Wandern, Schwimmen, Putzen und so weiter.

Ein- oder zweimal wöchentlich mussten Stammesmitglieder im höchsten Intensitätsbereich dem Mammut hinterherrennen – und später die schwere Kost nach Hause tragen. Oder vor dem Säbelzahntiger flüchten. Zwischenzeitlich wurde sich regelmäßig im moderaten Intensitätsbereich bewegt, etwa um den Honig aus der Baumkrone zu holen. Alles konform mit unserer Power-Law-Regel. Insgesamt war der durchschnittliche Kalorienbedarf dadurch etwa drei- bis fünfmal höher als bei uns.

Sport ist nicht gleich Sport. Wichtig ist auch:

- Es wurden unterschiedliche Bewegungsarten ausgeübt. Entsprechend gab es unterschiedliche Belastungsmuster, und unterschiedliche Muskelgruppen wurden trainiert. Bei uns heißt das heute ganz modern „Cross-Training".
- Bewegt wurde sich immer auf natürlichem Untergrund, also nicht auf Teerboden und nicht oder selten in Schuhen. Dadurch verändert sich zum einen der Laufstil (joggen Sie mal ganz vorsichtig ohne Schuhe, am besten auf dem Rasen bzw. dem Sportplatz). Zum anderen werden Gelenke entlastet, Sehnen und Bänder in den Füßen und in den Beinen anders beansprucht.
- Man bewegte sich ausschließlich im Freien: Wie Sie nun wissen, ist Licht bzw. Vitamin D essenziell für Ihre Leistungsfähigkeit. Sämtliche Umweltreize, die auf Sie wirken, können eine Wirkung für sich haben – am besten erforscht ist die Kälte. Aber auch Terpene, die von Pflanzen in die Luft abgegeben werden, können Studien zufolge die Immunfunktion deutlich steigern.
- Bewegt wurde sich fast immer in Gruppen. Studien legen nahe, dass manche Effekte des Sports, vor allem die psychologischen, vom sozialen Kontakt während der Sporteinheit ausgeht.
- Amüsant: Hunde und Menschen leben seit über 135.000 Jahren zusammen. Studien zufolge „zwingt" die Hundehaltung dazu, sich zu bewegen. Das verbessere, so die Autoren, die Fitness und helfe dabei, überflüssiges Gewicht zu verlieren.

All das wird seine maximale Effektivität nur dann entfalten, wenn Sie sich ausgiebig ausruhen, regenerieren und dafür sorgen, dass Sie genug Schlaf bekommen (vgl. O'Keefe et al. 2011).

In einer Arbeit, die sich genau mit diesem Thema befasst, schreiben Wissenschaftler, dass das Bewegungsmuster, an das wir genetisch angepasst sind, eine Vielzahl an Aktivitäten enthält, die intermittierend und mit moderaten Intensitäten und moderaten Längen durchgeführt werden. Exzessiv ausgeübter Ausdauersport wie Marathon, Ultramarathon, Triathlon und lange Radtouren seien mit unserem genetischen Erbe unvereinbar (vgl. O'Keefe et al. 2011).

Damit wir uns richtig verstehen: Exzessiv ausgeübt bedeutet lange *und* intensiv. Das betrifft sowohl die Events selbst als auch das dafür nötige Training. Auch für „lange und intensiv" gilt, dass die Kombination sich möglichst reziprok verhalten sollte. Sie dürfen und sollen sich also durchaus lange bewegen, nicht aber an Ihrer persönlichen Leistungsgrenze.

Bewegung muss keine Wissenschaft sein. Hier steht das Tun zur Abwechslung mal im Vordergrund.

10.2.1 Kleine Muskelfaserkunde: Warum Muskeln gesund machen

Denken wir kurz an die Eingangsworte dieses Kapitels. Den „inneren Schweinehund" gibt es aus gutem Grund. Den haben Sie meistens so lange, bis Sie sich in eine Sportart verlieben – und selbst dann darf man sich hin und wieder mit ihm auseinandersetzen. Deshalb ist es immer wichtig, sich vor Augen zu führen, *warum* Sie etwas tun.

Sobald Sie auch nur einen Schritt im Fitnessstudio (oder am Berg, im Feld) machen, wird das Protein PGC-1α in Ihrer Muskulatur aktiv. Dieses Protein kennen Sie nun bestens. Dieses Protein, sagten wir, baut Ihnen Mitochondrien.

Versuchstiere können Sie so züchten, dass Sie deutlich mehr dieses Proteins bilden – diese Tiere sind auch ohne Bewegung bzw. Sport fit. Und noch viel wichtiger: geschützt vor metabolischen Entgleisungen, sprich Fettleibigkeit und Co. Sie können diese Tiere also mästen, wie Sie wollen, sie werden nicht so einfach krank. So etwas Ähnliches hatte Dr. Sinclair bereits gezeigt (▶ Kap. 5).

Was wir bisher noch nicht besprochen haben ist, dass dieses PGC-1α das ganze metabolische, aber auch strukturelle Profil Ihrer Muskeln bestimmt. Sobald es aktiv wird, programmiert es Ihre Muskeln bzw. Ihre Muskelfasern um – und zwar zu einem sogenannten *oxidativen Muskelfasertyp*.

Das ganze metabolische Programm dieser Muskeln ist auf die *Oxidation* (= Verbrennung) von Substraten ausgerichtet. Diese Muskeln sind sehr ausdauernd, weswegen Ausdauerathleten vorrangig solche Muskelfasertypen aufweisen. Solche Muskeln sind rot, da sie für den Sauerstofftransport wichtige Enzyme und Proteine bilden, die Eisen enthalten.

Es gibt auch weiße Muskelfasern. Die Hähnchenbrust, die viele Menschen gerne essen, ist so ein Muskel. Diese Muskelfasertypen findet man vor allem in jenen Körperbereichen, die kurze, aber kräftige Bewegungen ausführen. Diese Fasern ermüden allerdings rasch.

Grob unterscheiden kann man also grundsätzlich zwei Arten von Fasertypen:
- weiß, rasch ermüdend, dafür sehr kräftig
- rot, ausdauernd, dafür weniger kräftig

Diese Einteilung hilft uns, Muskelfasertypen besser zu verstehen, ist aber ein vereinfachtes Modell. In der Natur, beispielsweise bei Geparden, finden Sie Muskelfasertypen, die rasch ermüden, aber rot sind. Umgekehrt finden Sie bei Gnus Muskelfasertypen, die sowohl kräftig als auch ausdauernd sind.

Auch bei uns Menschen ging man lange davon aus, dass Kraftsportler oder Sprinter, die kurze und kräftige Bewegungen ausführen, eher kräftige, weiße Muskelfasertypen aufweisen. Das entspricht allerdings nicht der Tatsache, denn diese sehr kräftigen, weißen Muskelfasertypen werden bei jeglicher Form der Bewegung sofort in rote (aber auch kräftige) Muskelfasertypen umgewandelt (Bogdanis 2012). PGC-1α sei Dank.

Doch wieso sprechen wir darüber eigentlich? Ich möchte Sie motivieren. Ich möchte Ihnen damit sagen, dass Ihr komplettes metabolisches Profil im Muskel plastisch, das heißt, frei gestaltbar ist. Dass ein Muskel, den Sie ein paar Tage nicht bewegen, sofort faul wird und Sie krank werden lässt. Dass ein Muskel, den Sie täglich in größeren Umfängen bewegen, sofort aktiv wird und Sie gesund werden lässt.

Viele unserer „Krankheiten" gibt es nur, weil wir metabolisch krank werden. Da wir uns immer entlang eines Spektrums bewegen, trifft es den einen eben etwas härter als den anderen. Wenn Sie aber wissen, wo Ihre Stoffwechselgesundheit steigt und fällt, nämlich im Muskel, wissen Sie sich jederzeit und sofort zu helfen. Wie Sie nun wissen: nachhaltig!

Dabei ist es völlig egal, wie Sie trainieren. Sobald PGC-1α anspringt, wacht der Muskel aus dem Tiefschlaf auf, bildet neue Mitochondrien, verändert sein Enzymprogramm, bildet mehr Gefäße, verbessert dadurch die Nährstoffaufnahme und Ihre komplette Stoffwechselgesundheit – was freilich weitere, systemische Veränderungen nach sich ziehen wird.

Aktive Muskeln geben Substanzen in den Blutstrom ab, die in Ihrem ganzen Körper wirken können – in diesem Zusammenhang spricht man von *Myokinen*. Eine solche Substanz ist das *Irisin*, benannt nach der Götterbotin Iris (griechische Mythologie). Bei Bewegung wird dieses PGC-1α-abhängige Myokin in den Blutkreislauf abgegeben. Zielort des Irisins ist beispielsweise das Fettgewebe.

Grundsätzlich unterscheidet man zwischen dem faulen, Fett speichernden *weißen Fettgewebe*, und dem metabolisch aktiven, Fett verbrennenden Fettgewebe, das unterm Mikroskop braun ist. Bei uns Menschen spielt das braune Fettgewebe eine eher untergeordnete Rolle.

Es gibt allerdings auch eine Mischform, das *beige Fettgewebe*. In einem gesunden Fettgewebe leben weiße und beige Fettzellen nebeneinander und sorgen dafür, dass ein gesundes Milieu aufrechterhalten wird. Denn beige, genau wie braune Fettzellen verhalten sich eher wie ein Muskel – daher auch die Farbe.

Diese Fettzellen lagern wie ein Muskel Eisen ein. Jetzt kommt der Punkt: Irisin sorgt für die Umwandlung von weißen in beige bzw. braune Fettzellen. Heißt ganz banal ausgedrückt: Sie können, metabolisch betrachtet, Fettzellen in Muskelzellen umwandeln! Sie müssen sich nur bewegen. Auch erfreulich: Irisin ist womöglich der Grund, warum Sport vor diversen Krebsarten schützt (Gannon et al. 2014).

Der Wachstumsfaktor des Hippocampus (Lernzentrum im Gehirn), BDNF („brain-derived neurotrophic factor"), ist auch Irisin- und somit PGC-1α-abhängig (Wrann et al. 2013). Bewegung, also Mitochondrien, also PGC-1α, also Irisin, macht Sie somit schlau – etwas überspitzt formuliert (⬛ Abb. 10.4).

◧ Abb. 10.4 Myokine.
Sport regt die Bildung und
Ausschüttung von
Muskelbotenstoffen,
Myokine, an. BDNF und
Irisin sind PGC-1α-
abhängige Myokine. BDNF
wirkt im Gehirn als
„Nervendünger", und Irisin
macht das Fettgewebe
stoffwechselaktiv, das
heißt, Energie verbrau-
chend

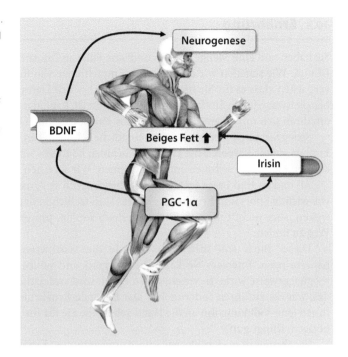

Bewegte Beine gegen Gedächtnisschwund
Kennen Sie Eric Kandel? Das ist ein US-amerikanischer Wissenschaftler, unter anderem
Psychiater, Physiologe, Neurowissenschaftler und Biochemiker. Er bekam im Jahr 2000
den Nobelpreis für Physiologie und Medizin verliehen. Heute – er ist selbst fast 90 Jahre
alt – interessiert er sich für altersbedingten Gedächtnisschwund. In einem Interview
behauptet er doch glatt: Dem altersbedingten Gedächtnisschwund können Sie möglicherweise effektiv vorbeugen. Sie müssen nur um die 5 km am Tag zu Fuß gehen. Das, so
Kandel, steigere die Ausschüttung von Osteocalcin, einem Botenstoff des Knochens, das
Nervenzellen im Gehirn fit hält. Osteocalcin haben Sie in ▶ Kap. 9 schon kennengelernt.

In der Summe sorgt dieses „Mehr" an PGC-1α im Muskel dafür, dass solche mit mehr
PGC-1α ausgestatteten Tierchen keinen Muskelschwund (Sarkopenie), keine Stoff-
wechselentgleisung, keine chronischen Entzündungen und keine Osteoporose im Alter
(Arnold et al. 2010) kennen. Das sind Mitochondrien – das ist Bewegung.

Natürlich bildet der Muskel noch viele weitere Myokine. Bis wir wissen, welche Myokine gebildet werden und welche Funktion sie haben, wird noch viel Zeit vergehen. Daher sollten wir nicht warten, bis wir alles entschlüsselt haben, sondern jetzt schon … tun.

Vieles weiß man von Versuchstieren, die im Käfig im dunklen Labor sitzen, ohne
weitere Umwelteinflüsse. Stellen Sie sich mal vor, welche synergistischen Effekte es geben kann, wenn Sie sich mit Freunden, dem Hund, bei Wind und Wetter, draußen in
der Natur, an der frischen Luft bewegen – Sie verstehen schon, nicht wahr?

10.3 Ernährung

Sie haben nun eine Menge gelesen und eine Fülle an Informationen erhalten. Die Frage ist nun: Wie schaffen wir es, die vielen Empfehlungen so in Form eines Lebensstils zu verpacken, dass es für Sie nicht zu umständlich wird? Denn natürlich könnten Sie jetzt beispielsweise jeden Stoff, der im Buch genannt ist, kaufen und extra zuführen. Oder Sie ernähren sich mit einem Rundlos-sorglos-Paket, das Ihnen von Haus aus alles gibt.

Sehen Sie: Es gibt lediglich zwei wesentliche Schnittstellen, an denen Sie maßgeblichen Einfluss auf die körpereigene Hardware nehmen können – wo Sie weite Teil Ihrer körpereigenen Biochemie selbst beeinflussen können. Wir sprechen von Sport und Ernährung.

Ab und zu sind Leser enttäuscht. Sie beschweren sich, dass sie doch bereits wussten, wie wichtig Sport und Ernährung ist. Das sind freilich in der Regel diejenigen, die zwar wissen, aber nicht tun, und Bücher deshalb kaufen, um einen besseren, effizienteren Weg zu finden.

Dieses Buch soll Ihnen im Grunde die faszinierende Welt Ihrer Biochemie näherbringen. Interesse wecken. Aber so groß und unübersichtlich diese Biochemie möglicherweise wirkt: In vielen, vielen Fällen wird sie letztlich massiv beeinflusst durch das, was Sie zuführen (oder nicht). Der folgende Ernährungsteil soll abrunden – und Ihnen jene Anleitung mit an die Hand geben, die Sie für Ihr Rundum-sorglos-Paket benötigen. Klingt gut?!

Ernährung ist anders als gemeinhin angenommen. Ernährung ist einfach. Sehr einfach. Und viele Menschen zerbrechen sich nur deshalb den Kopf darüber, weil sie diese Einfachheit nicht akzeptieren wollen und somit auch nicht leben. Statt ganz stur das umzusetzen, was auf den folgenden Seiten steht, wird immer nach neuen Konzepten, Ernährungsformen und „Glaubensrichtungen" gesucht. Ernährung ist auch nicht extrem. Es geht nicht darum, neue Rekorde aufzustellen oder die Wahrheit in den Ernährungsextremen finden zu wollen.

Der berühmte Erfinder des „Jumping Jack", Jack Lalanne, war eine Gesundheitsikone in den USA. Suchen Sie diesen Herren bitte einmal im Internet. Auch er wollte in jungen Jahren fit und gesund werden. Und auch er dachte zunächst, Ernährung sei etwas Extremes. So trank er beispielsweise tage- und wochenlang Blut von Tieren. Die Idee: Der „Lebenssaft" sollte ihm mehr Leben schenken. Gar keine so schlechte Idee, immerhin ist Blut voll mit Hormonen, Mikronährstoffen und lebenswichtigen Substanzen. Was ist passiert? Nichts.

Auch er dachte lange: Wenn ein bestimmtes Lebensmittel in kleinen Mengen ausreicht, um ein Wehwehchen zu heilen, müssen größere Mengen dieses Lebensmittels eine noch viel bessere Wirkung haben. Nein – so funktioniert Ernährung nicht. Oft brauchen wir nur Miniminimengen eines Stoffes, um gesund und fit zu bleiben. Jack Lalanne fasste alles, was Sie jetzt lesen werden, so zusammen:

❯ Iss es nicht, wenn es menschengemacht ist.

❯ Schmeckt es gut? Dann spucke es aus.

Was Ernährung betrifft: Niemand wird das Rad neu erfinden. Auch wir nicht. Bei aller Beschreibung und Erklärerei: Ernährung ist einfach. Bitte denken Sie auch immer daran, dass es keine perfekte Ernährungsform gibt. Kann es nicht geben, weil – wie Sie nun wissen – alles auf dieser Welt kontextabhängig ist. Es gibt ein paar Eckpfeiler an denen wir uns orientieren können. Das war's dann aber auch.

Und: Jedes Nahrungs- bzw. Lebensmittel kann schaden. Jedes. Für jedes Nahrungs-mittel der Welt lässt sich mindestens ein Grund finden, warum Sie es nicht essen sollten. Deshalb sollten Sie immer daran denken, dass Sie kompromissbereit sein müssen. Soll-ten Sie das nicht sein, werden Sie noch Jahre damit verbringen, die perfekte Ernäh-rungsform zu finden. Das ist vergeudete Lebenszeit!

10.3.1 **Ernährungsgeheimnisse**

Damit Sie nach den folgenden Seiten den Rahmen nicht aus den Augen verlieren, stel-len wir mal eine Gleichung auf, an der Sie sich orientieren können:

❯ **Energie + Mikronährstoffe + Matrix der Nahrung – Gifte/Stoffwechselendpro-dukte = Gesundheit**

Energie ist Ihnen klar. Damit Ihr Körper den eigenen Energieträger ATP bauen kann, braucht er Energie von einem anderen Energieträger, in unserem Fall sind das Kohlen-hydrate und Fette. Freilich sollten Sie immer mit der Kalorienzufuhr spielen – unter nor-malen Umständen ist Ihrem Körper egal, ob er auch mal Energie aus seinen Silos, also aus den Fett- oder Kohlenhydratspeichern, zuschießen muss. Fakt ist: Energie brauchen Sie. Für die vielen chemischen Prozesse und dafür, dass die Hormonwerte stimmen.

Sie essen jedoch nicht nur, um an die so wertvolle Energie zu kommen. Sie essen auch, um ausreichende Mengen der so wertvollen, weil für unseren Organismus essen-ziellen *Mikronährstoffe* zu bekommen. Diese Mikronährstoffe brauchen Sie, damit der Chemiebaukasten Mensch überhaupt funktioniert.

Sie essen darüber hinaus, um eine Vielzahl an bioaktiven Substanzen aus Pflanzen und Tieren aufzunehmen. Jedes Lebensmittel stellt uns eine *Matrix* an Substanzen zur Verfügung, von denen wir die Mehrheit noch gar nicht kennen. Diese Substanzen aller-dings halten uns ebenfalls gesund.

Aus diesen Zeilen können wir schlussfolgern:

❯ **Iss es nicht, wenn es menschengemacht ist.**

Auf der einen Seite sind Raffinationsprozesse gut, denn damit werden den Lebensmit-teln Stoffe entzogen, die problematisch für Sie sein können. Seit es Menschen gibt, hat jeder Mensch vor Ihnen Lebensmittel be- und verarbeitet. Es muss sich allerdings die Waage halten, denn Lebensmittel enthalten eben auch viele bioaktive Substanzen, die wir teilweise noch nicht kennen, die aber oft sehr gesund sind bzw. Ihnen dabei helfen, gesund zu bleiben.

Wenn Sie das beherzigen, landen Sie bei den Lebensmitteln, die auf den folgenden Seiten vorgestellt werden. Wenn Sie sich mal ein bisschen mit den Mikronährstoffkon-zentrationen in den jeweiligen Lebensmitteln befassen, stellen Sie fest: Sie müssen täg-lich ungefähr 2 kg dieser Lebensmittel zu sich nehmen, damit Sie mit Blick auf den Mikronährstoffhaushalt ausreichend versorgt sind. Hört sich viel an, ist es aber nicht. Ein mittelgroßer Apfel wiegt bereits 125 g. Daraus folgt:

❯ **Zwei Kilogramm am Tag sollten es sein.**

Das alles zu beachten ist einfach. Problematisch sind Substanzen, die Sie auch mit der Nahrung aufnehmen, aber krank machen können. Nehmen Sie mal das Gluten. Der

Glutenforscher Dr. Fasano erklärt uns, Gluten sei für jeden ein Gift – für manche Menschen besonders schädlich, für andere weniger. Sie könnten also ein Teil Ihrer Energie aus Brötchen, Brot und Co. beziehen, müssten aber damit rechnen, dass Ihre Gesundheit leidet, wenn Sie es übertreiben.

Ähnliches gilt fürs Fleisch: In quasi allen Fleischsorten (bis auf Geflügel, Fisch und Reptilien), finden Sie Neu5Gc. Das ist eine für uns möglicherweise problematische Substanz – dazu gleich mehr. Den Eiweißbedarf teilweise durch rotes Fleisch zu decken, ist ob der vielen enthaltenen Mikronährstoffe gut und gesund. Doch keiner kann Ihnen sagen, ob das auch noch gilt, wenn Sie kiloweise rotes Fleisch am Tag zuführen.

Letztlich also könnten wir prinzipiell annehmen, dass der Körper mit Energie- und einer ausreichenden Mikronährstoffversorgung gut funktioniert. Bioaktive Substanzen aus tierischen und pflanzlichen Produkten unterstützen die Gesundheit. Durch die Zufuhr diverser Lebensmittel nehmen Sie dem Körper aber auch immer ein Stück weit Lebenskraft, weil es eben kein für Sie perfektes Nahrungs- bzw. Lebensmittel gibt und bei der Verarbeitung der Nahrungsmittel in Ihrem Körper auch Substanzen oder Stoffe entstehen können, die Ihnen Lebensenergie rauben. Hier trennt sich die Spreu vom Weizen, genau das ist der Grund, warum sich so viele Menschen über die „perfekte Ernährungsform" streiten.

Sehen Sie: Deshalb muss Ernährung immer individuell sein. Wir könnten Ihnen jetzt unsere Perspektive der „perfekten Ernährung" erläutern und Ihnen zehn Nahrungsmittel an die Hand geben, die Sie unbedingt jeden Tag essen müssen, weil sie so gesund sind. Drei davon mögen Sie einfach nicht, drei davon verursachen bei Ihnen Bauchschmerzen, drei davon können Sie ab und zu essen, aber nicht so oft, und alleine von diesem einen Lebensmittel, das übrig bleibt, können Sie nicht leben.

Sie müssen deshalb intuitiv essen. Natürlich einen Rahmen ausmachen, der Ihnen mittlerweile klar ist, und dann innerhalb dieses Rahmens frei bleiben. Mehr oder weniger konzeptlos. Ein Beispiel: Es gibt Genmutationen, die beeinflussen, wie Sie gewisse Mikronährstoffe verstoffwechseln. Solche sogenannten Genpolymorphismen wurden beispielsweise für Vitamin D, Folsäure, Selen und β-Carotin beschrieben. Dadurch reagiert jeder von Ihnen anders. Ähnliches gilt für Nahrungsmittelunverträglichkeit bzw. -allergien. Der Buchautor, der Ihnen zu einer Ernährungsform rät, weiß nichts über Ihre ganz eigene Biochemie. Der Körper aber gibt Ihnen in der Regel Feedback, auf das Sie achten sollten. Heißt:

> ❯ Schätzen Sie Ihre „Ernährungsindividualität".

Darum: Alles, was Sie auf den folgenden Seiten lesen, ist eine Auswahl an Lebensmitteln, die sich in Anbetracht aller hier erläuterten Hintergründe ergibt. Es ist allerdings lediglich eine Auswahl. Wie Sie Ihre Ernährung genau gestalten, bleibt Ihnen überlassen.

10.3.2   Zuerst: Stoffwechselfunktion wiederherstellen

Kennen Sie das? In jedem Ernährungsratgeber finden Sie ein „Reset". Reset bedeutet, etwas wieder in einen Ausgangszustand zurückzubringen. Dumm gelaufen, wenn der Reset bedeutet, den Körper wieder schlank zu machen – obwohl wir das vielleicht noch nie waren. Spaß beiseite.

Sie haben aufmerksam gelesen und wissen, dass ein Körper, ein Stoffwechsel, gut und gerne entgleisen kann. Das zieht einen Rattenschwanz an Problemen nach sich.

Denn wenn die Zelle einmal falsch „justiert" ist, ergeben sich viele Folgeprobleme. Dann können Sie möglicherweise tun und lassen, was Sie wollen, ohne dass es etwas nützt.

Das heißt, dass wir den Körper nach jahrelangem Abusus erst einmal an die Hand nehmen müssen. Wir müssen die Entgleisung rückgängig machen und unseren Stoffwechsel wieder in die Spur setzen. Und wie geht das? Oft ist nichts einfacher als das. Gehen wir spaßeshalber einfach mal von zwei Grundszenarien aus:

- Sie haben leichtes, mäßiges, schweres Übergewicht.
- Sie sind suboptimal mit Mikronährstoffen versorgt.

Sofern Sie nicht schwerkrank sind, zum Beispiel Krebs haben, leiden Sie mit sehr hoher Wahrscheinlichkeit – bewusst oder unbewusst – unter Zuständen, die genau von diesen zwei Punkten ausgehen. Es fehlt der Sex-Drive (Libido), die Konzentrationsfähigkeit ist nicht gut, Sie sind müde, oft kränkelnd, haben keinen inneren Antrieb, beim Sport geht Ihnen schnell die Puste aus, der Blutdruck ist leicht erhöht, und jedes Stück Kuchen versetzt Sie in einen komatösen Zustand – verschiedene Gesichter derselben Gestalt.

Damit es Spaß macht, die aus den Inhalten abgeleiteten Tipps und Ratschläge dieses Buch auch in die Tat umzusetzen, sollten Sie einen Schlussstrich unter Ihr altes Leben ziehen und sich erst mal … „resetten". Der banale biochemische Hintergrund dafür heißt übersetzt:

> **Den Fettstoffwechsel (Ihnen bekannt als „AMPK") maximal anknipsen.**

Es gab Zeiten im Laufe unserer Entwicklungsgeschichte, da wurde das quasi auf täglicher oder wöchentlicher Basis gemacht – wohlgemerkt: notgedrungen. Später hat die Religion uns dann „Fastenzeiten" vorgeschrieben. Gut gemeint. Heute müssen wir uns um alles selbst kümmern.

Nun könnten wir auch fasten, also komplett auf Nahrung verzichten. Oder uns eines Tricks bedienen, der schon quasi 40 Jahre alt ist: Wir fasten „proteinsparend". Dieses Konzept mit dem Namen „protein sparing modified fast" wurde in den 1970er-Jahren extra dafür entwickelt, Schwerübergewichtigen maximal schnell zu helfen.

Richtig und temporär praktiziert, kann es Wunder wirken. Vor allem für Menschen die viel Fett in relativ kurzer Zeit loswerden möchten. Da es aber gerade nicht nur um die Fettmasse geht, sondern um die Zellschalter, die durch unseren Lebensstil beeinflusst werden, müssen Sie nicht unbedingt 30 kg zu viel auf den Hüften haben, um vom Folgenden zu profitieren.

Die folgende Formel finden Sie mittlerweile in quasi allen populärwissenschaftlichen Büchern, nur nicht so hübsch verpackt – sie heißt:

> **Lean. Green. Marine.**

Das bedeutet ganz einfach: Sie leben einige Wochen ausschließlich von mageren Proteinquellen und stärkearmen Gemüsen bzw. Salaten. Wieso steht da noch „marine"? Dabei geht es nicht so sehr um Fisch oder Meeresfrüchte, sondern um die biochemische Tatsache, dass Omega-3-Fettsäuren für Sie essenziell sind und Sie diese Fettsäuren in nennenswerten Mengen ausschließlich in Meeresfrüchten finden.

Das war alles. Ein ganzes Geheimnis in drei Wörtern.

Freilich: Die ersten Tage können hart werden und „wehtun". Sie müssen Ihrem Körper ein bisschen Zeit einräumen, um mit der Veränderung klarzukommen. Er darf sich einstellen. Danach haben Sie Ihren Fettspeicher und den Fettstoffwechsel angezapft, und es wird recht mühelos. Um auf Nummer sicher zu gehen, ergänzen Sie Ihr Vorhaben mit einem Multivitaminpräparat. Und bitte orientieren Sie sich an den genannten Lebensmittelvorschlägen in diesem Kapitel. Das heißt: Nutzen Sie das Multivitamin der Natur, die Leber.

Lernen, ab und zu von den eigenen Silos zu leben

Wenn Sie aufmerksam gelesen haben, wissen Sie, dass Sie lernen müssen, Ihren Energiebedarf teilweise (oder ganz) aus Ihren eigenen Speichern zu decken. Das können viele von Ihnen nicht mehr.

Wenn Sie also drei Stunden nichts essen und sich dann in einem präkomatösen Zustand wiederfinden, wissen Sie Bescheid. Es sollte für Sie völlig normal werden, mit den „Kalorien zu spielen" – mal mehr, mal weniger, mal gar nichts zu essen. Das Schöne: Erhalten Sie den Zugang zu den Körperspeichern (durch Üben!), werden Sie überrascht sein, wie einfach es ist, auch mal nichts zu essen. In unserer Sprache: **AMPK hoch.**

Deshalb zunächst ein Reset.

Was hat es eigentlich mit der Ketodiät auf sich?

10

Wenn Sie „resetten", streichen Sie das, was Energie liefert (Kohlenhydrate und Fette) und fahren das hoch, was Struktur erhält (Eiweiß). Ganz simpel. Dieses Energieloch stopft der Körper durch Energie aus den eigenen Silos – Sie nehmen ab. Schränken Sie den Kohlenhydratanteil bzw. den Kalorienanteil stark ein, steigt im Blut die Konzentration anderer Stoffe: den Ketonkörpern.

Von dieser ominösen ketogenen Diät lesen Sie heute überall. Doch was hat es damit überhaupt auf sich? Im Grunde spricht man von einer *ketogenen Diät* oder *ketogenen Ernährungsform*, sobald man den Kohlenhydratanteil derart senkt, dass eine erhöhte Ketonkörperkonzentration im Urin (bzw. im Blut) nachweisbar ist.

Zuckerersatzstoffe: Ketonkörper

Führt man dem Körper überhaupt keine oder nur noch sehr wenige Kohlenhydrate zu, so muss ein Ersatz gefunden werden, der das Gehirn mit Energie versorgt. Das Gehirn kann keine Fettsäuren oxidieren, sondern ist angewiesen auf Glukose (= Zucker) und ein Produkt aus dem Glukosestoffwechsel, Laktat. Daher nutzt der Körper ein Nebenprodukt der Fettsäureoxidation der Leber: Ketonkörper. Die können das Gehirn in Zeiten des Fastens bzw. des relativen Energiemangels mit Energie versorgen.

Gleichzeitig wird ein Prozess in der Leber gestartet, den man *Glukoneogenese* (Zuckerneubildung) nennt. Diese dort entstehende Glukose kann genutzt werden, um die restlichen glukoseabhängigen Zellen zu versorgen. Die Bildung der Ketonkörper (Ketogenese) findet bei schlanken, gesunden Menschen jedoch nur dann statt, wenn der Kohlenhydrat- und Proteinanteil der Nahrung oder die absolute Kalorienzufuhr gering ist.

Aus dieser Definition ergeben sich allerdings Probleme: Fettleibige und insulinresistente Menschen haben immer erhöhte Ketonkörperwerte im Blut, da das Fettgewebe dieser Menschen konstant hohe Mengen an (freien) Fettsäuren abgibt. Diese Fettsäuremengen induzieren die Ketonkörpersynthese in der Leber (Hall et al. 1984). Darüber hinaus wird bei Gesunden auch dann eine Ketonkörpersynthese induziert, wenn sie Kalorien aus der Nahrung stark einschränken. Dabei ist es völlig egal, welcher Makronährstoff (Fett oder Kohlenhydrate) hauptsächlich zugeführt wird. Dieser Aspekt wird leider häufig vergessen.

Beim in den USA bekannten „potato hack", einer Diät, bei der über Wochen hinweg nur Kartoffeln gegessen werden, kommen die Kalorien fast ausschließlich aus einer Kohlenhydratquelle. Trotzdem berichten Menschen davon, dass bei ihnen hohe Ketonkörperkonzentrationen nachweisbar sind. Ergibt auch Sinn: Der Körper justiert die Fettabnahme eben nicht anhand der gegessenen Kohlenhydratmenge, sondern anhand der zugeführten Energie. Die zellulären Schalter reagieren auf die zugeführte Energie, auch die Zellschalter des Fettgewebes und des Muskels.

Heute gibt es Ärzte und sogar einige (Populär-)Wissenschaftler, die glauben, Kohlenhydrate würden über den Diäterfolg entscheiden, ein Kohlenhydratdefizit sei *Voraussetzung* für eine erfolgreiche Gewichtsreduktion. Das ist äußerst einseitig gedacht. Denn wäre das so, hätten Menschen in freier Wildbahn niemals überlebt. Man stelle sich nur einmal vor, der Mensch würde tagelang hungern und immer mal wieder einen Feigenbaum oder ein paar Wurzeln finden, die beide ausschließlich aus Kohlenhydraten bestehen. Könnten Menschen dann nicht ihr eigenes Fettgewebe anzapfen, würden sie sehr, sehr schnell sterben.

Außer Frage steht, dass Kostformen, die den Kohlenhydratanteil einschränken, gewisse Vorteile haben, die in der Realität, also außerhalb des Labors oder der medizinischen Abteilung, zu besseren Erfolgen führen:

— Grundsätzlich werden zunächst kalorienreiche Lebensmittel eingeschränkt (z. B. mehr Hühnchen und Salat, statt fett- und kohlenhydratreicher Cookies).
— Es wird mehr auf qualitativ hochwertige Fette geachtet.
— Es werden weniger Kohlenhydrate und mehr Proteine zugeführt. Dies führt zu:
  — einer besseren Sättigung (durch Proteine und Fette werden z. B. bestimmte Darmhormone ausgeschüttet),
  — einer Aufrechterhaltung der Magermasse (somit sinkt der Grundumsatz nicht zu stark),
  — einem höheren Thermogeneffekt (zugeführte Proteine „verschenken" Energie).
— Das erhöht letztlich den Kalorienverbrauch und steigert zusammen mit dem Wasserverlust durch die Entleerung der Glykogenspeicher den (gefühlten) Diäterfolg.
— Zusammen mit der dadurch entstehenden besseren Compliance („Dabeibleiben") und dem verbesserten Lebensgefühl entstehen andere Aufwärtsspiralen (z. B. Bewegungsdrang), die den Diäterfolg weiter vorantreiben.

Da alleine die Erhöhung des Proteinanteils zu vielen der oben angeführten Effekte führt, dürfte auf der Hand liegen, dass die Unterschiede zwischen einer etwas kohlenhydratreicheren und kohlenhydratärmeren Diät kleiner werden, sobald der Proteinanteil auf das gleiche Niveau gehoben wird.

Grundlegend unterscheiden müssen wir auch, ob wir die Kohlenhydrateinschränkung für eine kurzzeitige, hypokalorische Diät (= weniger Kalorien zugeführt als verbraucht) nutzen oder für eine Ernährungsform, die wir jahrelang praktizieren. Beide Kostformen nennen sich zwar „ketogene Diät", unterscheiden sich aber grundsätzlich. Alleine schon dadurch, dass bei einer langjährig praktizierten Ernährungsform der Kalorienanteil deutlich höher sein muss, damit das Körpergewicht gehalten wird.

Sie sehen: Es ist ein wenig komplexer. Fakt ist aber, dass das, was wir mit einer No-/Low-carb-Ernährung assoziieren (z. B. Insulin runter, Fettverbrennung hoch), in dieser Einfachheit nicht stimmt.

Vorsicht vor Ernährungslügen: Die Basis verstehen!

Im Internet finden sie viele Berichte von Menschen, die ihre Ernährung radikal umgestellt haben und als Folge von einem „nie da gewesenen Lebensgefühl" sprechen. Das Problem an der Sache ist: Solche Berichte werden gelesen und verleiten Menschen immer wieder dazu, „diese eine neue Ernährungsform" auszuprobieren. Denn freilich werden solche Berichte vor allem von jenen gesucht und gefunden, die selbst gerade (einmal mehr) unzufrieden sind. So kommt es, dass wir uns von Ernährungsform zu Ernährungsform hangeln und schließlich wieder dort landen, wo wir aufgehört haben.

Vielleicht fühlten Sie sich nach einer Woche der veganen Lebensweise wie neu geboren. Das hört nach spätestens einigen Monaten auf. Der Grund hierfür ist extrem banal: Manche Ihrer Mikronährstoffspeicher werden verarmen, und Sie werden sich zunehmend schlechter fühlen. Das Gleiche gilt auch für andere Kostformen, beispielsweise für eine fleischreiche Paläoernährung. Auch hier wird es Einseitigkeiten, Engpässe oder gar Überschüsse (an potenziell schädlichen Substanzen) geben.

Sehen Sie: Es hat immer gewisse Gründe, warum Ihnen eine bestimmte Ernährungsform guttut oder nicht. Und was Ihnen heute guttut, kann sich morgen als der größte Irrtum überhaupt entpuppen. Mal ein Beispiel: Mit leeren Eisenspeichern und einer mangelnden Eisenversorgung wird der Körper auf gewisse Nahrungsmittel – und somit auf gewisse Kostformen – komplett anders reagieren als mit normalen oder gefüllten Eisenspeichern. Sie bauen nun Ihre komplette Glaubenswelt um genau diese Realität auf. Möglicherweise füllen Sie irgendwann Ihre Eisenspeicher auf und müssen feststellen, dass alles eine Lüge war. Sie müssen sich nun komplett neu ausrichten und neu lernen.

Das kann Ihnen mit vielen Mikronährstoffen passieren, vor allem aber mit jenen, die für Sie am wichtigsten sind. Das kann Ihnen allerdings auch mit Hormonen passieren. Mit hohen Testosteronwerten treffen Sie ganz andere Entscheidungen als mit niedrigen. Mit normalen Schilddrüsenwerten müssen Sie – mit Blick auf Ihre Ernährungsform – ganz anders leben als mit einer Schilddrüsenunterfunktion. Heißt: Die Realität, von der Sie glauben, sie sei wahr, kann eine große Lüge sein.

Aus diesem Grund müssen Sie eine Basis schaffen, einen Ausgangszustand, von dem Sie wissen: Das ist normal. Von diesem Zustand ausgehend können Sie ausprobieren, was Ihnen guttut und was Ihnen nicht guttut. Und dann kann es sein, dass Sie sich mit einem niedrigeren Gehalt an Lebensmitteln tierischen Ursprungs besser fühlen als mit einer fleischlastigen Kostform.

Damit Sie sich allerdings nicht wie ein Äffchen von Ast zu Ast, also von Ernährungsform zu Ernährungsform, hangeln müssen, brauchen Sie eine Basis, die immer funktioniert. Sie müssen sich selbst das geben, was Ihr Körper zum Funktionieren braucht – und somit eine Basis schaffen, von der Sie wissen, dass sie „wahr" ist.

Praktische Ansatzpunkte

Daher der einfache Vorschlag: Wenn Sie Ihr Auto in eine Werkstatt bringen, stöpselt der Mechaniker oft einen kleinen Computer ans Auto, mit dem er Daten des Bordcomputers auslesen kann. Schauen Sie doch auch einfach mal ins Innere Ihres „Maschine" und lassen Sie spaßeshalber mal folgende Werte beim Arzt bestimmen:

- Vitamin D
- Magnesium
- Schilddrüsenhormone (bitte: nicht nur TSH [thyreoideastimulierendes Hormon], sondern auch T_3)
- Ferritin
- Zink
- Kupfer mit Ceruloplasmin

Damit erhalten Sie relativ kostenarm einen guten Einblick ins Innenleben Ihres Körpers. Darauf aufbauend können Sie eine Basis schaffen. Denn je nachdem, wie Ihre Werte ausfallen, füllen Sie auf. Sie können auch einfach ein „Breitbandpräparat" nutzen, etwa ein gutes Multivitamin- und Mineralstoffprodukt, um etwaige Versorgungslücken auszugleichen.

Das ist dann Ihre Basis. Wohlgemerkt: Denken Sie bitte an die Ernährungsgleichung. Sie sollten sich immer fragen, ob Ihnen irgendwelche Umweltgifte einen Strich durch die Rechnung machen. Ganz oft heißt dieser „Strich" anders als wir uns das vorstellen. In nicht wenigen Fällen kann es sich dabei um Fische aus den leider dreckigen Weltmeeren handeln. Bei anderen ist es Gluten. Also: Obacht!

10.3.3 Die ursprüngliche Ernährung des Menschen: eine Herleitung

Viele Gesundheitsbewusste fragen sich, ob es so etwas wie eine „perfekte Makronährstoffverteilung" gibt. In etwa so: Wie viele Kohlenhydrate, wie viele Proteine und wie viel Fett soll ich essen? Was ist am besten geeignet für den menschlichen Körper?

Egal, was wir im Verlauf besprechen werden: Die perfekte Ratio gibt es nicht und wird es nie geben. Die Werte sollen als Richtwerte verstanden werden, aber auch nur, damit Menschen ihrem Konzeptdenken entkommen. Es geht nicht um diese oder jene Ratio. Die nämlich kann von Mahlzeit zu Mahlzeit, sogar tageweise variieren. Mal isst man eben viel von jenem, mal eher mehr von diesem. Daher: Ideen, die Sie hier lesen, bitte als Inspiration verstehen.

Ein Grund, warum der Organismus Fastfood liebt

Wieso haben Menschen eine Präferenz für Fastfood? Um diese Frage zu beantworten, könnten wir die Nährwerte bei McDonald's studieren. Alternativ könnten wir zum Bäcker fahren und uns nach den Rezepten für Teigtaschen oder Käselaugenstangen erkundigen – der Dönermann an der Ecke wäre auch eine Option.

Oft hören wir, Hamburger und Co. seien für das zunehmende Übergewicht unserer Gesellschaft verantwortlich. Mal wegen der Kohlenhydrate im Brötchen, mal wegen der schlechten Fette, mal wegen der Kalorien. Was ist, wenn uns Fastfood zeigen könnte, was der menschliche Organismus – bezogen auf den energetischen Wert eines Nahrungsmittels – wirklich mag?

Das mag zunächst wirr und unlogisch klingen. Schauen wir allerdings die Makronährstoffverteilung beim Fastfood an, sehen wir, dass diese ausgeglichen ausfällt. Kein Makronährstoff wird dabei besonders präferiert. Kohlenhydrate, Eiweiße und Fette finden wir in diesen Lebensmitteln daher häufig in folgendem Verhältnis:

- Cheeseburger → 40:20:40 für Kohlenhydrate, Proteine und Fette
- Doppel-Cheeseburger → 30:20:50
- McMuffin Bacon & Egg → 30:25:45

(Bei 2000 kcal: 40 % Kohlenhydrate entsprechen 200 g Kohlenhydrate, 20 % Proteine entsprechen 100 g, 40 % Fett entsprechen 90 g – 1 g Kohlenhydrate und Proteine liefern jeweils 4 kcal, 1 g Fett liefert 9 kcal.)

Pizza und Döner zeigen ganz sicher ähnliche Makronährstoffverhältnisse. Das bedeutet: Das, was die Deutsche Gesellschaft für Ernährung empfiehlt (nämlich mehr als 50 % der Kalorien in Form von Kohlenhydraten zuzuführen), entspricht nicht dem, was der Organismus am liebsten mag. Der mag es nämlich ausgeglichen.

Loren Cordain (▶ Kap. 4) und sein Team kalkulierten bereits im Jahr 2000, dass die über 200 untersuchten Jäger-und-Sammler-Populationen etwa 19–35 % Protein, 22–40 % Kohlenhydrate und 28–58 % Fett verzehren. Ausreißer nach oben oder nach unten dürften eher die Ausnahme als die Regel gewesen sein. Auch diese Daten deuten darauf hin, dass es der Mensch ausgeglichen mag (vgl. Cordain et al. 2000).

Ein elegantes Beispiel dafür, wie so etwas in der Praxis ausgesehen haben muss, sind die Ihnen bereits bekannten Hadza. Das Verhalten dieser Menschen zu untersuchen, ist besonders attraktiv für Wissenschaftler, denn sie bewohnen geografische Regionen, in denen der Frühmensch groß wurde. „Die Wiege der Menschheit" – kennen Sie. Die Hadza-Menschen sammeln und jagen fleißig, gerne Großwild, aber auch kleinere Tiere. Bezogen auf den Kalorienanteil der Lebensmittel machen Fleisch 32 %, Wurzeln und Knollen 19 %, Beeren 20 %, Honig 15 % und Baobab-Frucht 14 % der zugeführten Gesamtkalorienmenge aus. Punkt. Verstehen Sie das? (Vgl. Marlowe et al. 2014).

Diese Präferenz erkennen wir an uns selbst, deshalb werden Kohlenhydrate selten in Reinform gegessen. Die Kartoffeln werden meistens mit einem fetten Quark kombiniert oder angereichert mit Milch mit 3,5 % Fett in Form eines Kartoffelbreis verzehrt. Sehr oft werden Kartoffelteilchen auch im Öl frittiert.

Interessant ist auch: Instinktiv mag der Mensch Fette und Proteine in einer ähnlichen Menge. Das spiegelt sich auch im westlichen Essverhalten wider: Amerikaner und Europäer führen laut Statistik rund 90 g Eiweiß und ca. 90 g Fett am Tag zu. Also Würstchen. Oft pendelt sich die Eiweißzufuhr zwischen 80 und 150 g pro Tag ein, da der Körper dann – energetisch betrachtet – an seine Bedürfnisgrenzen kommt. Je näher wir uns dieser Ratio annähern, umso besser schmeckt es (vgl. USDA-Daten von 1909 bis 2009).

Das Ganze lässt sich sicher evolutiv begründen. Im Zuge unserer Evolution gelang es uns (Ur-)Menschen, vermehrt auf energiereiche Kost umzusteigen (Leonard et al. 2010). Zwar suchen einige Wissenschaftler die Antwort ausschließlich bei Fett, andere bei Kohlenhydraten und wieder andere bei Eiweiß. Es muss möglicherweise heißen: weder noch. Wie so oft liegt die Wahrheit wohl in der Mitte.

Zweifelsohne muss irgendein Vertreter der Gattung Homo auf die Idee gekommen sein, vermehrt Fette zu sich zu nehmen, sonst hätte es – laut dem Kleiber-Gesetz (▶ Kap. 1) – niemals zu einem so kostspieligen Organismus kommen können (Ben-Dor et al. 2011; Leonard et al. 2010).

Kohlenhydrate, Fette, Proteine – ja, was denn nun?

Der menschliche Organismus unterscheidet sich von allen anderen Primaten vor allem durch eine deutlich erhöhte Fettmasse – wir sind „fette Primaten" (Leonard et al. 2010). Der Körper ist bestrebt, diese Fettmasse weitestgehend – natürlich ohne Fettleibigkeit – zu halten, damit die Energieversorgung für das Gehirn gewährleistet bleibt.

Dies ist im Fall einer Hungersnot nahezu monatelang möglich. Das Gehirn nutzt in solchen Zeiten körpereigene „Zuckerersatzstoffe" – die Ketonkörper. Vor diesem Hintergrund gilt: Alles, was die Fettmasse „einfach" aufrechterhalten kann, ist optimal, denn nur das gewährleistet eine optimale Energieversorgung, vor allem die des kostspieligen und wertvollen Gehirns.

Weder eine stark kohlenhydratlastige (mehr als 80–90 % der Kalorien) noch eine stark fettlastige Ernährungsform (ketogen) können das ohne Weiteres gewährleisten. Denn: Kohlenhydrate alleine können die Fettspeicher nicht aufrechterhalten, ohne der Gesamtgesundheit des Organismus zu schaden. Das liegt daran, dass der einzige Ort, an dem nennenswert Fettneubildung (aus Kohlenhydraten) betrieben wird, die Leber ist – ein deutlicher Unterschied zum Beispiel zu Ratten. Die nämlich haben eine sehr hohe Kapazität, Fette auch in den Fettzellen zu synthetisieren.

Fette wiederum werden nur dann effektiv gespeichert, wenn das Insulinniveau nicht zu stark sinkt. Sonst nämlich wird – metabolisch betrachtet – das Fasten imitiert, was der Fettspeicherung entgegensteht.

Die menschliche Leber kann, je nach Körperstatur, nur etwa 200–300 g Proteine verarbeiten. Eine Proteinzufuhr, die den Wert deutlich übersteigt, kann eine Vergiftung hervorrufen. Manche Aminosäuren können genutzt werden, um daraus Glukose zu gewinnen (Glukoneogenese). Diese Syntheserate ist jedoch an die oben genannten 200–300 g Proteine gekoppelt und daher limitiert (Cordain et al. 2000). Gleichzeitig zeigt sich, darauf werden wir später noch zu sprechen kommen, dass eine gewisse Glukosemenge wichtig und gut ist.

Daraus könnten wir zunächst schlussfolgern, dass wir Ernährungshybride sind, die, auch in Anbetracht der ausgebildeten Stoffwechselwege, sowohl Kohlenhydrate als auch Fette verstoffwechseln und das möglichst auf täglicher Basis.

Respiratorischer Quotient

Übrigens: Was der Körper gerade oxidiert, lässt sich mithilfe des *respiratorischen Quotienten* (RQ) messen. 1,0 steht für reine Kohlenhydratoxidation, 0,7 für reine Fettsäureoxidation, durchschnittlich liegt er aber bei etwa 0,80–0,85, sogar bei den nativ lebenden Inuit, die hauptsächlich von Proteinen und Fett leben (Heinbecker 1928). Wichtig zum RQ: Eine aktuelle Studie weist darauf hin, dass der RQ nicht stellvertretend für die Substratoxidation des Muskels steht. Mit anderen Worten: Ein hoher RQ bedeutet nicht zwangsläufig, dass Ihr Muskel hauptsächlich Kohlenhydrate oxidiert (Petersen et al. 2015). Heißt, die Aussagekraft einer solchen RQ-Messung ist fraglich.

Und toxinarm muss es sein!

Hinzu kommt, dass wir Menschen im Zuge der Evolution mit weniger potenziell schädlichen Nahrungsbestandteilen zu kämpfen hatten. Durch Kochen und das extensive Bearbeiten von Nahrungsmitteln muss es uns gelungen sein, potenziell toxische Substanzen weitestgehend zu eliminieren.

Die ideale Ernährungsform war geboren: Eine, die energetisch effizient ist und gleichzeitig kaum Gegenwehr leistet. Auch hier ist das hochraffinierte Fastfood-Essen ideal. Leider ist dieses Essen so hochverarbeitet, dass es statt „natürlichen" Giften nunmehr „menschengemachte" Gifte wie Transfette enthält.

Natriumchlorid: Das Elixier des menschlichen Organismus

Ein weiteres Bedürfnis, das unser Fastfood-Essen stillt: Salz. Natriumchlorid, also Kochsalz, ist eine der wichtigsten Verbindungen für den menschlichen Organismus. So wichtig, dass im Zuge der Humanevolution starke Mechanismen entwickelt wurden, Salz maximal zu konservieren (Burnier 2007).

Zwar zeigen Studien, dass gewisse amerikanische Ureinwohner und indigene Stämme sehr salzarm leben (Oliver et al. 1975), allerdings gilt das vermutlich nur für Inlandsgruppen und auch nur für diejenigen, die kaum Zugang zu Tieren als Jagdbeute haben. Denn bekannt ist auch, dass Inländer, die jagen, das Blut der Tiere trinken und speziell nach Stellen im Tier suchen, die Salz spenden.

Der Großteil der Humanevolution fand darüber hinaus an Gewässern statt, wobei das Meer hier sicher eine größere Rolle spielte als Binnengewässer. Wie viele Schlucke Meerwasser würde ein Mensch wohl brauchen, um seinen Salzdurst zu stillen?

Wir Europäer zeigen darüber hinaus genetische Veränderungen, die uns erlauben, größere Mengen Salz ohne Probleme zu verarbeiten. Zudem scheiden wir es leichter aus, falls wir doch einmal zu viel davon essen. An heißen Tagen können wir ohne Probleme 10 g Salz verlieren (Bates und Miller 2008).

Warum „Paläo" in der Praxis oft nicht funktioniert

Cordain und seine Kollegen schlussfolgerten aus vielen Studien, die sich mit der Biochemie des Menschen befassten, mit der Rekonstruktion der Ernährung unserer Vorfahren und mit noch heute lebenden Jäger-und-Sammler-Kulturen, dass die „ursprüngliche Ernährung des Menschen" ziemlich ausgeglichen sein sollte – zumindest mit Blick auf die Zufuhr der Makronährstoffe, also Kohlenhydrate, Proteine und Fette. Wir haben darüber hinaus dargelegt, warum das stimmen könnte.

Die Empfehlungen, die Cordain daraus für die tägliche Praxis ableitete, konnten das so allerdings nicht erfüllen. Denn bei seiner „Paläodiät" sollte hauptsächlich auf Proteine, Obst und Gemüse (plus Nüsse) zurückgegriffen werden. So eine Ernährungsform würde vor dem Hintergrund der Erläuterungen nur beim ausgiebigen Konsum von Fetten funktionieren. Nur so könnte diese Ernährungsform, weil „energetisch einfach", funktionieren.

Führen wir dem Körper keine Kohlenhydrate zu, nutzt er den Zuckerersatzstoff Ketonkörper. Das klappt bei der Zufuhr von 0 g Kohlenhydraten am Tag noch ideal. Diesen Zustand hätten wir beispielsweise beim Fasten. Führen wir allerdings mehr Kohlenhydrate zu, wird es für den Körper immer schwieriger die Ketonkörperkonzentration hoch zu halten.

So gesehen ergibt sich zwischen der Zufuhr von 0 g und 150 g Kohlenhydraten pro Tag quasi ein „Graubereich", bei dem mit zunehmender Kohlenhydratmenge immer weniger Ketonkörper gebildet werden. Da der Kohlenhydratanteil jedoch immer noch niedrig ist, wird vermehrt die Zuckerneubildung (Glukoneogenese) in der Leber forciert (Phinney und Volek 2011).

Das Gehirn und andere Systeme brauchen, wenn die Ketonkörperkonzentration nicht hoch genug ist, je nach Belastung ca. 150–200 g Glukose. Soll heißen: In diesem Graubereich lebt es sich nicht so gut, weil er sich schlicht nicht gut anfühlt.

Wie erläutert, erleben Sie einen ketogenen Zustand häufig – etwa beim nächtlichen Fasten. Allerdings gibt es keine Kultur, die ausschließlich ketogen lebt.

Inuit essen kaum Kohlenhydrate, sind aber nicht in der Ketose
Auch das bekannteste Volk, das gänzlich ohne eine exogene Kohlenhydratzufuhr leben soll, die Inuit, ernähren sich nicht ketogen, da sie es physiologisch betrachtet gar nicht können: Ein Großteil der nativ lebenden Population weist Mutationen im Fettstoffwechsel auf, die unter anderem die Ketonkörperbildung in der Leber einschränken (Zhou et al. 2015). Dadurch könnten gerade die Inuit auf einen ausreichenden Blutzuckerspiegel angewiesen sein.

Der Zucker stammt dann aus den in großen Mengen verzehrten Proteinen. Oft zeigt sich, dass die Leber bei diesen Menschen deutlich vergrößert ist, was eine Kapazitätsanpassung sein kann, um die großen Proteinmengen zu verarbeiten (Zhou et al. 2015). Von den Inuit ist auch bekannt, dass sie kohlenhydratreiche Nahrungsmittel, zum Beispiel Beeren oder die Eskimo-Kartoffel, suchen und essen. Letztere steht sogar im Survival-Handbuch der US-Army.

Diese auffälligen Mutationen zeigen uns, dass diese extreme Lebensform zu sonderbaren Erscheinungen führt und wir uns keineswegs vergleichen können mit derart lebenden Menschen, die Anpassungen an diesen speziellen Lebensraum zeigen. Auch aus physiologischer Perspektive ergibt es keinen Sinn, dauerhaft ketogen zu leben.

Aus diesem Grunde kam das intelligente Ehepaar Jaminet (Paul, ein ehemaliger Harvard-Astrophysiker, und Shou-Ching, eine Krebsbiologin) auf die Idee, eine „perfect health diet" zu entwickeln, mit der es ihnen auch gelang, ihre chronischen Erkrankungen in den Griff zu bekommen.

Warum Glukose wichtig ist

Der in den USA bekannte Blog- und Buchautor Paul Jaminet sprach zum ersten Mal über eine sogenannte Glukosedefizienz – also einem Mangel an Zucker (Glukose), obwohl dieser per definitionem nicht essenziell ist, da der Körper ihn aus der bereits erwähnten Glukoneogenese selbst herstellen kann. Jaminet begründete das unter anderem damit, dass sämtliche Proteine im Körper zuerst einmal *glykosyliert* werden müssen, damit sie funktionieren. Das heißt, viele Proteine im Körper müssen mit Zuckerresten versehen werden, damit sie ihre Aufgaben erfüllen können.

Vor allem Schleimhäute, zum Beispiel im Magen-Darm-Trakt, in den Augen oder im Mund, sind davon abhängig – sie bilden Schleim, der aus Muzinen besteht. Muzin wiederum ist so ein *Glykoprotein*. Trockene Augen oder Verstopfung können durchaus ein Zeichen einer Glukosedefizienz sein. Potenziell kann ein „Schleimmangel" im Darm das Darmkrebsrisiko ganz deutlich erhöhen (vgl. Jaminet 2010).

Darüber hinaus, so Jaminet, sei der Körper stets bemüht, ausreichende Mengen an Glukose zu bilden, die – neben den klassischen Funktionen – gebraucht wird, um bestimmte Muskelfasern zu versorgen. Die Idee ist, dem Körper gerade so viel Glukose bzw. Kohlenhydrate zuzuführen, dass all seine physiologischen Bedürfnisse gedeckt sind. Wie viel müssten wir dafür zuführen? Ungefähr 150–250 g, heute spricht er bisweilen von 30–40 % – das Fastfood lässt grüßen.

Jaminet korrigierte die Zahl mehrfach nach oben. Auch, weil er mit der Zeit mehr über die Bedeutung der Glukose lernte und anhand seiner Leser erfuhr, dass eine gewisse Menge, größer als gedacht, nötig ist, um eine optimale Gesundheit zu gewährleisten.

Dafür eignen, so die Jaminets, würden sich vor allem sogenannte „safe starches" (= sichere Stärkequellen). „Safe" meint hier, dass es sich um toxinarme Kohlenhydratquellen handeln soll. Das erinnert uns an die Eingangsworte dieses Kapitels. Weizenprodukte enthalten beispielsweise Gluten, das für *alle* Menschen giftig ist, auch wenn sich bei vielen Konsumenten keine Symptome zeigen. Reis wiederum scheint nahezu komplett verträglich zu sein. Deshalb zählt Jaminet Reis, Kartoffeln, Süßkartoffeln, Taro und Kochbananen zu den „safe starches". Erst kürzlich wurde entdeckt, dass Reis eine enorm hohe Menge des hochtoxischen anorganischen Arsens aufnimmt, weswegen Reis aus dieser Perspektive auch nicht mehr „safe" sein dürfte.

Mit dem „Zuckertrick" zu mehr Wohlbefinden

Wieso klettern Jäger und Sammler auf hohe Bäume und begeben sich damit in Lebensgefahr, nur um ein bisschen Honig zu ergattern? Geht es dabei ausschließlich um den Geschmack? Oder hat der zuckerreiche Honig noch andere Effekte, über die zu selten gesprochen wird? Sie ahnen es: Möglicherweise ist Letzteres der Fall.

Was vielen nicht klar ist: Wir essen im Grunde nicht (nur) der Energie oder der Kalorien wegen. Sondern auch, um unsere Hormone zu justieren. Die bestimmen letztlich, wie viel wir essen und wie viele Kalorien wir brauchen – und vor allem: wie gut wir uns fühlen.

Mal ein Beispiel: In einer Studie setzte man Probanden auf eine Diät. Es passierte das, was bei Kalorienrestriktionen immer passiert: Die Schilddrüsenwerte fielen, das Gaspedal des Stoffwechsels wurde weniger gedrückt. Damit wurde Energie gespart. Anderen Probanden gab man Zucker in Reinform. Bei diesen Probanden fielen die Schilddrüsenwerte nicht ab – sie blieben konstant, obwohl insgesamt die gleiche Kalorienmenge verzehrt wurde (Hendler et al. 1986).

Zucker ist somit nicht nur Energieträger, sondern hat auch Einfluss auf jene Hormone, die unter anderem den Energiestoffwechsel regulieren. Das können Sie zu Hause übrigens selbst nachprüfen: Eine Diät fühlt sich ohne Zucker viel härter und intensiver an als mit einer Prise Zucker – es müssen nicht mal große Mengen sein. Wir könnten das eine Nummer größer formulieren und sagen, Zucker macht (gesunde Menschen) satt. Zucker befriedigt.

Das wissen Jäger und Sammler natürlich.

Es gibt mehrere Erklärungsansätze dafür. Ein Ansatz wäre beispielsweise, dass das Nervensystem im Darm „fühlt", welche Nährstoffe gerade verzehrt wurden, und direkt mit dem Gehirn kommuniziert. Das Gehirn wiederum reguliert als zentrales Verwaltungsorgan die Konzentration wichtiger Hormone.

Es gibt noch einen weiteren eleganten Erklärungsansatz: Haushaltszucker, anders als Glukose in Reinform, landet mindestens zur Hälfte in der Leber, da er je zur Hälfte aus Fruktose und Glukose besteht. Fruktose wird fast ausschließlich in der Leber verstoffwechselt. Das wissen Sportler schon seit Jahrzehnten, deshalb gibt es oft fruktosereiche Drinks, die schnell das Leberglykogen befüllen. Zucker ist also „leberlastig".

Vor einigen Jahrzehnten postulierte der Wissenschaftler Russek (1963), dass es Glukorezeptoren in der Leber gibt, die zum Beispiel den Füllstand des Leberglykogens erkennen. Daraufhin ändert sich das Membranpotenzial der Zelle. So könnte direkt via Neuronen ans Gehirn gefunkt werden, dass Energiemangel herrscht. Aus dieser Perspektive wäre die Leber zentraler Regulator des Energiestoffwechsels.

Weiterführende Studien von Flatt (1996) sprachen von einem „glykogenostatischen Modell". Die Kernthese lautete, dass die Nahrungsaufnahme – zumindest unter normalen Bedingungen – an den Füllstand des Leberglykogens gekoppelt ist. 2015 erschien eine Arbeit, die dieses Konzept im Grunde bestätigte: Es wurden spezielle Mäuse entwickelt, die einen größeren Leberglykogenspeicher wahren können. Bei einem Provokationstest (Mast) zeigte sich, dass die Tiere weniger aßen und insgesamt ein niedrigeres Körpergewicht aufwiesen (López-Soldado et al. 2015).

Zusätzlich gibt es einige Arbeiten, die darauf hindeuten, dass Kohlenhydrate zum Beispiel Enzyme regulieren können, die das aktive T_3 in der Leber bilden (vgl. Harris et al. 1978; Gavin et al. 1988). Möglicherweise werden diese Enzyme nicht durch Zucker per se, sondern durch die Hormone Insulin und Glukagon reguliert (▶ Kap. 2).

Im Internet tauchen immer öfter Berichte auf, in denen Menschen genau diese Erfahrung schildern. Gängige Ernährungsformen, die auf einem niedrigen Kohlenhydratanteil basieren („low carb"), halten den Füllstand des Leberglykogens niedrig. Zusätzlich wird die Zuckerneubildung in der Leber (Glukoneogenese) angeregt, deren Regulation der Glukosespeicherung entgegensteht.

Dadurch kann es zu chronisch erniedrigten Schilddrüsenwerten kommen, was man anhand der Laborwerte nicht gut erkennt, da es sich hierbei ja nicht um eine pathologische Veränderung handelt, sondern lediglich um eine metabolisch-physiologische Konsequenz. Dennoch ist das Schilddrüsenhormon ein Masterregulator sämtlicher Körperfunktionen, und ein leichter Abfall kann das Lebensgefühl durchaus beeinträchtigen.

Jedenfalls lässt sich festhalten, dass sich anekdotische Evidenz häuft, die darlegt, dass Orangensaft und Honig für manche Menschen plötzlich zum Heilsbringer werden. Vor allem nach Phasen jahrelanger Kohlenhydratrestriktion.

Zucker als Gift

Doch Vorsicht. Zucker kann auch zu einem der größten Nahrungsmittelgifte überhaupt werden. Mit isoliertem Zucker, meistens in Trinkform, lassen sich in sämtlichen Tiermodellen Stoffwechselerkrankungen auf Knopfdruck auslösen. Und nicht nur Stoffwechselerkrankungen. Seit 2017 ist zudem bekannt, dass hohe Zuckerdosen negativen Einfluss auf die mitochondriale Gesundheit haben (Jørgensen et al. 2017). Wichtig: All jene Ergebnisse und Warnungen beziehen sich auf raffinierten, Speisen und Getränken zugesetzten Haushaltszucker. Früchte sind davon ausgenommen. In einer Humanstudie wurden selbst bei einer „mainly fruit diet" keine Probleme beobachtet – im Gegenteil, die Stoffwechselfunktion verbesserte sich sogar (Meyer et al. 1971). „Mainly fruit" bedeutete in diesem Zusammenhang bis zu 20 Portionen Obst am Tag. Doch auch neuere, ausführlichere Untersuchungen zeigen: Obst kann unter Umständen dann Probleme machen, wenn man es trinkt (Sharma et al. 2016).

Zucker ist weit mehr als ein Gift – es hat einen Grund, warum Menschen (und andere Lebewesen) diesen Stoff so verehren. Wenn Sie Zucker richtig einsetzen, kann er sehr hilfreich sein. Lassen Sie sich also nicht blenden von gängigen Ernährungsempfehlungen. Denken Sie immer daran: Ihr Organismus weiß vieles besser als jeder Ernährungsexperte.

Und alles, was Ihnen ein Konzept vorschreibt („Streichen Sie diesen oder jenen Stoff von Ihrem Speiseplan und Ihnen wird es gut gehen"), kann zwar für eine kurze Zeit funktionieren. In den meisten Fällen stimmt der Erklärungsansatz hierfür aber nicht – stattdessen wird durch die kurzzeitige Restriktion auf Stoffwechselgesetze zurückgegriffen (Sie kennen sich mittlerweile aus – Stichwort AMPK beispielsweise), die die Effekte unseres jahrelangen Fehlverhaltens korrigieren. Ein einziger Stoff ist allerdings nie verantwortlich für unser Leid.

Zwei Schlüsse zum Abschluss

Was bedeutet dieses langatmige Geschwurbel für Sie? Zwei Dinge.

Erstens: Der menschliche Organismus mag eine ausgeglichene Kombination der Makronährstoffe – keine Extreme. Das hat gute Gründe. Diese Art der Makronährstoffkombination ist maximal effektiv, um die für uns so wichtige Fettmasse leicht aufrechtzuerhalten und den Körper mit Energie zu versorgen. Und der Körper mag Zucker – auch aus gutem Grund.

Zweitens: Das, was Ihr Körper am liebsten mag, ist nur unter den Voraussetzungen für Sie gesund, bei denen diese Präferenzen und Eigenschaften entstanden. Kontextabhängigkeit. Sie dürfen und sollen sogar so essen, wie hier beschrieben. Dann müssen Sie allerdings auch für die Rahmenbedingungen sorgen. Und das heißt: Ab und zu Nahrungskarenz, das Spiel mit den Makronährstoffen (mal wenig Kohlenhydrate, mal viel etc.), viel Bewegung und so weiter.

10.3.4   Das können Sie essen

Gut, nachdem wir so viele Punkte besprochen haben, wollen wir uns der eigentlichen Frage widmen: Wie ernähren wir uns denn am besten?

Zur Kohlenhydrataufnahme

Sie wollen *metabolische Flexibilität*. Das heißt, sowohl Fette als auch Kohlenhydrate optimal verwerten zu können. Um das zu erreichen, muss sowohl der Fett- als auch der Kohlenhydratstoffwechsel trainiert sein. Das erreicht man nicht durch das Ausknipsen des jeweiligen Stoffwechselweges, sondern durch das Benutzen. Außerdem braucht der Körper (bzw. der Darm) Ballaststoffe. Das heißt konkret, dass wir Kohlenhydrate bzw. kohlenhydrathaltige Lebensmittel nicht meiden sollten.

Je besser der Fettstoffwechsel trainiert ist, desto weniger Kohlenhydrate brauchen wir. Bestimmte Systeme in unserem Körper, aber auch bestimmte Muskelfasern sind auf Glukose als Energielieferant angewiesen. Darüber hinaus wollen wir einen zu niedrigen Kohlenhydratanteil vermeiden, denn dieser induziert bekanntlich eine *physiologische Insulinresistenz*.

Welche Kohlenhydratmenge ist gut?
Beispiel: Eine passende Kohlenhydratmenge dürfte sich für einen normal schweren Mann bei einem durchschnittlichen Umsatz von 2600 kcal auf ca. 200–300 g belaufen. Also ca. 30–40 % der Gesamtkalorienmenge. Für Frauen, die einen Umsatz von ca. 2000 kcal aufweisen, ergeben sich etwa 150–200 g Kohlenhydrate pro Tag. Wohlgemerkt: Das sind Schätzungen. Das kann zum Beispiel bei einem intensiv trainierenden Menschen ganz anders aussehen! Übrigens: Laut Nationaler Verzehrsstudie II liegt die mediane Zufuhr an Kohlenhydraten bei Männern bei 270 g pro Tag und bei Frauen bei 220 g. Gar nicht übel. Das Übel ist, dass quasi die Hälfte davon aus Einfach- und Zweifachzuckern besteht, was uns zeigt: An der Ernährungsqualität lässt sich noch ein bisschen schrauben.

Grundsätzlich können viele Kohlenhydratquellen willkommen sein. Es spricht nichts gegen ein, zwei Scheiben Sauerteig- oder Vollkornbrot. Sauerteig hat den Vorteil, dass Antinährstoffe wie *Phytinsäure* weitestgehend reduziert sind – das liegt daran, dass die für den Sauerteig nötigen Bakterien und Hefepilze diese Substanzen abbauen. Vollkornbrot kann uns schnell eine gehörige Portion Ballaststoffe und einige Spurenelemente schenken.

❯ Sie sollten unbedingt testen, inwieweit bzw. ob Sie in irgendeiner Weise auf Gluten reagieren. Testen Sie es aus, indem Sie das Gluten vom Speiseplan streichen, wiedereinführen und danach wieder streichen.

Gleiches gilt für Pseudogetreide wie Quinoa oder Amarant. Von allen Getreide- bzw. Pseudogetreidesorten ist Hafer das wertvollste, da es im Vergleich extrem nährstoffreich ist. Haferflocken enthalten darüber hinaus kein Gluten und stellen die beste Manganquelle dar. Haferflocken helfen außerdem, die Darmflora zu stabilisieren. Ein Doktor namens *van Tulleken*, der sich mit Infektionskrankheiten befasst, wagte – etwas skeptisch – den Selbstversuch und löffelte wochenlang täglich Porridge (Haferbrei). Die Ergebnisse beeindruckten am Ende auch ihn: Die Zusammensetzung der Darmflora hatte sich durch den Konsum ganz enorm verbessert.

Eine hervorragende Spurenelementquelle sind Bohnen bzw. Hülsenfrüchte – sie liefern zum Beispiel Kupfer, Chrom, Mangan, aber auch Folsäure. Das sind Substanzen, die häufig zu kurz kommen. Auch Hülsenfrüchte sind eine hervorragende Ballaststoffquelle. 100–200 g sind die perfekte Ergänzung, um den angepeilten Kohlenhydratanteil der Nahrung zu erreichen und gleichzeitig eine gute Vitalstoff- und Ballaststoffquelle anzuzapfen. So decken 200 g weiße Bohnen den Tagesbedarf an Folaten ab. Übrigens: Dass Bohnen ganz hervorragende Ballaststoffquellen sind, lässt sich auch anhand der Produktion kurzkettiger Fettsäuren im Darm messen!

Auch Kartoffeln, Süßkartoffeln oder andere, stärkereiche Wurzelgemüsen sind ideal. Natürlich sind auch Maniok, Taro und Mais in Ordnung.

Ein täglicher Reiskonsum empfiehlt sich allerdings nicht. Erst vor Kurzem wurde entdeckt, dass Reis enorm hohe Mengen des anorganischen Arsens aufnimmt. Anorganisches Arsen ist extrem giftig und kann bereits in sehr kleinen Mengen eine schädigende Wirkung auf den Organismus haben. So beeinträchtigt Arsen bereits in kleinen Mengen die Arteriengesundheit – Sie wissen mittlerweile, wie heilig uns diese ist. Deshalb: Mehr als zwei oder drei Portionen Reis pro Woche sollten derzeit auf keinem Speiseplan stehen.

Sie sehen: Es ist kein Hexenwerk. Allerdings sollten wir Ängste und Scheuklappen ablegen und uns einmal kurz vor Augen führen, dass ganze Völker und auch die gesündesten Menschen der Welt (*Blaue Zonen*) fast ausschließlich von den oben genannten Stärkequellen leben. Das müssen wir zum Glück nicht. Trotzdem können wir von diesen Lebensmitteln profitieren.

Was ist mit Obst und Gemüse? Es mag paradox klingen: Obst und Gemüse sind gut, aber nicht das, was den Körper energetisch betrachtet nährt. Davon leben wir nicht. Gemüse sind hervorragende Lebensmittel, um sekundäre Pflanzenstoffe zu tanken. Hier dürfen Sie freilich zugreifen, wie Sie möchten. Diverse Sorten der Kreuzblütlerfamilie (Brokkoli, Weißkohl, Rotkohl etc.), Tomaten (Lykopin ist ein enorm potenter Pflanzenstoff), Gurken (eine hervorragende Borquelle), Zwiebeln und Co. (enthalten wichtige Schwefelverbindungen) sind bestens geeignet.

Alles, was grün ist, betreibt normalerweise intensiv Fotosynthese. Und wo viel Fotosynthese ist, ist auch viel Magnesium (Mg ist das Zentralatom des Chlorophylls) und Vitamin K_1 (ist Teil der Elektronentransportkette des Fotosyntheseapparates). Insbesondere Gemüse aus dem Meer (z. B. Wakame- oder Nori-Algen) sind äußerst wichtig und förderlich für unsere Gesundheit, vor allem des Jods und der marinen Pflanzenstoffe wie *Fucoxanthin* wegen.

Auch Kräuter, Gewürze oder Tees können einiges für unsere Gesundheit leisten. Zimt zum Beispiel hat einen sehr hohen ORAC-Wert („oxygen radical absorbance capacity"), der für die Fähigkeit steht, freie Radikale zu eliminieren. Aber auch Kurkuma, Ingwer oder Grüntee weisen ein hervorragendes Phytonährstoffprofil auf, das auf vielfältige Art und Weise auf unseren Organismus wirkt. Unsere Tops sind Kurkuma, Ingwer, Kakao, Zimt, (Cayenne-)Pfeffer und Grüntee. Generell aber können Sie alles nutzen.

Stichwort Pflanzenheilkunde

Vermutlich gibt es Pflanzenheilkunde seit es den Menschen gibt. Vor etwa 100 Jahren allerdings wurde sie zunehmend durch „Wissenschaft" ersetzt. Heißt: Pflanzenheilkunde abschreiben und stattdessen Pflanzenwirkstoffe kopieren, in eine Pille packen und

Medikament draufschreiben. Glauben Sie nicht? Schon die Wikinger brauten sich Extrakte aus Weidenrinde, die Stoffe enthält, die der Acetylsalicylsäure („Aspirin") sehr ähneln. So ähnlich ist das mit ganz vielen Stoffen, die die Natur uns zur Verfügung stellt.

Viele Pflanzenstoffe haben ein enormes Wirkspektrum. Das in ► Kap. 5 diskutierte Resveratrol ist auch so ein Pflanzenstoff. Kurkumin (der gelbe Farbstoff der Kurkumawurzel) hat es in Form der „gelben Milch" sogar ins Fernsehen geschafft. Grüntee gilt wegen solcher Pflanzenstoffe als hochgesund. Oder nehmen Sie ganz banal Nitrate (► Kap. 8), die Sie im Salat finden. Gestern verpönt, heute gelten Sie als *der* Grund, warum Salate und Co. so förderlich auf Ihr Herz-Kreislauf-System wirken.

Hierzulande weniger bekannt, in der mediterranen Küche seit Jahrhunderten dabei: Oleuropein – ein Pflanzenstoff des Olivenbaumes, genauer: des Olivenblattes. Dieser Stoff soll Sie vor Arteriosklerose (Wang et al. 2008), Insulinresistenz (de Bock et al. 2013), Fettleibigkeit (Shen et al. 2014), Krebs-/Tumorentstehung (Goulas et al. 2009), Gehirnschäden (Mohagheghi et al. 2011), Organschäden (Poudyal et al. 2010), Schilddrüsendysfunktion (Al Qarawi et al. 2002) und Entzündungen (Poudyal et al. 2010) schützen. Übrigens: Olivenblätter enthalten einen der stärksten bisher entdeckten Radikalenfänger: Hydroxytyrosol. So etwas sollten Sie sich nun wahrlich nicht entgehen lassen.

Obst enthält im Vergleich zu den genannten Stärkequellen ausschließlich Zucker. Die Wirkung von Zucker (in Maßen) haben Sie kennengelernt. Insbesondere Beeren sind hervorragende Sekundärstofflieferanten, die wir beispielsweise in Form von Polyphenolen kennen. Extrem wertvoll in dieser Hinsicht sind Granatäpfel.

Honig ist ein Beispiel dafür, dass wir Zucker- oder Fruktosewasser, also Cola, nicht ohne Weiteres mit einem Lebensmittel vergleichen können. Denn selbst bei gleicher Fruktosemenge (Honig enthält hohe Fruktosemengen) ergeben sich – mit Blick auf den Energiestoffwechsel – Unterschiede. Kann Honig als Diabeteszusatztherapie fungieren? Das jedenfalls wird gerade diskutiert (Erejuwa et al. 2012; Erejuwa 2014; Abdulrhman et al. 2013; Ajibola et al. 2012).

Zusammenfassung
- Viele Stärkequellen sind absolut in Ordnung und sollen den Kohlenhydratbedarf zu weiten Teilen decken. Dazu zählen: Sauerteigbrot, Pseudogetreide (Amarant und Co.), Haferflocken, Hülsenfrüchte, Wurzeln und andere stärkehaltige Pflanzenteile.
- Gemüse ist wichtig, besonders wichtig ist das Gemüse aus dem Meer.
- Kräuter, Gewürze und Tees arbeiten „im Hintergrund".
- Obst in Maßen ist hervorragend, es sollte aber nicht alleine Ihren Kohlenhydratbedarf decken, denn Fruktose und Zucker können Probleme machen.
- Ein wenig Honig ist voll in Ordnung und förderlich.

Und was ist mit Ballaststoffen? Ballaststoffe sind ja auch Kohlenhydrate, mit dem Unterschied, dass wir sie nicht in die einzelnen Bestandteile zerlegen können. Das tun Bakterien im Darm für uns.

Die neuen Gesundmacher: Ballaststoffe und kurzkettige Fettsäuren

Die Mikrobiomforschung steckt noch in den Kinderschuhen. Dennoch soll Sie dieses Kapitel für die atemberaubende Welt der Bakterien und die Wechselwirkung zwischen Ihnen und diesen Lebewesen sensibilisieren. Diese Bakterien regulieren sich untereinander und sorgen auch insgesamt für ein anständiges Milieu. Allerdings nur dann, wenn Sie diese „guten Bakterien" auch ordentlich füttern. Dazu gleich mehr.

Das Thema Darm ist so eine Sache. Das klingt für viele Menschen ein bisschen, sagen wir, ominös. Andere wiederum wissen von Gesundheit nichts, aber ganz sicher, dass im Darm Gesundheit entsteht. Befasst man sich per Studie ein bisschen mit dem Thema, wird man möglicherweise überrascht sein. Denn eine so eindeutige Wirkung würde man gegebenenfalls nicht erwarten. Doch von welchen Wirkungen sprechen wir? Und: Wie entstehen diese Wirkungen?

Zunächst einmal müssen wir verstehen, dass es nach neuen Schätzungen auf, in und an Ihnen etwa ein- bis zweimal so viele Bakterien wie eigene Körperzellen gibt. Alleine im Darm leben etwa 10–100 Billionen Bakterien, was unterm Strich etwa 200 g Masse ausmacht!

Sie haben sicher schon mal gehört, dass „im Darm das Immunsystem sitzt" – tatsächlich ist der Darm mit einer Fläche von rund 32 m^2 (Helander und Fändriks 2014) quasi die größte Schnittstelle zur Außenwelt, weswegen sich hier, unter anderem wegen der im Darm ansässigen Bakterien selbst und der vielen potenziell schädlichen Substanzen, eine enge Wechselwirkung mit dem Immunsystem ergibt.

10

Die Darmflora produziert darüber hinaus bekanntermaßen Vitamine (klassisch: Vitamin K). Weniger bekannt ist, dass die Darmflora uns bei der Verdauung von Nahrungsbestandteilen hilft. In einer Arbeit aus dem Jahr 2018 wurde gezeigt, dass die Darmflora des Dünndarms Einfluss darauf hat, wie und ob Fett verdaut werden kann. Wissenschaftler zeigten hierbei, dass Tierchen bei der Mast nicht dick und krank werden können, wenn ihnen Darmbakterien fehlen. Heißt: Darmbakterien halfen in diesem Fall, Fette verwertbar zu machen (Martinez-Guryn et al. 2018). Das gilt mit großer Sicherheit auch für andere Nahrungsbestandteile. Da Darmbakterien, die im Dünndarm leben, noch nicht gut erforscht sind, bleibt das vorerst spekulativ.

Von gewissen Darmbakterien wurde außerdem gezeigt, dass sie positiven Einfluss auf Allergien haben können (Stefka et al. 2014) – von anderen schädlichen Bakterien weiß man, dass sie Entzündungen im Körper verursachen (Devkota et al. 2012). Dies lässt sich teilweise dadurch erklären, dass die Darmflora die Gesundheit des Darms reguliert. Der Darm an sich darf beispielsweise nicht zu „löchrig" werden. Das heißt, zwischen den einzelnen Darmzellen dürfen sich nicht zu große Lücken auftun, da die Barrierefunktion sonst nicht gegeben ist. Einfach ausgedrückt: Fäkalien sollten möglichst im Darm bleiben.

Auch amüsant: Darmbakterien, insbesondere Probiotika, sollen laut einer 2017 erschienenen Übersichtsarbeit die Immunfunktion, die allgemeine Gesundheit, den Antioxidanzienhaushalt, die Leistungsfähigkeit und die Energieverfügbarkeit verbessern (Mach und Fuster-Botella 2017). Ach so! Wird ja immer besser, nicht wahr? Doch dazu gleich mehr.

Heute weiß man, dass ein Großteil dieser Effekte von kurzkettigen Fettsäuren („short-chain fatty acids", kurz SCFA), vor allem Acetat (Essigsäure), Propionat (Propansäure) und Butyrat (Butansäure, Buttersäure) ausgeht. Füttert man Darmbakterien mit für uns nicht verwertbaren Kohlenhydraten, gemeinhin auch als Ballaststoffe bekannt, produzieren sie unter anderem diese kurzkettigen Fettsäuren. Unser Darm nutzt diese Fettsäuren selbst zur Energiegewinnung. Sie können allerdings auch im Blut gemessen werden und erreichen über das Pfortadersystem beispielsweise die Leber.

Die ausgeprägten Effekte der Ballaststoffe (im Speziellen: die sogenannte *resistente Stärke,* kurz RS) konnte man zuerst an Ratten beobachten. Mittlerweile gibt es einige Humanstudien, welche die sehr positiven Ergebnisse bestätigen (Karimi et al. 2015; Robertson et al. 2012; Keenan et al. 2015). So kann eine RS-Gabe den Zuckerstoffwechsel derart positiv beeinflussen, dass die Effekte nahezu denen eines Diabetesmedikaments entsprechen.

Wie funktioniert das Ganze? Die kurzkettigen Fettsäuren strömen in die Muskel-, Fett- und Leberzellen und aktivieren dort den Ihnen bereits bekannten Energiesensor AMPK (▶ Kap. 2). Wir sagten zu Beginn: Dieser Zellschalter wird beim Sport, bei Kälte oder Kalorienrestriktion, also relativem Energiemangel aktiv. Kurzkettige Fettsäuren aktivieren AMPK ganz ohne Stress. In Maßen ist das sehr gesund, da die Zelle den Energiestoffwechsel – eben wie beim Ausdauertraining – anpasst, besser macht. AMPK aktiviert als Folge nämlich ein anderes Protein, PGC-1α. Und das beschert Ihnen mehr Mitochondrien und somit einen besseren Stoffwechsel. Das passiert in sämtlichen Geweben, zum Beispiel Muskel und Leber.

Das ist nicht alles: Kurzkettige Fettsäuren regulieren die Bildung bestimmter Darmhormonen, PYY („peptide tyrosine tyrosine") und GLP-1 („glucagon-like peptide 1"), die ihrerseits nicht nur die Gesundheit und Funktion der Bauchspeicheldrüse positiv beeinflussen, sondern so auch den Zuckerstoffwechsel der Leber und des Muskels verbessern (Canfora et al. 2015; Kasubuchi et al. 2015).

In weiteren wissenschaftlichen Veröffentlichungen wurde festgestellt, dass es einen speziellen Rezeptor für diese Fettsäuren gibt, der zum Beispiel auf Fettzellen sitzt und diese kurzkettigen Fettsäuren bindet. Im Zellinneren löst er dann bestimmte Signalkaskaden aus. Forscher fanden heraus, dass Tiere auch bei normaler Ernährung dick werden, wenn sie diesen Rezeptor nicht haben. Sie fanden auch heraus, dass Tiere vor Fettleibigkeit geschützt sind, wenn man die Rezeptormenge erhöht. Dieser Rezeptor erkennt somit Energieüberschuss – und leitet Prozesse ein, die vor dem Dickwerden schützen (vgl. Kimura et al. 2013).

Bevor Sie jetzt Luftsprünge machen: Anzumerken ist jedoch, dass die Forschung hier so aktuell ist, dass nicht klar ist, ob dieser Rezeptor bei uns gleiche Effekte herbeiführt. Das Gute ist, dass für einen Großteil der Effekte nur moderate Mengen an Ballaststoffen (20–30 g) nötig sind. Die richtigen Ballaststoffe, vor allem resistente Stärke, zum Beispiel in Form von resistentem Dextrin. „Normale" Ballaststoffe tun's allerdings auch. Heißt für uns ganz schlicht: **Mehr Gemüse essen!**

Zur Eiweißaufnahme

Wie Sie nun sicherlich wissen, ist Eiweiß kein Feind, sondern besteht aus wertvollen Bestandteilen, aus denen auch Ihr Körper besteht. Ihre (gesunde) Leber kann 200–300 g Eiweiß am Tag ohne Probleme verstoffwechseln. Führen Sie etwa 2–3 g Eiweiß pro Kilogramm des Körpergewichts zu, dann können Sie davon ausgehen, dass Sie gut mit Eiweiß versorgt sind – das entspricht je nach Statur etwa 100–250 g Eiweiß.

Sie unterscheiden sich damit nicht von anderen höheren Primaten, die gut und gerne auch mal das Doppelte davon verspeisen (Ungar 2007). Zusätzlich denken Sie bitte an Ihre Vorfahren, die bis zu 35 % ihrer Kalorien mit dem Eiweiß gedeckt haben.

Nochmal zur Erinnerung: Eiweiß hat thermochemische Vorteile, die es von anderen Substraten wie Kohlenhydraten oder Fetten abhebt. Normalerweise dient Eiweiß dem Strukturaufbau und -erhalt. Zwar kann die Leber aus 2 g Proteinen theoretisch 1 g Glukose herstellen. Aber zum einen ist das energetisch ungünstig und ineffizient. Zum anderen blockieren die Reaktionswege, die dafür verantwortlich sind, gleichzeitig jene Reaktionswege, die am Fettneuaufbau aus Glukose beteiligt sind. Mit einer Extra-Eiweißgabe wird man also schwerer zunehmen als mit anderen Substraten.

Zusätzlich muss der Körper zur Verstoffwechselung von Energiesubstraten wie Fett, Kohlenhydraten oder Eiweiß Energie investieren: 5–15 % der Fett- und Kohlenhydratkalorien gehen in die Verarbeitung ein, bei Eiweiß sind es sogar 30 % der gerade gegessenen Kalorien, die in die Verstoffwechselung investiert werden müssen. Da für die meisten Fälle gilt, dass Eiweiß selbst keine akut verwertbaren Kalorien liefert, schießt der Körper bei reinen Eiweißdiäten 30 % aus seinen eigenen Speichern zu. Mit anderen Worten: Eiweiß beschleunigt den Fettabbau bei Diäten.

Eiweiß ist im Übrigen kein Problem für Ihre (gesunden) Nieren. Wieso auch? Wenn Ihre Leber mit bis zu 300 g am Tag klarkommt, wieso soll Ihre Niere das nicht können? Natürlich wurde das längst belegt: Eiweiß ist kein Problem für die gesunde Niere (z. B. Martin et al. 2005). Anders sieht es aus, wenn Sie schon Nierenprobleme haben. Hier besprechen Sie Ihr Vorgehen am besten mit Ihrem Arzt. Fakt ist aber: Nierenprobleme ändern nichts an der Tatsache, dass Eiweiß bzw. Aminosäuren wichtig sind.

Wenn Sie über Monate hinweg Eiweiß verspeisen, steigt oft auch Ihr Gesamteiweiß im Blut. Die Eiweiße werden mithilfe der Proteinsynthese in der Leber gebildet. Dieses Gesamteiweiß in Ihrem Blut hat „osmotische Effekte" – es ist dafür verantwortlich, überschüssiges Wasser aus den Geweben zu ziehen. Wasser in den Beinen könnte auf einen Eiweißmangel hindeuten. Oft wird gesagt, das Gesamteiweiß sei ein Maß für Ihr Lebensgefühl. Ergibt Sinn: Denn dieser Wert ist für Sie wie ein Pegel, der Ihnen anzeigt, wie gut Sie mit Eiweiß versorgt sind bzw. wie intensiv Ihr Körper Proteinsynthese betreibt. Übrigens: Dazu brauchen Sie keinen Gesamteiweißwert, es reicht aus, auf das Wachstum, die Festigkeit und Stabilität Ihrer Fingernägel und Ihrer Haare zu achten.

Also: Mehr Eiweiß kann Ihnen helfen.

Herbivoren- bzw. rotes Fleisch

Jäger sind schlau. Die verspeisen das ganze Tier und nehmen 1:1 das auf, was sie selbst zum Funktionieren brauchen. Angefangen bei einfachen Mikronährstoffen hin zu komplexen Verbindungen wie Hormonen. Wir Menschen wollen uns manchmal verhalten wie Herbivoren, also reine Pflanzenfresser, obwohl wir das nachweislich nicht sind. Viele Synthesewege im Körper sind nicht aktiv genug, um eine ausreichende Versorgung bestimmter Vitalstoffe bei rein pflanzlicher Kost über einen langen Zeitraum zu gewährleisten (Cordain 2008).

Evolutiv betrachtet sind wir fakultative Fleischfresser. Fakultativ bedeutet: Sehr gerne genutzt, wenn vorhanden – ab und zu muss man allerdings auch gänzlich ohne auskommen können. Doch welche Stoffe sind das, die so wichtig sind und angereichert im Fleisch vorkommen?

■ **Kreatin**

Neuere wissenschaftliche Untersuchungen legen nahe, wie bedeutend Kreatin für den zellulären Stoffwechsel ist. Wissenschaftler entdeckten, dass Kreatin ganz deutlich den Energieumsatz in Mitochondrien erhöht. In anderen Worten: Das Bakterium bekommt Hunger (vgl. Michalk 2015).

Das waren durchaus beeindruckende Erkenntnisse, denn jahrelang ging man davon aus, dass Kreatin „nur" ein Phosphatspeicher ist. Wie Sie wissen, ist ATP unsere „Energie". Eigentlich ist ATP ein Energiespeicher, der drei Phosphate enthält. Nun ist es nicht so, dass es irgendwelche großen ATP-Speicher in den Zellen gäbe, irgendwie eine Ecke, wo sich die ATP-Bande tummelt. Energiereiche Phosphate können auch einfach auf andere Substanzen übertragen werden, wie zum Beispiel Kreatin. Daher kommt der Name Kreatinphosphat oder Phosphokreatin. In diesem Fall fungiert Kreatin als Kurzzeitenergiespeicher.

Kreatin gibt es auch als Ergänzungsmittel. Es gilt als das am besten untersuchte Ergänzungsmittel, dessen Wirksamkeit tatsächlich belegt ist. Deshalb wird es von vielen Kraftsportlern eingenommen. In weiterführenden Studien wurde gezeigt, dass ein Kreatinabfall in der Zelle zu einem Energiemangel führt. Ein chronischer Kreatinmangel programmiert den Zellstoffwechsel um, sodass die untersuchten Tiere massiv an Kraft und Muskelmasse verlieren (Nabuurs et al. 2013). Das wollen wir natürlich nicht.

Die Kreatinsynthese findet in der Leber statt. Wissenschaftler, die sich damit befassen, meinen: Die Kreatinbildung legt der Zelle eine Last auf, weil sie viele wertvolle Ressourcen frisst, darunter Methylgruppen und die Aminosäuren Arginin und Glycin (vgl. Brosnan et al. 2011). Daher: Kreatin findet sich hochkonzentriert im Fleisch.

■ **Carnitin**

Auch Carnitin findet sich hochkonzentriert im (roten) Fleisch () ◨ Tab. 10.1. Carnitin kennen Sie vielleicht als Fatburner in den Fitnessstudios. Die einen sagen: „Carnitin ist wichtig für den Fettabbau." Die anderen merken an: „Unnötig, brauchen Sie nicht!"

◨ Tab. 10.1 L-Carnitin-Gehalt diverser Lebensmittel (je 100 g)	
Nahrungsmittel	**L-Carnitin-Gehalt [mg]**
Lammfilet	160
Rinderhüftsteak	135
Roastbeef	100
Rinderhack	50
Entenbrust	30
Schweineschnitzel	30
Seelachsfilet	13
Hähnchenbrust	8

Was ist Carnitin überhaupt? Carnitin brauchen Sie, damit jene Enzyme funktionieren, die Fettsäuren in die Mitochondrien pumpen, wo sie verbrannt werden. Unnötig ist Carnitin nicht: Zwar stimmt es, dass der Körper ausreichende Carnitinmengen selbst bilden kann, um Fettsäuren zu verbrennen. Müller et al. (2002) konnten mit radioaktiv markierten Fettsäuren allerdings zeigen, dass man mit der Zugabe von 3 g Carnitin am Tag rund 40 % mehr Fett verbrennt.

In einer anderen Carnitinstudie gaben Wissenschaftler ihren Probanden etwas weniger als 3 g Carnitin pro Tag. Dort untersuchte man, welchen Einfluss Carnitin auf die Genexpression des Muskels hat. Erstaunlich: Carnitin wirkte wie ein „exercise mimetic" – es steigerte die Bildung von Proteinen, die an der Energiegewinnung beteiligt waren, erhöhte die Konzentration des als „Langlebigkeitsgen" bekannten *FOXO3* und veranlasste muskuläre Anpassungen, die sonst nur bei Ausdauertraining zu erwarten sind. Kurzum: Carnitin hat Einfluss auf die Stoffwechselgesundheit des Muskels (vgl. Stephens et al. 2013).

Denken Sie bitte daran, dass die Wirkungen des Carnitins (und vieler anderer Substanzen) immer nur kontextabhängig bewertet werden können. Für jemanden, der sich kohlenhydratarm ernährt, ist Carnitin möglicherweise um einiges wertvoller als für jemanden, der sich kohlenhydratreich ernähren möchte (▸ Kap. 9).

Hinzu kommt, dass wir im Zusammenhang mit solchen Substanzen – und entsprechend den Nahrungsmitteln, die diese Substanzen enthalten – immer von kleinen Rädchen sprechen, an denen wir drehen. Carnitin kann die Wirkung der Schilddrüsenhormone in Geweben wie der Muskulatur hemmen – man spricht von peripherem Schilddrüsenhormonantagonist. Da es sich hierbei nicht um „An oder Aus" handelt und wir uns stattdessen entlang eines Spektrums bewegen, müssen Sie eben feinfühlig herausfinden, was für Sie die jeweils beste Dosis eines Stoffes ist. Deshalb hat eine gute Ernährung sehr viel mit Individualität und Feinfühligkeit zu tun. Wirkungen können sich auf dem Papier noch so gut anhören – wenn es Ihnen nicht guttut, lassen Sie es.

▪ Bioaktive Peptide

Bei der Verdauung von Nahrungsproteinen, entstehen kurze Proteinketten. Diese sogenannten Peptide kann Ihr Darm aufnehmen – sie gelangen über Ihre Blutbahn in viele verschiedene Geweben, wo sie direkt wirken können. Da sie selbst direkt wirken können, nennt man sie *bioaktiv*.

Vor einiger Zeit wurde eine Studie veröffentlicht, die zeigte, dass Fischproteine gezielt die großen Typ-2-Muskelfasern wachsen lassen (Kawabata et al. 2015). Wie könnte das funktionieren? Das ist neu: Bestimmte Fischproteinpeptide aktivieren womöglich spezielle Signalwege innerhalb des Muskels.

Das größte Interesse bezüglich der Wirkung dieser bioaktiven Peptide, besteht darin, Fleischpeptide zu finden, die gegen Bluthochdruck wirken. Es zeigt sich, dass es etliche Peptide gibt, die den Blutdruck erheblich senken können. Diese Peptide hemmen die Wirkung bestimmter Enzyme, die im Körper dafür verantwortlich sind, den Blutdruck anzuheben.

Der Muskel, auch unser Muskel, setzt sich aus unterschiedlichen, in der Zelle vorkommenden Proteinen zusammen, zum Beispiel Myosin, Troponin, Aktin oder Titin. Diese Proteine können im Darm, wie besprochen, zerlegt werden.

Speziell bei Proteinen vom Schweinemuskel konnten hier viele Peptide, die aus den genannten Proteinen hervorgehen, gewonnen werden – dafür nutzt man die gleichen

Enzyme, die auch in unserem Verdauungstrakt vorkommen, weswegen diese Peptide nicht nur künstlich hergestellt werden können, sondern natürlicherweise auch bei Ihnen im Darm entstehen.

Diese gegen Bluthochdruck wirkenden Peptide kann man natürlich nicht nur aus Schweine-, sondern aus sämtlichen Tiermuskeln und -proteinen gewinnen, vor allem auch aus Fischmuskeln. Diese bioaktiven Peptide senken jedoch nicht nur den Blutdruck. Sie wirken gegen (vgl. Baltić et al. 2014; Ryan et al. 2011):

- die „Verklumpung des Blutes" (Thrombose)
- freie Radikale (antioxidativ)
- die Entstehung von Krebs
- Bakterien, Viren, Pilze und Co.

Peptide, die aus dem Fischkollagen entstehen, wirken gegen Entzündungen (Liu et al. 2014). Kollagenpeptide im Speziellen zeigen eine deutliche Wirkung gegen die Entstehung von Diabetes. Chinesische Wissenschaftler konnten die Wirkung in mehreren Versuchen an Menschen bestätigen (Zhu et al. 2010a, b, c).

> Speziell auch an und mit Kollagenpeptiden wird geforscht, weil immer deutlicher wird, dass diese Kollagenpeptide nicht nur als Ausgangsstoffe für die eigene Kollagensynthese dienen, sondern selbst auch aktiv die Kollagen- und Hyaluronsäuresynthese ankurbeln (Asserin et al. 2015; Borumand und Sibilla 2014). Davon profitieren sämtliche Strukturen im Körper, vor allem Gelenke, Knorpel und die Haut.

■ **Mikronährstoffe**

Fleisch glänzt zudem mit hervorragendem Mikronährstoffprofil. Sie wollen einen guten muskulären Stoffwechsel? Wieso nicht einfach den Muskel eines bewegten Tieres futtern? Dort bekommen Sie sämtliche Stoffe mitgeliefert, die Ihnen einen gesunden Muskelstoffwechsel garantieren.

Dies gilt insbesondere für Wiederkäuerfleisch wie Rind, Lamm und Co. – dort ist viel Eisen enthalten, einer der wohl wichtigsten Stoffe für Sie (► Kap. 6). Das Besondere am roten Fleisch ist, dass Eisen dort als sogenanntes Häm-Eisen vorliegt. Dieses Häm-Eisen wird am besten aufgenommen und kann daher extrem effizient die Eisenspeicher befüllen.

Tipp

Noch mal der Hinweis für Hartgesottene: Wer die Wirkung des Eisens erleben möchte, der kann sich für ein paar Wochen eisenarm, also vegetarisch bzw. vegan ernähren. Am Ende dieser Phase isst man in kurzer Zeit sehr viel Fleisch, um dem Körper in kurzer Zeit sehr viel Eisen zuzuführen. Sie würden sehen: Man fühlt sich leichter, frischer, energetischer, wacher, voll mit Sauerstoff. Das ist Eisen.

Darüber hinaus enthält Fleisch eine Vielzahl anderer bioaktiver Substanzen, die keine essenziellen Stoffe im herkömmlichen Sinne sind, aber eine enorme Bedeutung für den Energiestoffwechsel haben.

- **Weitere im Fleisch enthaltene bioaktive Substanzen**

Was ist das zum Beispiel? Neben den bereits genannten Stoffen gibt es noch eine ganze Liste an sogenannten „meat-based bioactive compounds":

- konjugierte Linolsäure (CLA)
- Histidyldipeptide – besser bekannt in Form von Carnosin und Anserin (dazu gleich mehr)
- Liponsäure
- Glutathion
- Coenzym Q10
- Cholin
- Balenin
- Spermidin
- Spermin u. v. m.

Wir haben heute, sowohl im Muskel als auch in anderen Geweben, mit mitochondrialen Dysfunktionen zu kämpfen. Mitochondrien sind Ihnen mittlerweile vertraut. Nahezu nichts ist wichtiger als das. Nun könnten wir doch einfach mal annehmen: Wenn ich Fleisch esse, am besten von Tieren, die sich viel bewegen, dann nehme ich direkt die Substanzen auf, die mein Muskel braucht.

> ❯ Bedenken Sie bitte: Der Muskel hat den höchsten Energieumsatz im Körper, und das setzt einen gut funktionierenden Mitochondrienstoffwechsel voraus. Stimmt die Mitoversorgung im Muskel, stimmt sie vermutlich auch in anderen Geweben.

Das Gute ist, dass Herbivoren genetisch bedingt eine bestimmte Muskelfaserkomposition aufweisen. Übersetzt: Herbivoren kommen mit sehr fitten, hochroten Muskelfasern auf die Welt. Gleichzeitig sind Herbivoren (noch) in der Lage, alles, was der Muskel braucht, selbst zu synthetisieren.

Wir Menschen können das nicht mehr so gut, denn wir entwickelten uns im Laufe der Evolution zunehmend in Richtung eines Fleischfressers. Wir müssen die Substanzen also am besten direkt „tanken" – einfach, indem wir fittes Muskelfleisch essen.

Vielleicht denken Sie gerade auch an die vielen Masthühner, die so gezüchtet sind, dass sie in kurzer Zeit massiv an Gewicht zulegen. Mit einem Augenzwinkern könnten wir sagen: Das essen wir … und wundern uns.

Was Sie beachten sollten

Abstriche bei hohen Eisenspeicherwerten: Grundsätzlich ist Eisen enorm wichtig ist für unseren Organismus. Es gibt allerdings auch Zusammenhänge zwischen (zu) hohen Eisenwerten und diversen Erkrankungen, vor allem Stoffwechselkrankheiten wie Diabetes. Umgekehrt konnte gezeigt werden, dass eine Eisenrestriktion bei zu hohen Werten die Stoffwechselfunktion verbessert (Shah und Fonseca 2011). Dieses Problem ist rasch gelöst, indem Sie zum Arzt fahren und Ihren Ferritinwert bestimmen lassen. Das ist, wie Sie wissen, der Eisenspeicher. Sollten sich Werte weit über 200 ng/ml zeigen, wird Sie Ihr Arzt darauf hinweisen, dass etwas im Argen liegen könnte. In diesen Fällen sollten Sie natürlich kein rotes Fleisch zuführen, sondern die Eisenwerte zunächst in verträglichere Bereiche bringen. Als alternative Eiweißquellen dienen dann: viele Fischsorten (z. B. Alaska-Seelachs, Lachs, Pangasius), Geflügel oder Molkereiprodukte (z. B. Hüttenkäse, Quark). Grundsätzlich sollten die Ferritinwerte 100–150 ng/ml nicht deutlich übersteigen.

Abstriche bei Autoimmunerkrankungen: Rotes Fleisch ist – wie keine andere Proteinquelle – reich an *Neu5Gc*, einer in tierischen Geweben vorkommenden Sialinsäure. In vielen Organismen kommt dieses Neu5Gc vor, der Mensch allerdings hat die Fähigkeit verloren, diese Säure zu synthetisieren. Forscher konnten experimentell nachweisen, dass sich Sialinsäure in Geweben anreichert. Da dieses Neu5Gc allerdings eine „Fremdsubstanz" ist, schlägt das Immunsystem an und kann Antikörper dagegen bilden. In Tiermodellen kann Neu5Gc so das Krebswachstum induzieren und stimulieren (Samraj et al. 2014). Hashimoto-Patienten haben oft Antikörper gegen Neu5Gc (6- bis 14-mal so viel wie gesunde Menschen), deshalb besteht vermutlich ein Zusammenhang zwischen Neu5Gc und der Hashimoto-Erkrankung (Eleftheriou et al. 2014).

Vorsicht vor (oxidiertem) Cholesterin: Dieser Punkt gilt für alle Lebensmittel tierischen Ursprungs. Cholesterin in hohen Mengen wirkt auf die Leber wie Fruktose – es schaltet die Fettverbrennung ab und die Fettspeicherung an (Kalaany et al. 2005). In Tiermodellen kann man die Leber oft nur krank machen, wenn neben hohen Mengen Kohlenhydraten und Fetten auch Cholesterin beigemischt wird (Basciano et al. 2009). Eine fleisch- und cholesterinreiche Kost funktioniert nur, wenn es ein passendes Gegengewicht gibt: die Fettverbrennung. Deshalb werden fleisch- und cholesterinreiche Ernährungsformen häufig in Verbindung mit einer kohlenhydratarmen Ernährung „beworben". So wird der Fettstoffwechsel maximal angesprochen. Wichtig ist in diesem Zusammenhang auch das Fasten bzw. die Nahrungskarenz. Unter normalen Bedingungen ist Cholesterin relativ harmlos – besonders gefährlich wird es, wenn man es durch starkes Anbraten, Backen oder Frittieren oxidiert. Es entstehen Cholesterinabkömmlinge, die stark krebserregend sind und Arteriosklerose induzieren (Valenzuela et al. 2003). Heißt: wenn möglich, auch das Fleisch immer schonend verarbeiten.

Daraus folgt: Ist es aus dieser Perspektive sinnvoll, täglich 1 kg Rindfleisch etc. zu verspeisen? Nein. Wenn Sie sich abwechslungsreich ernähren (Stichwort „power law", gilt auch für die Ernährung), bleiben Sie von der Wirkung solcher „Gifte" weitestgehend verschont. Sie sollten daran denken, dass es kein perfektes Nahrungsmittel gibt. Gibt es nicht. Sie werden in allen Nahrungsmitteln Stoffe finden, die Ihnen Probleme bereiten können. Manche mehr, manche weniger. Darum: Abwechslung.

Auch Fleisch: Organe von Tieren. Bis vor wenigen Jahrzehnten noch war es üblich, das ganze Tier zu verarbeiten. Sie kennen das: Leberwurst, Blutwurst, Fleischsuppe, Markklößchen – all das gab es nach einer Schlachtung. Bei uns heute landet in der Regel nur der Muskel auf dem Teller.

Wir sollten alte Gewohnheit wieder pflegen und wenigstens ab und zu Organfleisch, vor allem die Leber, in den Speiseplan mitaufnehmen. Denn bei der Leber handelt es sich um das „Multivitamin der Natur". Sie enthält viel mehr Mikronährstoffe als Muskelfleisch. In der Leber finden Sie beispielsweise riesige Mengen an Vitamin A, aber auch B$_{12}$, Kupfer, Eisen und Zink. Es hat einen Grund, warum die Leber vielen Naturvölkern heilig ist, oft sogar roh, direkt nach dem Erlegen der Beute verzehrt wird.

Alleine durch den Konsum von 100 g Leber pro Woche (!) decken Sie Ihren Kupfer- und Vitamin-A-Bedarf. Sie erreichen damit spielendleicht hohe B_{12}-Spiegel. Zusätzlich bedenken Sie bitte, dass es aus ökologischen und ethischen Gründen Sinn ergibt, das Tier ganz, das heißt „nose to tail", zu verspeisen. Wer Muskelfleisch isst, sollte bitte auch andere Teile des Tieres verspeisen. Ach und übrigens: Nein, die Leber ist zwar das Entgiftungsorgan, nicht aber das Giftspeicherorgan.

Organfleisch ist außerdem sehr reich an Vitamin K_2, genauer gesagt an Menachinon-4 (MK4). Vitamin K_1 aus Pflanzen ist ein „schwaches Vitamin K" – das liegt zum einen daran, dass nur etwa 10 % des K_1 aus Pflanzen aufgenommen werden kann. Zum anderen zeigt sich, dass Vitamin K_2 viel besser Vitamin-K-abhängige Proteine aktiviert. Speziell die K_2-Form MK7 zeigt eine fast viermal so starke Wirkung im Vergleich zur gleichen Menge K_1. Vitamin-K-abhängige Proteine rücken derzeit immer stärker in den Fokus diverser Forschungsrichtungen. Es gibt eine Vielzahl solcher Proteine, die eine Fülle an Wirkungen im Körper zeigen:

- Thrombin und Faktor X, IX, VII – alle involviert an der Blutgerinnung
- Protein C, S, Z – ebenfalls involviert an der Blutgerinnung, allerdings sind auch andere Effekte beschrieben, etwa die Regulation von Entzündungsprozessen oder des kontrollierten Zelltods
- Osteocalcin – wichtig bei der Mineralisierung des Knochens, neuerdings wurden Osteocalcin viele weitere Effekte zugeschrieben, etwa die Erhöhung der Glukosetoleranz (▶ Kap. 9)
- Matrix-Gla-Protein – verhindert die Kalzifizierung von Geweben außerhalb der Knochen
- GAS6 – reguliert die Zellteilung
- Transthyretin – auch Präalbumin genannt, transportiert Thyroxin (T_4) und Vitamin A im Blut, spielt eine Rolle bei der Entstehung von Alzheimer und Co.
- Periostin – wichtig für die Zellwanderung und das Anheften an Epithelzellen
- prolinreiche Gla-Proteine

Diese Proteine müssen zunächst von Vitamin K aktiviert werden. Die enorme Vitamin-K_1-Menge, die nötig wäre, um sämtliche Vitamin-K-abhängigen Proteine zu aktivieren (ca. 1000 µg), kann – bei einer Bioverfügbarkeit von 10 % – nicht über die Nahrung zugeführt werden. Viel realistischer ist es, eine gewisse K_2-Menge über die Nahrung aufzunehmen, die deutlich effektiver Osteocalcin und Co. aktiviert. Verschiedene Teile vom Geflügel, als Beispiel, enthalten pro 100 g bis zu 30 µg Vitamin K_2 MK4. Auch das Eigelb enthält beträchtliche Mengen des wertvollen Vitamin K_2 (vgl. Schurgers et al. 2007; Walther et al. 2013).

Gelatine, Kollagen und Kollagenhydrolysat

Apropos weitere Teile des Tieres: Eine wichtige Proteinquelle sollte bei Ihnen auch Gelatine (bzw. Kollagen oder Kollagenhydrolysat) sein. Sie sollten nicht nur Muskelfleisch verzehren, sondern schlicht und ergreifend auch Proteine, die nicht aus dem Muskel stammen. Also: Gelatine.

10

Große Teile Ihres Körpers bestehen aus diesen kollagenen Proteinen, die reich an den Aminosäuren Glycin, Prolin und Hydroxyprolin sind. Ein funktionsfähiges, elastisches Bindegewebe kann nur gebaut werden, wenn die dafür nötigen Aminosäuren vorhanden sind. Die im Kollagen enthaltenen Aminosäuren (speziell Glycin) balancieren darüber hinaus das Aminosäureungleichgewicht aus, das durch die Fleischzufuhr entsteht.

Glycin schützt vor den Effekten von Methionin

Wer viel Fleisch futtert, der wird auch eine größere Ladung der Aminosäure Methionin tanken. Ein Wissenschaftler namens Joel Brind befasst sich damit. Er ist der Meinung, dass wir in unserer Gesellschaft ein großes Problem mit Methionin haben. Methionin kann, einfach ausgedrückt, den Energiestoffwechsel unterdrücken. Brind zeigte, dass Glycin der Gegenspieler zu Methionin ist und die negativen Effekte des Methionins aufhebt.

Leider verzehren wir zu wenig Glycin, weil es fast ausschließlich in Proteinen vorkommt, die wir kaum noch essen (Brind et al. 2011). Glycin wird derzeit intensiv erforscht, denn es hat sehr viele interessante Eigenschaften und ein breites Wirkspektrum:

- Glycin gilt als das „Gegengift" zu Fruktose (McCarty und Dinicolantonio 2014).
- Es wirkt in sämtlichen Modellen gegen ernährungsbedingte Fettleibigkeit (Tastesen et al. 2014; El Hafidi et al. 2004).
- Darüber hinaus wirkt Glycin als dämpfender Neurotransmitter.
- Es forciert die Ausschüttung von Wachstumshormon (▶ Kap. 6).
- Es senkt den Blutzucker (Gannon et al. 2002).
- Und es wirkt zellschützend, indem es den Kalziumeinstrom (▶ Kap. 6) in Zellen hemmt (Zhong et al. 2003).

Kurzum: Glycin gilt als neuer „Superstar" unter den Aminosäuren.

Fisch, Huhn und Co.

Was ist mit dem Fleisch anderer Lebewesen? Zum Beispiel Huhn, Schwein und Fisch. Rotes Fleisch ist grundsätzlich reicher an Mikronährstoffen als Fleisch vom Huhn, Schwein oder von Fischen. Natürlich gibt es auch bei diesen Tieren Muskeln, die rot sind – in der Regel landen allerdings nur die weißen Anteile bei uns auf dem Teller. Das heißt allerdings nicht, dass das weiße Fleisch dieser Lebewesen nicht auch wertvoll sein kann. Drei Beispiele:

▪ Carnosin und Anserin

Diese Substanzen sollten Sie kennen. Beide sind eng miteinander verwandt und gehören zu den Histidin enthaltenden Dipeptiden – es sind also Substanzen, die aus zwei Aminosäuren zusammengesetzt sind: Histidin und β-Alanin. Carnosin und Anserin finden Sie nur in Fleisch. Weder in Pflanzen noch in Pilzen wurden sie je nachgewiesen.

Carnosin und Anserin sind extrem vielversprechende Substanzen, da sie eine enorme Wirkung in Organismen entfalten können. Sie schützen vor

— Diabetes,
— Krebs,
— neurodegenerativen Erkrankungen und
— Schäden an Geweben im Allgemeinen.

Carnosin kommt hauptsächlich in der Skelettmuskulatur vor und wirkt dort als pH-Puffer. Bei einigen Tieren kann es bis zu 50 % der gesamten Pufferkapazität des Muskels ausmachen. Einige Studien deuten darauf hin, dass die Erhöhung der Carnosinspeicher in unserer Muskulatur Einfluss auf die sportliche Leistungsfähigkeit hat – vor allem bei intensiven Sportarten, wo viel Milchsäure entsteht.

Carnosin schützt darüber hinaus vor freien Radikalen, es kann überschüssige Metalle binden (Chelator), und es wirkt der Verzuckerung von Proteinen entgegen. Sogenannte „advanced glycation end-products" (AGE) gelten als Triebfeder des Alterungsprozesses und der Entstehung vieler Krankheiten.

Carnosin. Nur im Fleisch. Besonders reich sind dabei Huhn, Pute und Rind (vgl. Michalk 2018).

▪ Parvalbumin

Soeben haben Wissenschaftler ein in größeren Mengen im Fisch vorkommendes Protein namens Parvalbumin genauer untersucht. Dieses kleine Protein ist auch für die Fischallergie verantwortlich – es gelangt also intakt in unser Blut. Und was macht dieses Protein in uns? Parvalbumin sammelt das „Parkinson-Protein" und verhindert seine „Verklumpung", indem es sich selbst zuerst zusammenlagert – damit entschärft dieses Protein die Ursache von Parkinson.

Da das Parvalbumin in bestimmten Fischarten (Hering, Kabeljau, Karpfen, Rotbarsch, Lachs usw.) so reichlich vorhanden ist, könnte die gesteigerte Fischzufuhr eine einfache Möglichkeit sein, die Parkinson-Krankheit zu bekämpfen, so die Autoren der Studie. Weiterführend soll nun untersucht werden, inwieweit das auch für andere neurodegenerative Erkrankungen relevant ist und wie genau Parvalbumin im menschlichen Körper verteilt wird (vgl. Werner et al. 2018).

Sie sehen: Wieder so ein bioaktiver Stoff, der außerordentlich förderlich wirken kann – wenn er nicht gerade eine Allergie verursacht.

▪ Selenonein

Erst vor wenigen Jahren wurde eine Selenverbindung mit dem Namen Selenonein im Thunfisch entdeckt. Dieses Selenonein ist nicht nur ein Selenlieferant. Es taucht auch bei uns im Körper auf, schützt vor Radikalen und kann sogar organisches Quecksilber binden (vgl. Yamashita 2010).

Meeresfrüchte

Seafood könnten wir mit „Meeresfrüchte" übersetzen, was aber nicht ganz korrekt ist. Der Begriff Seafood ist ein Sammelbegriff, der – neben klassischen Meeresfrüchten wie Muscheln und Co. – auch essbare Wasserpflanzen miteinbezieht.

Der Mensch wurde an Gewässern groß. Die Sehnsucht nach Gewässern ist so in uns verankert, dass es uns in Urlauben (oder unseren Träumen) immer wieder ans Meer zieht. Doch auch ernährungsphysiologisch betrachtet hat das Meer bzw. Gewässer enorm viel zu bieten. Das Meer ist zum einen ein endloser Salzspeicher, der uns auch bei großer Hitze optimal mit dem so wichtigen Natriumchlorid (Kochsalz) versorgen kann. Auch die für die Hirnentwicklung maßgeblichen Mikronährstoffe, etwa Jod, Selen und Omega-3-Fettsäuren, finden sich hochkonzentriert in Meeresfrüchten. Nicht wenige Wissenschaftler gehen daher davon aus, dass die menschliche Entwicklung in diesem Ausmaß nur möglich war, da einige Vertreter den Zugang zum Meer und den Meeresfrüchten entdeckten.

Während Menschen bereits vor 40.000 Jahren sogar Thunfische in den Meeren jagten und verspeisten, finden sich an sämtlichen Küsten jahrtausendealte Kalkablagerungen. Diese speziellen Kalkablagerungen entstanden dadurch, dass die dort ansässigen Menschen ausgiebig Schalentiere verspeisten.

Es gibt ein sehr interessantes Youtube-Video eines Wissenschaftlers namens Remko Kuipers, der – ganz abenteuerlich – Afrika bereiste. Er wollte noch natürlich lebende Populationen besuchen und deren Lebensweise untersuchen. Das sei gar nicht so leicht gewesen. Es gibt natürlich lebende Völker kaum noch. Letztlich gelang es ihm dennoch, sehr spannende Einblicke zu erhalten: Diese Menschen jagen zwar. Allerdings sammeln und verspeisen sie den ganzen Tag über „Gemüse". Dabei handelt es sich allerdings gar nicht um Gemüse, sondern um Muscheln und Co.

Das Sammeln von Muscheln hat den Vorteil, dass pro investierter Energie deutlich mehr Nahrungskalorien ergattert werden können. Das kennen wir doch schon von den !Kung, nicht wahr? Diese in ▶ Kap. 1 beschriebenen Jäger und Sammler jagen auch gerne. Der primäre Energielieferant ist allerdings die Mongongo-Nuss – und die kann man sammeln.

Schalentiere sind extrem mikronährstoffreich. Das heißt: Am Meer lebende Völker hatten auch Zugang zu Nahrungsmitteln, die recht einfach erreichbar waren und die nicht nur energetisch, sondern auch bezüglich der Mikronährstoffdichte wertvoll waren.

Gerade in Schalentieren finden sich „Schlüsselmikronährstoffe", die sonst eher Mangelware sind. So sind Schalentiere, speziell Muscheln, außerordentlich reich an Bor (vor allem Austern!), Molybdän, Mangan, Zink, Selen, Jod, Phosphor, Eisen, Kupfer und DHA (Docosahexaensäure, eine langkettige Omega-3-Fettsäure). Darüber hinaus enthalten sie quasi als einzig nennenswerte Quelle grammweise Taurin.

Selen, Jod und DHA (in passenden Mengen) sind enorm wichtig für eine adäquate Schilddrüsenfunktion – Sie erinnern sich bitte kurz an das Schilddrüsenkapitel (▶ Abschn. 6.2). Fazit war, salopp formuliert: Ohne Schilddrüsenhormone können Sie alles andere vergessen.

■ Selen

Selen schützt den Körper darüber hinaus vor oxidativem Stress, neutralisiert also freie Radikale. Selen ist dabei Bestandteil von sogenannten *Selenoproteinen*. Viele Selenoproteine dienen dem Schutz des Körpers vor den eben genannten Radikalen. Eines der bekanntesten selenabhängigen Proteine ist die *Glutathionperoxidase*. Nur dank ihr kann das wohl kräftigste körpereigene Antioxidans, Glutathion, überhaupt wirksam werden.

■ Phosphor

In Fleisch, aber auch in Meeresfrüchten finden Sie viel Phosphor: Es ist Teil des Energieträgers ATP – unserer „Energie". Im *Adenosintriphosphat* finden wir drei Phosphate.

Einige Arbeiten lassen vermuten, dass eine erhöhte Phosphorzufuhr positive Effekte haben kann. In einer Studie wurden übergewichtige Menschen auf Diät gesetzt – eine

Gruppe bekam zusätzlich ein Ergänzungsmittel, das Phosphat enthielt. Es konnte gezeigt werden, dass sich die Phosphatergänzung positiv auf den Schilddrüsenhormonhaushalt auswirkte. Zeitgleich stieg der Grundumsatz der Probanden um 10–20 %. Phosphat spielt somit eine Rolle bei der Regulation des Energiestoffwechsels (Nazar et al. 1996). Ähnliches wurde in zwei neueren Studien gezeigt (Bassil und Obeid 2016; Ayoub et al. 2015).

Darüber hinaus ist bekannt, dass ein Phosphatmangel zum ATP-Abfall führt (Hettleman et al. 1983). Es gibt mittlerweile genug Menschen, die dauerhaft zu wenig essen, um das eigene Schönheitsideal zu wahren. Speziell bei solchen Menschen könnte eine mangelhafte Phosphor- bzw. Phosphatzufuhr erwartet werden.

▪ Kupfer

Eisen spielt eine tragende Rolle im Energiestoffwechsel (▶ Kap. 6). Dass Eisen allgemein ziemlich wichtig ist, wissen die meisten Menschen. Dass Kupfer allerdings ähnlich wichtig ist, ist weniger bekannt.

Kupfer wird für eine ordentliche Eisenverwertung im Körper benötigt. Eine Anämie kann somit nicht nur Folge eines Eisen-, sondern auch Folge eines Kupfermangels sein. Kupfer finden wir auch in den Mitochondrien, speziell dort, wo Energie entsteht. Denn es ist Teil von ganz wichtigen Proteinen, die an der Energiegewinnung beteiligt sind. Heißt für uns: Wir können so viel Eisen zuführen, wie wir wollen. Ist die Kupferzufuhr unzureichend, produzieren wir zu wenig Energie (z. B. Zeng et al. 2007).

Durch Kupfer aktivierte Enzyme, insbesondere die *Zink-/Kupfer-Superoxiddismutasen* (Zn-/Cu-SOD), schützen den Organismus vor oxidativem Stress. Kupfer ist Bestandteil eines Proteins, das die Noradrenalinsynthese (▶ Kap. 7) reguliert, Kupfer hat also Einfluss auf unseren inneren Antrieb. Kupfer reguliert die Melaninsynthese in der Haut: Melanin ist der braune Farbstoff. Sie werden nie braun? Denken Sie an Kupfer. Und: Kupfer reguliert Enzyme, die Ihnen elastisches Bindegewebe schenken.

„Herzkrank" durch Kupfermangel

Ein Wissenschaftler namens Dr. Klevay befasst sich seit Jahrzehnten nur mit Kupfer und seiner Bedeutung für den Organismus, insbesondere die Auswirkung auf das Herz-Kreislauf-System. Wenn es einen Kupferspezialisten gibt, dann Dr. Klevay. Laut Klevay ist das Herbeiführen eines Kupfermangels die einzige Intervention, die in Versuchstieren solche Herz-Kreislauf-Erkrankungen erzeugt, die wir bei uns Menschen finden. Dazu zählen:

— Herzinfarkt (Myokardinfarkt)
— Blutgerinnsel in den Herzkranzgefäßen und im Herzen
— faserige Atherosklerose, einschließlich Proliferation der glatten Muskulatur
— instabiler Blutgefäßbelag
— arterielle Schaumzellanreicherung und Fettstreifen
— Verkalkung von Herzgewebe
— Aneurysmen (gerissene Gefäße)
— abnormale Elektrokardiogramme (EKG)
— hoher Cholesterinspiegel
— hoher Blutdruck

> Gehen wir davon aus, dass der Mann weiß, wovon er spricht: Das sind
> genügend Gründe, die eigene Kupferzufuhr zu überdenken, nicht wahr?

Kupfer liegt hoch konzentriert im Fleisch von Weichtieren (Mollusken) vor, da sie ein alternatives Sauerstofftransportsystem nutzen, das Hämocyanin – dies nutzt nicht Eisen als Zentralatom, sondern Kupfer.

- **Taurin**

Ein anderer sehr wichtiger Stoff, der sich in Meeresfrüchten hochkonzentriert finden lässt, ist Taurin. Laut einigen Wissenschaftlern handelt es sich bei Taurin um „eine der essenziellsten Substanzen im Organismus" (Ripps und Shen 2012). Das liegt an der immensen Bedeutung auf der einen Seite. Auf der anderen Seite kann der Körper diese Aminosulfonsäure nur unzureichend selbst bilden. Somit ist die Taurinverfügbarkeit im Körper direkt von dem abhängig, was wir essen.

Da Taurin niedrig dosiert in Fleisch, Milch, und Eiern, etwas höher dosiert in Fischen und Fischprodukten und am höchsten dosiert in Schalentieren auftaucht (Spitze et al. 2003), haben Veganer die niedrigsten Taurinwerte überhaupt (Laidlaw et al. 1988). Menschen, die am Meer leben und entsprechend Seafood verzehren, die höchsten.

Taurin hat zusammengefasst vier große Wirkbereiche:
- Neurotransmitterhaushalt im Gehrin
- Fett- und Energiestoffwechsel in den Zellen
- Funktion der Leber
- Zellschutz im Allgemeinen

Den ersten Punkt kennen Sie bereits aus ▶ Kap. 7. Taurin wirkt „bremsend" im Gehirn und hilft Ihnen so beispielsweise ruhiger zu schlafen.

Taurin hat eine immense Bedeutung für die Funktion der Mitochondrien – insbesondere den Fettabbau betreffend. Zudem reguliert es ganz wichtige Zellschalter, die den Energiestoffwechsel positiv beeinflussen. Als Folge kann ein Taurinmangel die Pumpleistung des Herzens deutlich einschränken, da die ATP-Werte um bis zu 30 % fallen. Aus ähnlichen Gründen fällt die Ausdauerleistung bei Ratten um bis zu 80 %, wenn Zellen Taurin fehlt. Umgekehrt kann Taurin bei manchen Tiermodellen vor induzierter Fettleibigkeit schützen.

Taurin moduliert ganz wesentliche Prozesse innerhalb der Leber: Es hilft, überschüssiges Cholesterin und Fett loszuwerden. Dadurch wird eine Fettleberentwicklung gehemmt, und gleichzeitig sinkt der Cholesterinspiegel im Blut. Darüber hinaus reguliert Taurin den Blutdruck, schützt vor oxidativem Stress, hemmt die Bildung schädlicher AGE im Blut, schützt Nervenzellen vor dem Absterben und hat Einfluss auf die Zahl der Insulin produzierenden Bauchspeicheldrüsenzellen.

Kurzum: Mit einem Taurinmangel spielt man nicht. Schon gar nicht als verantwortungsbewusste Eltern, die für das Wohl des Kindes zu sorgen haben. Heißt: Kein Kind sollte vegan aufwachsen müssen.

Großer Wermutstropfen: Die Meere sind verschmutzt, und Meeresfrüchte reichern wie keine anderen Lebensmittel Umweltgifte an. Es empfiehlt sich auch hier, die Forelle lieber von einem lokalen Forellenzüchter zu kaufen – und die Fisch- bzw. Meeresfruchtzufuhr im Allgemeinen eher als Ergänzung statt als Hauptnahrungsquelle anzusehen (vgl. Ito et al. 2014; Tsuboyama-Kasaoka et al. 2006; Bonfleur et al. 2015; Tastesen et al. 2014; Schaffer et al. 2016; Hansen et al. 2010; Dominy et al. 2004; Olive 2002; Birdsall 1998; Failli et al. 1992; Green et al. 1991; Gürer et al. 2001; Das et al. 2008; Yanagita et al. 2008; Zhang et al. 2004; Park et al. 1998; Zhang und Kim 2007; El Idrissi et al. 2013; Huang et al. 2008; Carneiro et al. 2009; Marcinkiewicz und Schaffer 2015).

Milchprodukte: Whey, Käse, Milch

Eine weitere hervorragende Proteinquelle ist Whey-Protein. Dabei handelt es sich um das Protein der Molke, somit auch Molkeprotein genannt.

■ Tryptophan

Wie keine andere Proteinquelle ist Whey-Protein reicht an der Aminosäure Tryptophan. Die Tryptophanzufuhr steht im direkten Verhältnis zur Synthese der Neurotransmitter Serotonin und Melatonin im Gehirn (▶ Kap. 7). Darum: Whey-Protein könnte man so gesehen auch als „natürliches Antidepressivum" bezeichnen.

■ Cystein

Whey-Protein enthält außerdem relativ hohe Mengen der Aminosäure Cystein. Eins der wichtigsten Antioxidanzien, das gleichzeitig entgiftend wirkt, ist Glutathion. Glutathion besteht aus drei Aminosäuren – Cystein, Glycin und Glutaminsäure. Cystein ist hierbei ratenlimitierend und bestimmt, wie viel Glutathion gebildet werden kann. Spezielle Whey-Protein-Präparate werden deshalb in der Krebsforschung untersucht.

■ Leucin

Whey-Protein ist sehr reich an der Aminosäure Leucin. Sie ist nicht nur dafür bekannt, die Muskelproteinsynthese zu starten. Einige Studien legen nahe, dass Leucin bzw. die bioaktiven Substanzen im Whey-Protein positiven Einfluss auf die Mitochondrienfunktion haben können (Betik et al. 2016; Valerio et al. 2011; D'Antona et al. 2010).

■ Bioaktive Peptide

Aus Whey-Protein entstehen auch eine Reihe bioaktiver Peptide. Sie senken den Blutdruck, beeinflussen die Beweglichkeit des Darms, sie binden an körpereigene Opioidrezeptoren und haben antimikrobielle Eigenschaften.

■ Kalzium und Phosphor

Milchprodukte im Allgemeinen sind einzigartige Kalzium- und Phosphorquellen. Für manche Menschen sind Milchprodukte möglicherweise die einzige Quelle, aus der sie nennenswert Kalzium gewinnen können.

Sie können es sich nicht erlauben, keine gute Kalziumquelle zu haben. Die Bedeutung des Kalziums wurde in ▶ Kap. 6 bereits angesprochen. Vereinzelt liest sich, dass das Milchkalzium nicht gut vom Darm aufgenommen werden könne. Das ist schlicht falsch: Kalzium aus der Milch wird so gut aufgenommen wie das Kalzium jeder anderen Quelle (Heaney et al. 1993).

Bestimmte Käsesorten mit niedrigem Laktosegehalt werden von den meisten Menschen gut vertragen, daher können viele Menschen beispielsweise von 250–500 g (Mager-)Quark am Tag profitieren – nicht nur wegen des Kalziums, sondern auch wegen der Proteine.

Viele Menschen mögen etwas fetthaltigeren Käse. Freilich: Das kann zum Teil auch daran liegen, dass dort einige Substanzen (Vitamin A, Vitamin K_2-MK4) enthalten sind, die uns in der Ernährung sonst fehlen. Spannende Ausführungen zu diesem Thema findet man beispielsweise in der Literatur von Dr. Weston Price.

Was ist mit Milch?

Schwieriges Thema. „Echte" Milch, die kaum verarbeitet wurde, ist mit Blick auf den Gehalt an Mikronährstoffen ein hervorragendes Lebensmittel. Der Mensch hat hier eine neue Quelle gefunden, um an so lebenswichtige Nährstoffe wie Proteine, Kalzium, Vitamine, Spurenelemente oder gewisse Fettsäuren zu gelangen. Das sollten wir nicht unterschätzen.

Leider gibt es viele Forschungsergebnisse zu dem Thema, die uns zumindest hellhörig werden lassen sollten: In Tiermodellen induziert die chronische Galaktosegabe (der Milchzucker Laktose besteht aus Galaktose und Glukose) frühzeitiges Altern. Daher eignet sich die Galaktosegabe sehr gut, um Alterungsprozesse zu studieren. Vor allem aber induziert Galaktose die Neurodegeneration. Es verändert die Immunfunktion, erzeugt freie Radikale, fördert chronische Entzündungsprozesse, verändert den Glukose- und Fettstoffwechsel, fördert die Verzuckerung von Proteinen (AGE), verschlechtert die Entgiftungsleistungen und induziert Insulinresistenz – und zwar schon in Dosen, die etwa ein, zwei Gläsern Milch pro Tag entsprechen (vgl. Michaëlsson et al. 2014).

In anderen Modellen induziert Galaktose dosis- und zeitabhängig die Linsentrübung (Katarakt), sowohl bei Hund als auch bei Ratte (Lackner et al. 1997; Meydani et al. 1994). Es macht Arterien durchlässig, sodass Substanzen aus dem Blut austreten können, zum Beispiel das Bluteiweiß Albumin (Chang et al. 1987). Darüber hinaus kann Galaktose Tiere unfruchtbar machen (Chang et al. 1987).

Die Schäden, die Galaktose in Tiermodellen anrichtet, sind profund – viel profunder als das, was Fruktose in höheren Dosen verursacht. Was uns allerdings klar sein sollte: Es handelt sich dabei um eine isolierte Galaktosegabe, meist intravenös verabreicht. Ob das also auf den einfachen Milchkonsum übertragbar ist, bleibt fraglich.

Eiweißpulver

Manche Menschen assoziieren Eiweißpulver mit Muskelbergen, Fitnessstudio, Doping oder Chemie. Damit nehmen sie sich möglicherweise eine hilfreiche Stütze, denn: Eiweißpulver glänzt in der Regel mit einer extrem hohen biologischen Wertigkeit. Das bedeutet, dass es prozentual betrachtet einen sehr hohen Anteil an essenziellen Aminosäuren enthält. Sie wissen ja, alles (Wichtige) in Ihrem Körper besteht aus Eiweiß. Übrigens: Das vor einigen Minuten vorgestellte Whey-Protein ist in den meisten Fällen auch nur ein Proteinpulver.

Beispiel: Die Neurotransmitterkonzentration im Gehirn, speziell was Glück (Serotonin), Wille oder Antrieb (Dopamin, Noradrenalin) angeht, hängt direkt von der Verfügbarkeit der Aminosäuren ab, aus denen diese Neurotransmitter gebildet werden. Bei Serotonin ist es Tryptophan und bei Noradrenalin bzw. Dopamin ist es Tyrosin bzw. Phenylalanin. Mehr noch: Je höher die Konzentration dieser Aminosäuren, umso höher auch die Konzentration der jeweiligen Neurotransmitter (▶ Kap. 7).

Sie sind ausgelaugt, überarbeitet, kommen kaum auf die Beine? Dann nutzen Sie bitte diese „Eiweißspritze", um Ihren Eiweißhaushalt rasch aufzubessern.

Zur Fettaufnahme

Das Fazit einer endlosen Diskussion über die Wirkung verschiedener Fettsäuren könnte lauten:

> **Sie sollten einfach ungesättigte Fettsäuren als Energieträger bevorzugen.**

Diese Fettsäuren sind gesünder als gesättigte Fettsäuren. Kann man das beweisen?

Zunächst denken wir noch einmal an Loren Cordain, der Physiologe, der die Paläodiät entwickelte. Cordain stellte damals die These auf, dass ungesättigte Fettsäuren die Fettsäuren waren, die von Ihren Vorfahren hauptsächlich verspeist wurden (Cordain et al. 2002a; Cordain 2006). Die prominenteste Fettsäure dieser ungesättigten Fettsäuren ist die Ölsäure. Diese Fettsäure finden Sie in allen fetthaltigen Nahrungsmitteln, prozentual betrachtet allerdings besonders stark in pflanzlichen Ölen.

Aber wie kommt Cordain auf die Idee, dass deutlich mehr (einfach) ungesättigte Fettsäuren statt gesättigte Fettsäuren verspeist wurden? Er hat für uns die Fette eines freilebenden Tieres analysiert und fand heraus, dass diese Tiere ganzjährig sehr mager waren (Cordain et al. 2002b). Sehr mager. Haben Sie mal einen Bodybuilder auf der Wettkampfbühne gesehen? Mit 4 % Körperfett? So ist das mit diesen Tieren.

Aufgrund dieser geringen Fettmasse gab es schlicht zu wenig Unterhautfettgewebe, um alle Stammesmitglieder ausreichend mit Fetten zu versorgen. Was aber ganz sicher auf dem Speiseplan stand, und zwar bereits seit über 3 Millionen Jahren, war das Knochenmark dieser Tiere (Ferraro et al. 2013). Dieses Fett enthält sehr hohe Mengen an Ölsäure und einfach ungesättigten Fettsäuren im Allgemeinen (❏ Tabs. 10.2 und 10.3).

Was bei einfach ungesättigten Fettsäuren die Ölsäure ist, ist bei gesättigten Fettsäuren die Palmitinsäure. Palmitinsäure ist *die* gesättigte Fettsäure. Auch diese Fettsäure finden Sie in quasi allen fetthaltigen Lebensmitteln, vor allem in Tierfetten.

10

Unterschied zwischen kurz-, mittel- und langkettigen Fettsäuren

Vorab: Gesättigte sind nicht nur „böse" oder „schlecht". Wir befassen uns in diesem Kapitel hauptsächlich mit langkettigen gesättigten Fettsäuren. Es gibt allerdings auch kurz- oder mittelkettige Fettsäuren, die immer gesättigt sind, das heißt, keine Doppelbindung enthalten.

Kurzkettige Fettsäuren haben Sie bereits kennengelernt: Die entstehen im Darm, wenn Darmbakterien Ballaststoffe verdauen. Wir sagten: Kurzkettige Fettsäuren machen gesund! Ähnliches gilt für mittelkettige Fettsäuren: Diese Fettsäuren kennen Sie auch. Das heute oft benutzte Kokosöl zeichnet sich durch einen hohen Anteil dieser sogenannten MCT-Fette aus. MCT steht für „medium-chain triglycerides", übersetzt „mittelkettige Fette". Diese Fettsäuren gelangen rasch in die Leber und werden dort vorrangig verbrannt.

Sie würden, so oft in der Presse zu lesen, schlank machen. Das liegt daran, dass sie in der Regel direkt verbrannt und nicht gespeichert werden. Hierzu gibt es ein legendäres Experiment: Ratten, die viele MCT-Fette essen mussten, waren schlanker als die Kontrollgruppe und hatten einen um fast 40 % gesteigerten Grundumsatz (Baba et al. 1982)!

Vorsicht: Die Ergebnisse sind in Bezug auf den Menschen zurückhaltender zu interpretieren, auch weil (noch) niemand so viele MCT-Öle futtert. Trotzdem: Auch diese Fette sind wertvoll.

⬛ Tab. 10.2 Die verschiedenen Fettsäuren und ihre Quellen

Fettsäuren		C-Atome:Doppelbindung[a]	Prinzipielle Zufuhrquelle
Gesättigte Fettsäuren			
Kurzkettige Fettsäuren		2–4:0	Darmbakterien
Acetat (Essigsäure)		2:0	
Propionat		3:0	
Butyrat (Buttersäure)		4:0	
Mittelkettige Fettsäuren		6–12:0	Kokosöl, Palmkernöl, Butter
Capronsäure		6:0	
Caprylsäure		8:0	
Caprinsäure		10:0	
Laurinsäure		12:0	
Langkettige Fettsäuren		13–34:0	
Palmitinsäure		16:0	Tierfette
Stearinsäure		18:0	Tierfette, Kakao
Ungesättigte Fettsäuren			
Einfach ungesättigte Fettsäuren		11–24:1	
Palmitoleinsäure		16:1	Lipogenese, Milchfett, Makadamianüsse
Ölsäure		18:1	Pflanzenöle
Mehrfach ungesättigte Fettsäuren			
Omega-6-Klasse	Linolsäure	18:2	Pflanzenöle
	Arachidonsäure	20:4	Eigelb
Omega-3-Klasse	α-Linolensäure	18:3	Walnuss, Leinöl/-samen
	Docosahexaensäure	22:6	Fischöl, Algen
	Eicosapentaensäure	20:5	Fischöl, Algen

[a]Die Anzahl der C-Atome in der Fettsäure gibt Auskunft über die Länge der Fettsäure. Die Anzahl und das Vorhandensein einer Doppelbindung gibt Auskunft über die Gesättigtheit bzw. Ungesättigtheit der Fettsäure

Zurück zum Thema: Langkettige gesättigte Fettsäuren sind nicht sonderlich gesund. Der bekannteste Vertreter der gesättigten Fettsäuren ist also die *Palmitinsäure.* Das ist auch die Lieblingsfettsäure vieler Wissenschaftler. Das liegt daran, dass sie die gesättigte Fettsäure ist, die am höchsten konzentriert in Lebensmitteln vorkommt.

□ Tab. 10.3   Nahrungsfette mit Blick auf die Qualität

Name	U:G	O3:O6	Pal. ges. [%]	MU ges. [%]
Sahne	1:2	1:1	25	3
Butter	1:2,5	1:10	25	4
Kokosöl	n. r.	n. a.	10	2–4
Schweinefett	1:1	1:20	20	15
Rinderfett	1:1	1:5	25	4
Mandeln	10:1	1:12	6	12
Pekannüsse	7:1	1:20	4–5	22
Makademianüsse	5:1	1:6	8–10	3–4
Pistazien	4–5:1	1:36	12	25
Olivenöl	7:1	1:10	10	12
Leinsamenöl	2:1	5:1	5	65
Fischöl (Lachs)	1,5:1	35:1	10	36
Fischöl (Hering)	1,5:1	13:1	15	20
Kakao	1:2	1:24	25	3
Palmöl	1:1,3	1:1,3	45	9
Sonnenblumenöl („high oleic acid")	8:1	n. r.	5	<5
Ei(gelb)	1–1,5:1	1:20	20	15
Rapsöl	9:1	1:2	4–5	28
Avocado	5:1	1:15	14	12
Lamm (Hack)	1:1	1:3	21	8
Mozzarella	1:2	1:1	25	3
Schafskäse	1:3	1:1	25	3
Palmkernöl	n. r.	n. r.	8	1,7
Knochenmark (Rotwild)	**3–4:1**	**1:3**	**13**	**5–7**

U:G Verhältnis von ungesättigten zu gesättigten Fettsäuren bezogen auf die Gesamtmenge an im Fett enthaltenen Fettsäuren.
O3:O6 Verhältnis von Omega-3- zu Omega-6-Fettsäuren bezogen auf die Gesamtmenge an im Fett enthaltenen Fettsäuren.
Pal. ges. prozentualer Anteil an Palmitinsäure bezogen auf die Gesamtmenge an im Fett enthaltenen Fettsäuren.
MU ges. prozentualer Anteil an mehrfach ungesättigten Fettsäuren bezogen auf die Gesamtmenge an im Fett enthaltenen Fettsäuren.
n. a. nicht angegeben, *n. r.* nicht relevant

Und zusätzlich macht diese Fettsäure krank. Mit Palmitinsäure lassen sich Mitochondrien krank machen und Insulinresistenzen herbeiführen (Hirabara et al. 2010; Yuzefovych et al. 2010; Martins et al. 2012). Deshalb glauben nicht wenige Wissenschaftler, Palmitinsäure sei Teil unseres Problems.

Über die Wirkung bzw. die Bedeutung einzelner Fettsäuren ließe sich ein Buch schreiben. Darum soll Ihnen dieses Kapitel eine kleine Zusammenfassung anbieten. Die meisten von Ihnen werden sich für eine Richtung interessieren und vor allem dafür, wie einzelne Fettsäuren den Energiestoffwechsel bzw. die Gesundheit im Allgemeinen beeinflussen.

Gab man (menschlichen) Probanden nur 16 % ihrer täglichen Kalorien in Form von Palmitinsäure, sank der Kalorienverbrauch um 200 kcal am Tag. Verabreichten die Wissenschaftler allerdings das Pendant zur Palmitinsäure bei *einfach ungesättigten Fettsäuren*, die Ölsäure, wurde doppelt so viel Fett verbrannt (Kien et al. 2005). Das lässt sich erklären: Auf Zellebene aktiviert die Ölsäure Gene, die die Fettverbrennung ankurbeln. So ein Gen ist beispielsweise das Ihnen bekannte PGC-1α (▶ Kap. 5). Palmitinsäure bewirkt das Gegenteil (Yuzefovych et al. 2010).

Von sämtlichen getesteten Fettsäuren verbrennen langkettige, gesättigte Fettsäuren am schlechtesten, das heißt, diese Fettsäuren werden bevorzugt gespeichert (DeLany et al. 2000). Das ist allerdings nicht alles: Palmitinsäure erhöht das Risiko für Herz-Kreislauf-Erkrankungen, indem es die LDL-Rezeptor-Menge in der Leber herabreguliert und somit den Cholesterinspiegel erhöht. Außerdem senkt Palmitinsäure das für die Arteriengesundheit so wichtige Gas NO (▶ Kap. 8) – und das verursacht Entzündungen in den Gefäßen (vgl. Connor 1999; Moers und Schrezenmeir 1997; DeLany et al. 2000).

Gesättigte Fettsäuren schleichen sich auch gerne an der Energieerkennung in Ihrem Darm vorbei – bei einfach ungesättigten Fetten, speziell bei der Ölsäure, schlägt der Darm frühzeitig die Türe zu und teilt Ihnen mit, dass Sie genug Energie getankt haben (Schwartz et al. 2008).

Wieso packt die Natur so eine gemeine Fettsäure ins Essen? Glücklicherweise verzehren wir Palmitinsäure in der Regel nicht isoliert. In Tierfetten zum Beispiel gibt es ein 1:1-Verhältnis zwischen gesättigten und einfach ungesättigten Fettsäuren. Und die Ölsäure, als Beispiel für eine einfach ungesättigte Fettsäure, hemmt die negativen Effekte der Palmitinsäure (Tumova et al. 2015).

Trotzdem: Viele Pflanzenöle gelten als gesünder. Der Grund hierfür ist, dass Pflanzenöle einen sehr hohen Anteil an einfach ungesättigten Fettsäuren und nur einen kleinen Anteil an gesättigten Fettsäuren enthalten (◻ Tab. 10.3).

Mehrfach ungesättigte Fettsäuren

Zu guter Letzt wollen wir noch kurz eine Sonderklasse der Fettsäure ansprechen: die *mehrfach ungesättigten Fettsäuren*. Hierbei handelt es sich um Fettsäuren, die im Körper in hormonähnliche Substanzen überführt werden. Diese Substanzen spielen speziell im Immunsystem bzw. bei Entzündungsreaktionen eine tragende Rolle.

Da der Körper diese Fettsäuren nicht selbst bilden kann, sie aber zum Überleben braucht, gehören sie zu den *essenziellen Fettsäuren*. Dazu gehören per definitionem die beiden Omega-6-Fettsäuren Linolsäure und Arachidonsäure sowie die drei Omega-3-Fettsäuren α-Linolensäure, Docosahexaensäure und Eicosapentaensäure.

Wichtig ist: Das Verhältnis der beiden Fettsäurenklassen hat Einfluss auf das Verhältnis der hormonähnlichen Substanzen, die daraus gebildet werden. Daher schlagen viele Forscher vor: Für eine optimale Gesundheit sollte das Verhältnis von Omega-6 zu Omega-3 im Körper etwa 5:1 betragen. Bei uns, mit der „western diet", liegt das Verhältnis bei 15:1 bis 17:1 (Simopoulos 2006).

Leider wird daraus oft abgeleitet, dass Omega-6-Fettsäuren nicht gesund sind oder gar schädlich wirken. Das ist falsch! Omega-6-Fettsäuren sind extrem wichtig und machen im richtigen Verhältnis nicht nur gesund, sondern sind eben auch essenziell – das heißt, wir brauchen sie unbedingt, um überhaupt überleben zu können. In der Ernährungswissenschaft ist vieles eben keine Frage des Absoluten (schlecht vs. gut), sondern des Relativen, eine Frage des Verhältnisses.

Bezogen auf das Verhältnis von Omega-6 zu Omega-3 bedeutet das schlichtweg, dass wir die Zufuhr der Omega-3-Fettsäuren anheben oder die Zufuhr der Omega-6-Fettsäuren etwas drosseln müssen. Praktisch bedeutet das: Das Sonnenblumenöl (mit hohem Omega-6-Anteil) gegen die Leinsamen oder den fetten Fisch eintauschen. Doch dazu gleich mehr.

Die Wirkung der Omega-3-Fettsäuren wurde intensiv studiert: Tiere kann man in Versuchen einfach mästen und damit krank machen. Es gibt eine Vielzahl an Experimenten, die eindrucksvoll darlegen, dass diese Mast bei gleichzeitiger Fischölgabe nicht (gut) funktioniert (z. B. Cunnane et al. 1986; Buckley und Howe 2009; Ruzickova et al. 2004). Die Gründe dafür sind vielfältig.

10

Verbesserung der Zellmembranbeweglichkeit (Membranfluidität)   Es gibt eine Reihe interessanter Experimente, die aufzeigen, dass die Beweglichkeit der Membranen maßgeblichen Anteil an der Wirkung von Hormonen hat. Hormonrezeptoren scheinen sich insbesondere in „beweglichen" Membranen wohlzufühlen. Omega-3-Fettsäuren werden in die Zellmembranen eingebaut und erhöhen dort die Beweglichkeit der Membranen. Auf diese Weise können sie die Rezeptorfunktion verbessern, unter anderem die des Insulinrezeptors (Liu et al. 1994; Storlien et al. 1991; Taouis et al. 2001) und die Katecholaminrezeptoren (Matsuo et al. 1995). Die Omega-3-Gabe kann deshalb die Entstehung einer Insulinresistenz verhindern, was ein Grund ist, warum sich Tiere bei Omega-3-Fütterung nicht gut mästen lassen.

Fettabbau in der Leber und in Geweben   Bekannt wurden Omega-3-Fettsäuren, weil sie – mit Blick auf Triglyceridwerte im Blut – im Grunde genommen so gut wirken wie Fibrate (Medikamente gegen zu hohe Blutfettwerte). Omega-3-Fettsäuren senken hierbei dosisabhängig hohe Blut-Triglyceridwerte, um bis zu 40–50 % (McKenney und Sica 2007). Der Mechanismus ist nicht ganz klar: Omega-3-Fettsäuren steigern die Fettverbrennung in der Leber und scheinen peripher, zum Beispiel im Muskel und im Fettgewebe, ein Fett spaltendes Enzym namens Lipoproteinlipase (▶ Kap. 2) zu aktivieren.

Wiederherstellen der Muskelproteinsyntheserate   In einigen sehr interessanten Humanstudien wurde nachgewiesen, dass Omega-3-Fettsäuren die Proteinsyntheseleistung des Muskels wiederherstellen und so vor Sarkopenie (Muskelschwund) schützen (Smith et al. 2011). Im Grunde genommen wirken sie hierbei aufbauend und dem Abbau vorbeugend.

Kalziumkanalblock (Muskel, Fettzelle, Herz)   Ein zu hoher Kalziumspiegel innerhalb der Zelle (= intrazellulär) wirkt toxisch (▶ Kap. 7). Er fördert nicht nur Entzündungsreaktionen und den Zelltod, sondern hemmt auch die ordentliche Energieverwertung der Zellen. Weil die medizinische Wissenschaft um die Schädlichkeit weiß, gibt es spezielle Medikamente, sogenannte Kalziumkanalblocker. Omega-3-Fettsäuren fungieren als natürliche Kalziumkanalblocker und fördern so die Gesundheit, vor allem die des Herzens (Cheng und Santoni 2008; Danthi et al. 2005).

Entzündungen: Resolvine   Omega-3- und Omega-6-Fettsäuren steuern Entzündungsprozesse im Körper, genauer: den Verlauf von Entzündungsprozessen. So kann eine Entzündung aggressiv bleiben oder werden bzw. abflachen oder ganz verschwinden. Heilende Entzündungsmediatoren gehen vorrangig aus Omega-3-Fettsäuren, entzündungsfördernde Mediatoren gehen aus der Omega-6-Klasse hervor.

Es wird deutlich, warum ein adäquates Gleichgewicht von Omega-3 und Omega-6 gegeben sein muss: Ihre Verfügbarkeit steuert direkt die Bildung der jeweiligen Substanzen. Omega-3-Fettsäuren lassen zum Beispiel Stoffe namens Resolvine entstehen, die ganz entscheidend Entzündungsreaktionen bremsen und die Heilung anregen (Kohli und Levy 2009).

❯ **Omega-3-Fettsäuren sind wichtig.**

Zur Praxis: Grundsätzlich sollten Sie die Ölsäure bzw. einfach ungesättigte Fettsäuren bevorzugen. Das Verhältnis von Ölsäure zu Palmitinsäure sollte rund 2:1 betragen, im Ausnahmefall ist auch 1:1 okay.

Übrigens: Auch in Ihrem Fettgewebe findet man ein solches Verhältnis, ungeachtet der Art des konsumierten Fettes (Garland et al. 1998; Malcom et al. 1989). Soll heißen, dass Ihr Körper selbst dafür sorgt, dass – zumindest im Fettgewebe – ein Verhältnis von 2:1 (ungesättigt:gesättigt) zu finden ist. Zufall? Eher nicht.

Idealerweise nutzen wir Fettquellen, die einen relativ niedrigen Anteil an mehrfach ungesättigten Fettsäuren enthalten. Der Grund hierfür ist unter anderem, dass wir selten ein Lebensmittel finden, das ein gutes Omega-3-zu Omega-6-Verhältnis aufweist. Daraus folgt, dass wir entsprechend mehr mehrfach ungesättigte Fettsäuren zuführen müssen, um die Balance zu wahren. Mehrfach ungesättigte Fettsäuren sind allerdings hormonähnlich wirkende Substanzen, die keineswegs als hauptsächlicher Energieträger fungieren sollten.

Noch einmal zusammengefasst. Ein gutes Öl enthält:

- mehr einfach ungesättigte Fettsäuren als gesättigte Fettsäuren (U:G), ideal im Verhältnis von mindestens 2:1
- Omega-3- und Omega-6-Fettsäuren in einem ausgeglichenen Verhältnis (O3:O6) bis maximal 1:5, wobei der Gesamtanteil mehrfach ungesättigter Fettsäuren niedrig ist (MU ges., bis 10 %)
- relativ wenig Palmitinsäure (Pal. ges., 5–15 %), vor allem, wenn wenig ungesättigte Fettsäuren (v. a. Ölsäure) enthalten sind.

Wichtig ist: Sie werden kein „perfektes Öl" finden und immer eine Mischung verschiedener Fettquellen in Ihrem Speiseplan stehen haben. Das macht aber nichts, Sie sollen lediglich ein Gefühl für „bessere oder schlechtere Optionen" erhalten. Werfen Sie dazu mal einen Blick auf ◘ Tab. 10.3.

Klar ersichtlich ist, dass Makademiaöl – gemäß unserer Ausführung – die wertvollste Fettsäurekomposition aufweist. Pflanzenöle allgemein sind wertvoll, allerdings kommen sie oft mit einer großen Menge mehrfach ungesättigter Fettsäuren daher und haben auch oft keine gute O3:O6-Ratio vorzuweisen. Milchfette hingegen zeichnen sich durch ein relativ schlechtes Verhältnis der langkettigen Fettsäuren aus, sind aber allgemein relativ ausgeglichen bezüglich des Verhältnisses an mehrfach ungesättigten Fettsäuren. Darüber hinaus ist die Gesamtmenge ebendieser Fettsäuren relativ gering, was gut ist.

Schön zu sehen ist auch, warum Rapsöl vom Erfinder der Paläodiät, Loren Cordain, ausdrücklich empfohlen wurde (exzellente O3:O6-Ratio, hoher Anteil Ölsäure). Auch gut zu erkennen ist das exzellente Fettsäureprofil des Wildknochenmarks, ein Vorzeigefett und das Lieblingsessen unserer frühen Vorfahren.

Wichtig ist, dass wir mit dieser Ausführung eine Art „ideales Fett" kreieren wollen, was es natürlich nicht gibt. Bei der Interpretation müssen wir auch vorsichtig sein: So zeigt Kakao keine ideale Fettsäurekomposition. Sie ernähren sich allerdings nicht ausschließlich von Kakao (oder doch?). Zudem enthält Kakao eine riesige Fülle an gesunden Pflanzenstoffen. Das Fazit ist simpel:

❯ **Bevorzugen Sie die Ölsäure, nutzen Sie diverse Fettquellen und achten Sie auf die Omega-3-Zufuhr!**

10.4 Buch zuschlagen – und fühlen

10

Die höchste Ebene des „Ernährungsseins" ist nicht etwa zu wissen, welche Mikronährstoffe Sie brauchen, damit bestimmte Neurotransmitter in ausreichender Menge gebildet werden können. Das ist zwar interessant. Wie allerdings eingangs erwähnt, braucht kein Löwe der Welt erst mal so ein Buch zu lesen, um zu wissen, was für ihn gut und gesund ist.

Nein – die höchste Eben des „Ernährungsseins" ist, den eigenen Körper zu fühlen. Denn eins der größten Geheimnisse ist, dass der Körper, wenn er richtig gefüttert und bewegt wird, selbst weiß, was er zum optimalen Funktionieren braucht.

Wir sprachen zum Beispiel über das „power law". Auch was Nahrungsmittel betrifft gilt, dass der Körper Abwechslung braucht. Denn – wie Sie gelernt haben – enthalten alle Nahrungsmittel irgendwelche Stoffe, die schädlich für Ihren Körper sind. Deshalb gilt auch hier:

❯ **Nichts chronisch – alles ab und zu.**

Dass das stimmt, merken Sie, wenn Sie einen gesunden Körper haben. Er wird Ihnen sagen, dass er kein Nahrungsmittel als Hauptnahrungsmittel haben will, das Sie den ganzen Tag über in hohen Mengen verspeisen.

Mit diesem Buch sollte es Ihnen gelingen, Ihren Körper wieder auf die Spur zu bringen. Hat er diese erst einmal wiedergefunden, wird es einfacher – auch für Sie. Sie können sich dann zurücklehnen, etwas entspannen und auf das Feedback des Körpers vertrauen. Sie müssen dem Körper allerdings zuhören!

Deshalb sollten Sie den Inhalt dieses Buches sacken lassen und erst einmal nichts mehr zu diesem Thema lesen. Vielleicht versuchen Sie in den nächsten Tagen mal zu spüren, was der Körper – jetzt schon, ohne die Inhalte des Buches zu leben – von Ihnen will, was er Ihnen zu sagen hat. Je besser er das jetzt schon kann, umso näher sind sie schon am Ziel.

Literatur

Abdulrhman MM et al (2013) Metabolic effects of honey in type 1 diabetes mellitus: a randomized crossover pilot study. J Med Food 16(1):66–72

Ajibola A, Chamunorwa JP, Erlwanger KH (2012) Nutraceutical values of natural honey and its contribution to human health and wealth. Nutr Metab 9(1):1

Al Qarawi AA, Al Damegh MA, ElMougy SA (2002) Effect of freeze dried extract of Olea europaea on the pituitary–thyroid axis in rats. Phytother Res 16(3):286–287

Arnold A-S, Egger A, Handschin C (2010) PGC-1 and myokines in the aging muscle–a mini-review. Gerontology 57(1):37–43

Asserin J et al (2015) The effect of oral collagen peptide supplementation on skin moisture and the dermal collagen network: evidence from an ex vivo model and randomized, placebo-controlled clinical trials. J Cosmet Dermatol 14(4):291–301

Ayoub J, Samra M, Hlais S, Bassil M, Obeid O (2015) Effect of phosphorus supplementation on weight gain and waist circumference of overweight/obese adults: a randomized clinical trial. Nutr Diab 5(12):e189–e189

Baba N, Bracco EF, Hashim SA (1982) Enhanced thermogenesis and diminished deposition of fat in response to overfeeding with diet containing medium chain triglyceride. Am J Clin Nutr 35(4):678–682

Baltić MŽ et al (2014) Bioactive peptides from meat and their influence on human health. Tehnologija Mesa 55(1):8–21

Basciano H, Miller A, Naples M et al (2009) Metabolic effects of dietary cholesterol in an animal model of insulin resistance and hepatic steatosis. Am J Physiol Endocrinol Metab 297(2):E462–E473

Bassil M, Obeid O (2016) Phosphorus supplementation recovers the blunted diet-induced thermogenesis of overweight and obese adults: a pilot study. Nutrients 8(12):801

Bates GP, Miller VS (2008) Sweat rate and sodium loss during work in the heat. J Occup Med Toxicol 3(1):1

Ben-Dor M et al (2011) Man the fat hunter: the demise of Homo erectus and the emergence of a new hominin lineage in the Middle Pleistocene (ca. 400 kyr) Levant. PLoS One 6(12):e28689

Betik AC et al (2016) Tocotrienols and whey protein isolates substantially increase exercise endurance capacity in diet-induced obese male sprague-dawley rats. PLoS One 11(4):e0152562

Birat A, Bourdier P, Piponnier E, Blazevich AJ, Maciejewski H, Duché P, Ratel S (2018) Metabolic and fatigue profiles are comparable between prepubertal children and well-trained adult endurance athletes. Front Physiol 9:387

Birdsall TC (1998) Therapeutic applications of taurine. Altern Med Rev 3(2):128–136

de Bock M et al (2013) Olive (Olea europaea L.) leaf polyphenols improve insulin sensitivity in middle-aged overweight men: a randomized, placebo-controlled, crossover trial. PLoS One 8(3):e57622

Bogdanis G (2012) Effects of physical activity and inactivity on muscle fatigue. Front Physiol 3:142

Bonfleur ML et al (2015) Improvement in the expression of hepatic genes involved in fatty acid metabolism in obese rats supplemented with taurine. Life Sci 135:15–21

Borumand M, Sibilla S (2014) Daily consumption of the collagen supplement Pure Gold Collagen® reduces visible signs of aging. Clin Interv Aging 9:1747

Brind J et al (2011) Dietary glycine supplementation mimics lifespan extension by dietary methionine restriction in Fisher 344 rats. FASEB J 25(Suppl 1):528.2–528.2

Brosnan J, da Silva R, Brosnan M (2011) The metabolic burden of creatine synthesis. Amino Acids 40(5):1325–1331

Buckley JD, Howe PRC (2009) Anti-obesity effects of long-chain omega-3 polyunsaturated fatty acids. Obes Rev 10(6):648–659

Burnier M (2007) Sodium in health and disease. CRC Press, Boca Raton

Cacioppo JT, Hawkley LC (2003) Social isolation and health, with an emphasis on underlying mechanisms. Perspect Biol Med 46(3):S39–S52

Canfora EE, Jocken JW, Blaak EE (2015) Short-chain fatty acids in control of body weight and insulin sensitivity. Nat Rev Endocrinol 11(10):577–591

Carneiro EM et al (2009) Taurine supplementation modulates glucose homeostasis and islet function. J Nutr Biochem 20(7):503–511

Chang K et al (1987) Galactose ingestion increases vascular permeability and collagen solubility in normal male rats. J Clin Invest 79(2):367

Cheng JWM, Santoni F (2008) Omega-3 fatty acid: a role in the management of cardiac arrhythmias? J Altern Complement Med 14(8):965–974

Cohen S, McKay G (1984) Social support, stress and the buffering hypothesis: a theoretical analysis. Handbook Psychol Health 4:253–267

Connor WE (1999) Harbingers of coronary heart disease: dietary saturated fatty acids and cholesterol. Is chocolate benign because of its stearic acid content? Am J Clin Nutr 70(6):951–952

Cordain L (2006) Saturated fat consumption in ancestral human diets: implications for contemporary intakes. CRC Press, Boca Raton, S 115–126

Cordain L (2008) The protein debate: Dr. Loren Cordain & T. Colin Campbell. https://www.catalystathletics.com/article/50/The-Protein-Debate-Dr-Loren-Cordain-T-Colin-Campbell/. Zugegriffen am 08.08.2018

Cordain L, Miller J, Eaton S, Mann N, Holt S, Speth J (2000) Plant-animal subsistence ratios and macronutrient energy estimations in worldwide hunter-gatherer diets. Am J Clin Nutr 71(3):682–692

Cordain L, Eaton S, Miller J, Mann N, Hill K (2002a) The paradoxical nature of hunter-gatherer diets: meat-based, yet non-atherogenic. Eur J Clin Nutr 56(S1):S42–S52. https://doi.org/10.1038/sj.ejcn.1601353

Cordain L et al (2002b) Fatty acid analysis of wild ruminant tissues: evolutionary implications for reducing diet-related chronic disease. Eur J Clin Nutr 56(3):181–191

Cunnane SC, McAdoo KR, Horrobin DF (1986) n-3 Essential fatty acids decrease weight gain in genetically obese mice. Br J Nutr 56(1):87–95

D'Antona G et al (2010) Branched-chain amino acid supplementation promotes survival and supports cardiac and skeletal muscle mitochondrial biogenesis in middle-aged mice. Cell Metab 12(4): 362–372

Danthi SJ, Enyeart JA, Enyeart JJ (2005) Modulation of native T-type calcium channels by ω-3 fatty acids. Biochem Biophys Res Commun 327(2):485–493. https://doi.org/10.1016/j.bbrc.2004.12.033

Das J, Ghosh J, Manna P, Sil PC (2008) Taurine provides antioxidant defense against NaF-induced cytotoxicity in murine hepatocytes. Pathophysiology 15(3):181–190

DeLany JP et al (2000) Differential oxidation of individual dietary fatty acids in humans. Am J Clin Nutr 72(4):905–911

Devkota S, Wang Y, Musch M et al (2012) Dietary-fat-induced taurocholic acid promotes pathobiont expansion and colitis in Il10-/-mice. Nature 487(7405):104–108. https://doi.org/10.1038/nature11225

Dölen G et al (2013) Social reward requires coordinated activity of nucleus accumbens oxytocin and serotonin. Nature 501(7466):179–184

Dominy J Jr, Thinschmidt JS, Peris J, Dawson R Jr, Papke RL (2004) Taurine-induced long-lasting potentiation in the rat hippocampus shows a partial dissociation from total hippocampal taurine content and independence from activation of known taurine transporters. J Neurochem 89(5): 1195–1205

El Hafidi M et al (2004) Glycine intake decreases plasma free fatty acids, adipose cell size, and blood pressure in sucrose-fed rats. Am J Physiol Regul Integr Comp Physiol 287(6):R1387–R1393

El Idrissi A et al (2013) Taurine regulation of blood pressure and vasoactivity. Taurine 8:407–425

Eleftheriou P, Kynigopoulos S, Giovou A et al (2014) Prevalence of Anti-Neu5Gc antibodies in patients with hypothyroidism. Biomed Res Int 2014:1–9

Erejuwa OO (2014) Effect of honey in diabetes mellitus: matters arising. J Diabetes Metab Disord 13(1):1

Erejuwa OO, Sulaiman SA, Wahab MS (2012) Honey – a novel antidiabetic agent. Int J Biol Sci 8(6): 913–934

Failli P et al (1992) Taurine antagonizes the increase in intracellular calcium concentration induced by α-adrenergic stimulation in freshly isolated guinea-pig cardiomyocytes. J Mol Cell Cardiol 24(11):1253–1265

Ferraro JV et al (2013) Earliest archaeological evidence of persistent hominin carnivory. PLoS One 8(4):e62174

Flatt JP (1996) Carbohydrate balance and body-weight regulation. Proc Nutr Soc 55(1B):449–465

10

Gannon MC, Nuttall JA, Nuttall FQ (2002) The metabolic response to ingested glycine. Am J Clin Nutr 76(6):1302–1307

Gannon NP et al (2014) Effects of the exercise inducible myokine irisin on malignant and non malignant breast epithelial cell behavior in vitro. Int J Cancer 136(4):E197–E202

Garland M et al (1998) The relation between dietary intake and adipose tissue composition of selected fatty acids in US women. Am J Clin Nutr 67(1):25–30

Gavin L, Moeller M, McMahon F, Castle J, Gulli R, Cavalieri R (1988) Carbohydrate feeding increases total body and specific tissue 3,5,3′-triiodothyronine Neogenesis in the rat. Endocrinology 123(2):1075–1081

Goulas V et al (2009) Phytochemicals in olive leaf extracts and their antiproliferative activity against cancer and endothelial cells. Mol Nutr Food Res 53(5):600–608

Green TR, Fellman JH, Eicher AL, Pratt KL (1991) Antioxidant role and subcellular location of hypotaurine and taurine in human neutrophils. Biochim Biophys Acta 1073(1):91–97

Gürer H, Ozgünes H, Saygin E, Ercal N (2001) Antioxidant effect of taurine against lead-induced oxidative stress. Arch Environ Contam Toxicol 41(4):397–402

Hall SE et al (1984) Ketone body kinetics in humans: the effects of insulin-dependent diabetes, obesity, and starvation. J Lipid Res 25(11):1184–1194

Hansen SH (2010) A role for taurine in mitochondrial function. J Biomed Sci 17(1):1

Harris A, Fang S, Vagenakis A, Bravernan L (1978) Effect of starvation, nutriment replacement, and hypothyroidism on in vitro hepatic T4 to T3 conversion in the rat. Metabolism 27(11):1680–1690

Heaney R et al (1993) Absorbability of calcium from brassica vegetables: broccoli, bok choy, and kale. J Food Sci 58(6):1378–1380

Heinbecker P (1928) Studies on the metabolism of Eskimos. J Biol Chem 80:461–475

Helander H, Fändriks L (2014) Surface area of the digestive tract – revisited. Scand J Gastroenterol 49(6):681–689. https://doi.org/10.3109/00365521.2014.89832

Hendler R, Walesky M, Sherwin R (1986) Sucrose substitution in prevention and reversal of the fall in metabolic rate accompanying hypocaloric diets. Am J Med 81(2):280–284

Hettleman B, Sabina R, Drezner M, Holmes E, Swain J (1983) Defective adenosine triphosphate synthesis. An explanation for skeletal muscle dysfunction in phosphate-deficient mice. J Clin Invest 72(2):582–589

Hirabara S, Curi R, Maechler P (2010) Saturated fatty acid-induced insulin resistance is associated with mitochondrial dysfunction in skeletal muscle cells. J Cell Physiol 222(1):187–194

Hirschfeld R et al (2000) Social functioning in depression: a review. J Clin Psychiatry 61(4):268–275

Hoff J, Gran A, Helgerud J (2002) Maximal strength training improves aerobic endurance performance. Scand J Med Sci Sports 12(5):288–295

Huang JS, Chuang LY, Guh JY, Yang YL, Hsu MS (2008) Effect of taurine on advanced glycation end products-induced hypertrophy in renal tubular epithelial cells. Toxicol Appl Pharmacol 233(2):22–26

Ito T et al (2014) Tissue taurine depletion alters metabolic response to exercise and reduces running capacity in mice. J Amino Acids 2014:964680

Jaminet P (2010) Dangers of zero-carb diets, I: can there be a carbohydrate deficiency? http://perfecthealthdiet.com/2010/11/dangers-of-zero-carb-diets-i-can-there-be-a-carbohydrate-deficiency/. Zugegriffen am 07.08.2018

Jørgensen W, Rud K, Mortensen O, Frandsen L, Grunnet N, Quistorff B (2017) Your mitochondria are what you eat: a high-fat or a high-sucrose diet eliminates metabolic flexibility in isolated mitochondria from rat skeletal muscle. Physiol Rep 5(6):e13207. https://doi.org/10.14814/phy2.13207

Kalaany N, Gauthier K, Zavacki A et al (2005) LXRs regulate the balance between fat storage and oxidation. Cell Metab 1(4):231–244

Kamal A et al (2014) Social isolation stress reduces hippocampal long-term potentiation: effect of animal strain and involvement of glucocorticoid receptors. Neuroscience 256:262–270

Karimi P et al (2015) The therapeutic potential of resistant starch in modulation of insulin resistance, endotoxemia, oxidative stress and antioxidant biomarkers in women with type 2 diabetes: a randomized controlled clinical trial. Ann Nutr Metab 68(2):85–93

Kasubuchi M et al (2015) Dietary gut microbial metabolites, short-chain fatty acids, and host metabolic regulation. Nutrients 7(4):2839–2849

Kawabata F et al (2015) Fish protein intake induces fast-muscle hypertrophy and reduces liver lipids and serum glucose levels in rats. Biosci Biotechnol Biochem 79(1):109–116

Keenan MJ et al (2015) Role of resistant starch in improving gut health, adiposity, and insulin resistance. Adv Nutr 6(2):198–205

Kien CL, Bunn JY, Ugrasbul F (2005) Increasing dietary palmitic acid decreases fat oxidation and daily energy expenditure. Am J Clin Nutr 82(2):320–326

Kimura I et al (2013) The gut microbiota suppresses insulin-mediated fat accumulation via the short-chain fatty acid receptor GPR43. Nat Commun 4:1829

Kohli P, Levy BD (2009) Resolvins and protectins: mediating solutions to inflammation. Br J Pharmacol 158(4):960–971

Lackner PA et al (1997) Age-dependent lens changes in galactose-fed dogs. Exp Eye Res 64(3): 431–436

Laidlaw SA et al (1988) Plasma and urine taurine levels in vegans. Am J Clin Nutr 47(4):660–663

Leonard WR, Snodgrass JJ, Robertson ML (2010) Evolutionary perspectives on fat ingestion and metabolism in humans. In: Montmayeur JP, le Coutre J (Hrsg) Fat detection: taste, texture, and post ingestive effects. CRC Press, Boca Raton, S 3–18

Liu S et al (1994) Dietary omega-3 and polyunsaturated fatty acids modify fatty acyl composition and insulin binding in skeletal-muscle sarcolemma. Biochem J 299(Pt 3):831

Liu C, Xue Y, Sun J (2014) Hydrolyzed fish collagen inhibits inflammatory cytokines secretion in lipopolysaccharide-induced HUVECs. Adv Mat Res 1025–1026:570–573

López-Soldado I et al (2015) Liver glycogen reduces food intake and attenuates obesity in a high-fat diet fed mouse model. Diabetes 64(3):796–807

Mach N, Fuster-Botella D (2017) Endurance exercise and gut microbiota: a review. J Sport Health Sci 6(2):179–197. https://doi.org/10.1016/j.jshs.2016.05.001

Malcom GT et al (1989) Fatty acid composition of adipose tissue in humans: differences between subcutaneous sites. Am J Clin Nutr 50(2):288–291

Marcinkiewicz J, Schaffer S (2015) Taurine 9. Springer, Heidelberg

Marlowe F, Berbesque J, Wood B, Crittenden A, Porter C, Mabulla A (2014) Honey, Hadza, hunter-gatherers, and human evolution. J Hum Evol 71:119–128

Martin WF, Armstrong LE, Rodriguez NR (2005) Dietary protein intake and renal function. Nutr Metab 2(1):25

Martinez-Guryn K et al (2018) Small intestine microbiota regulate host digestive and absorptive adaptive responses to dietary lipids. Cell Host Microbe 23(4):458. https://doi.org/10.1016/j.chom.2018.03.011

Martins AR et al (2012) Mechanisms underlying skeletal muscle insulin resistance induced by fatty acids: importance of the mitochondrial function. Lipids Health Dis 11(1):30

Matsuo T, Sumida H, Suzuki M (1995) Beef tallow diet decreases β-Adrenergic receptor binding and lipolytic activities in different adipose tissues of rat. Metabolism 44(10):1271–1277. https://doi.org/10.1016/0026-0495(95)90028-4

McCarty MF, Dinicolantonio JJ (2014) The cardiometabolic benefits of glycine: is glycine an 'antidote' to dietary fructose? Open Heart 1(1):e000103

McKenney JM, Sica D (2007) Role of prescription omega-3 fatty acids in the treatment of hypertriglyceridemia. Pharmacotherapy 27(5):715–728

Meydani M et al (1994) Dose-response characteristics of galactose-Induced cataract in the rat. Ophthalmic Res 26(6):368–374

Meyer BJ, van der Merwe M, du Plessis DG, de Bruin EJ, Meyer AC (1971) Some physiological effects of a mainly fruit diet in man. S Afr Med J 45(8):191–195

Michaëlsson K et al (2014) Milk intake and risk of mortality and fractures in women and men: cohort studies. BMJ 349:g6015

Michalk C (2015) DAS ist der stärkste Mitochondrien-Booster. http://edubily.de/2015/11/mitochondrien-booster-kreatin/. Zugegriffen am 08.08.2018

Michalk C (2018) Carnosin: Alles zur Wirkung des Wunderstoffs. http://edubily.de/2018/06/carnosin-wirkung/. Zugegriffen am 08.08.2018

Moers A, Schrezenmeir J (1997) Palmitic acid but not stearic acid inhibits NO-production in endothelial cells. Exp Clin Endocrinol Diabetes 105(Suppl 2):78–80

10

Mohagheghi F et al (2011) The neuroprotective effect of olive leaf extract is related to improved blood-brain barrier permeability and brain edema in rat with experimental focal cerebral ischemia. Phytomedicine 18(2):170–175

Müller D, Seim H, Kiess W, Löster H, Richter T (2002) Effects of oral L-carnitine supplementation on in vivo long-chain fatty acid oxidation in healthy adults. Metabolism 51(11):1389–1391

Nabuurs C, Choe C, Veltien A et al (2013) Disturbed energy metabolism and muscular dystrophy caused by pure creatine deficiency are reversible by creatine intake. J Physiol (Lond) 591(2):571–592. https://doi.org/10.1113/jphysiol.2012.241760

Nazar K, Kaciuba-Uściłko H, Szczepanik J, Zemba AW, Kruk B, Chwalbińska-Moneta J, Titow-Stupnicka E, Bicz B, Krotkiewski M (1996) Phosphate supplementation prevents a decrease of triiodothyronine and increases resting metabolic rate during low energy diet. J Physiol Pharmacol 47(2):373–383

O'Keefe J, Vogel R, Lavie C, Cordain L (2011) Exercise like a hunter-gatherer: a prescription for organic physical fitness. Prog Cardiovasc Dis 53(6):471–479

Olive MF (2002) Interactions between taurine and ethanol in the central nervous system. Amino Acids 23(4):345–357

Oliver WJ, Cohen EL, Neel JV (1975) Blood pressure, sodium intake, and sodium related hormones in the Yanomamo Indians, a no-salt culture. Circulation 52(1):146–151

Park T, Lee K, Um Y (1998) Dietary taurine supplementation reduces plasma and liver cholesterol and triglyceride concentrations in rats fed a high-cholesterol diet. Nutr Res 18(9):1559–1571

Petersen KF et al (2015) Effect of aging on muscle mitochondrial substrate utilization in humans. Proc Natl Acad Sci 112(42):E5762–E5762

Phinney SD, Volek JS (2011) The art and science of low carbohydrate living: an expert guide to making the life-saving benefits of carbohydrate restriction sustainable and enjoyable. Beyond Obesity, Lexington

Poudyal H, Campbell F, Brown L (2010) Olive leaf extract attenuates cardiac, hepatic, and metabolic changes in high carbohydrate-, high fat-fed rats. J Nutr 140(5):946–953

Raichlen D, Pontzer H, Harris J et al (2016) Physical activity patterns and biomarkers of cardiovascular disease risk in hunter-gatherers. Am J Hum Biol 29(2):e22919. https://doi.org/10.1002/ajhb.22919

Ripps H, Shen W (2012) Review: taurine: a very essential amino acid. Mol Vis 18:2673–2696

Robertson MD et al (2012) Insulin-sensitizing effects on muscle and adipose tissue after dietary fiber intake in men and women with metabolic syndrome. J Clin Endocrinol Metab 97(9):3326–3332

Russek M (1963) Participation of hepatic glucoreceptors in the control of intake of food. Nature 197(4862):79–80

Ruzickova J et al (2004) Omega-3 PUFA of marine origin limit diet-induced obesity in mice by reducing cellularity of adipose tissue. Lipids 39(12):1177–1185

Ryan JT et al (2011) Bioactive peptides from muscle sources: meat and fish. Nutrients 3(9):765–791

Samraj A, Pearce O, Läubli H et al (2014) A red meat-derived glycan promotes inflammation and cancer progression. Proc Natl Acad Sci 112(2):542–547

Schaffer SW et al (2016) Impaired energy metabolism of the taurine-deficient heart. Amino Acids 48(2):549–558

Schurgers L, Teunissen K, Hamulyak K, Knapen M, Vik H, Vermeer C (2007) Vitamin K-containing dietary supplements: comparison of synthetic vitamin K1 and natto-derived menaquinone-7. Blood 109(8):3279–3283. https://doi.org/10.1182/blood-2006-08-040709

Schwartz G, Fu J, Astarita G et al (2008) The lipid messenger OEA links dietary fat intake to satiety. Cell Metab 8(4):281–288

Shah S, Fonseca V (2011) Iron and diabetes revisited. Diabetes Care 34(7):1676–1677

Sharma S, Chung H, Kim H, Hong S (2016) Paradoxical effects of fruit on obesity. Nutrients 8(10):633. https://doi.org/10.3390/nu8100633

Shen Y et al (2014) Olive leaf extract attenuates obesity in high-fat diet-fed mice by modulating the expression of molecules involved in adipogenesis and thermogenesis. Evid Based Complement Alternat Med 2014:971890

Simopoulos AP (2006) Evolutionary aspects of diet, the omega-6/omega-3 ratio and genetic variation: nutritional implications for chronic diseases. Biomed Pharmacother 60(9):502–507

Smith GI et al (2011) Dietary omega-3 fatty acid supplementation increases the rate of muscle protein synthesis in older adults: a randomized controlled trial. Am J Clin Nutr 93(2):402–412

Spitze AR et al (2003) Taurine concentrations in animal feed ingredients; cooking influences taurine content. J Anim Physiol Anim Nutr 87(7–8):251–262

Stefka A, Feehley T, Tripathi P et al (2014) Commensal bacteria protect against food allergen sensitization. Proc Natl Acad Sci 111(36):13145–13150. https://doi.org/10.1073/pnas.1412008111

Stephens F, Wall B, Marimuthu K et al (2013) Skeletal muscle carnitine loading increases energy expenditure, modulates fuel metabolism gene networks and prevents body fat accumulation in humans. J Physiol (Lond) 591(18):4655–4666

Storlien LH, Jenkins AB, Chisholm DJ et al (1991) Influence of dietary fat composition on development of insulin resistance in rats. Relationship to muscle triglyceride and omega-3 fatty acids in muscle phospholipid. Diabetes 40(2):280–289. https://doi.org/10.2337/diabetes.40.2.280

Tabata I, Nishimura K, Kouzaki M et al (1996) Effects of moderate-intensity endurance and high-intensity intermittent training on anaerobic capacity and VO$_2$max. Med Sci Sports Exerc 28(10):1327–1330

Taouis M, Dagou C, Ster C et al (2001) n-3 Polyunsaturated fatty acids prevent the defect of insulin receptor signaling in muscle. Am J Physiol Endocrinol Metab 282(3):E664–E671. https://doi.org/10.1152/ajpendo.00320.2001

Tastesen HS et al (2014) Scallop protein with endogenous high taurine and glycine content prevents high-fat, high-sucrose-induced obesity and improves plasma lipid profile in male C57BL/6J mice. Amino Acids 46(7):1659–1671

Tsuboyama-Kasaoka N et al (2006) Taurine (2-aminoethanesulfonic acid) deficiency creates a vicious circle promoting obesity. Endocrinology 147(7):3276–3284

Tumova J et al (2015) Protective effect of unsaturated fatty acids on palmitic acid-induced toxicity in skeletal muscle cells is not mediated by PPARδ activation. Lipids 50(10):955–964

Ungar P (2007) Evolution of the human diet. Oxford University Press, Oxford

Valenzuela A et al (2003) Cholesterol oxidation: health hazard and the role of antioxidants in prevention. Biol Res 36(3–4):291–302

Valerio A, D'Antona G, Nisol E (2011) Branched-chain amino acids, mitochondrial biogenesis, and healthspan: an evolutionary perspective. Aging (Albany NY) 3(5):464–478

Walther B, Karl J, Booth S, Boyaval P (2013) Menaquinones, bacteria, and the food supply: the relevance of dairy and fermented food products to vitamin K requirements. Adv Nutr 4(4):463–473. https://doi.org/10.3945/an.113.003855

Wang L et al (2008) The anti-atherosclerotic effect of olive leaf extract is related to suppressed inflammatory response in rabbits with experimental atherosclerosis. Eur J Nutr 47(5):235–243

Werner T, Kumar R, Horvath I, Scheers N, Wittung-Stafshede P (2018) Abundant fish protein inhibits α-synuclein amyloid formation. Sci Rep 8(1):5465

Wrann CD et al (2013) Exercise induces hippocampal BDNF through a PGC-1/FNDC5 pathway. Cell Metab 18(5):649–659

Yamashita Y (2010) Discovery of the strong antioxidant selenoneine in tuna and selenium redox metabolism. World J Biol Chem 1(5):144. https://doi.org/10.4331/wjbc.v1.i5.144

Yanagita T, Han SY, Hu Y, Nagao K, Kitajima H, Murakami S (2008) Taurine reduces the secretion of apolipoprotein B100 and lipids in HepG2 cells. Lipids Health Dis 7:38

Yuzefovych L, Wilson G, Rachek L (2010) Different effects of oleate vs. palmitate on mitochondrial function, apoptosis, and insulin signaling in L6 skeletal muscle cells: role of oxidative stress. Am J Physiol Endocrinol Metab 299(6):E1096–E1105

Zeng H, Saari JT, Johnson WT (2007) Copper deficiency decreases complex IV but not complex I, II, III, or V in the mitochondrial respiratory chain in rat heart. J Nutr 137(1):14–18

Zhang CG, Kim SJ (2007) Taurine induces anti-anxiety by activating strychnine-sensitive glycine receptor in vivo. Ann Nutr Metab 51(4):379–386

Zhang M, Bi LF, Fang JH, Su XL, Da GL, Kuwamori T, Kagamimori S (2004) Beneficial effects of taurine on serum lipids in overweight or obese non-diabetic subjects. Amino Acids 26(3):267–271

Zhong Z et al (2003) L-Glycine: a novel antiinflammatory, immunomodulatory, and cytoprotective agent. Curr Opin Clin Nutr Metab Care 6(2):229–240

Zhou S et al (2015) Increased missense mutation burden of fatty acid metabolism related genes in Nunavik Inuit population. PLoS One 10(5):e0128255

Zhu C-F et al (2010a) Treatment with marine collagen peptides modulates glucose and lipid metabolism in Chinese patients with type 2 diabetes mellitus. Appl Physiol Nutr Metab 35(6):797–804

Zhu C-F et al (2010b) Therapeutic effects of marine collagen peptides on Chinese patients with type 2 diabetes mellitus and primary hypertension. Am J Med Sci 340(5):360–366

Zhu C-F et al (2010c) Effect of marine collagen peptides on markers of metabolic nuclear receptors in type 2 diabetic patients with/without hypertension. Biomed Environ Sci 23(2):113–120

Nachwort: „Don't seperate – it's part of the result"

© Springer-Verlag GmbH Deutschland, ein Teil von Springer Nature 2019
C. Michalk, *Gesundheit optimieren – Leistungsfähigkeit steigern*,
https://doi.org/10.1007/978-3-662-58231-2_11

„Don't seperate – it's part of the result" war der Ratschlag meines Professors, als ich im Labor über die Resultate meiner Experimente zum Thema Antioxidanzienhaushalt bei Hefezellen nachdachte. Wie viel Weisheit in dieser Aussage steckte, verstand ich erst später.

Viel zu häufig separieren wir und übersehen dabei, dass wir – auch ohne zu separieren – *wissen*.

11.1 Alles ist eins

Auf meiner Facebook-Wall tauchte irgendwann ein Beitrag eines Bekannten auf. Er postete Bilder von blutüberströmten Tieren, die gerade getötet wurden – und zwar von anderen Tieren. Die Aussage seines Posts über den Bildern war, sinngemäß: Die Welt ist nun mal so. Hart und grausam. Töten und getötet werden. Das ist die Evolution, die Wahrheit. Wir vermenschlichen die „heilende Natur" und sehen dabei „die Wahrheit" nicht mehr.

Ist das wirklich „die Wahrheit"? Nein. Denn „die andere Wahrheit" ist, dass genau diese Evolution dafür gesorgt hat, dass wir die Natur vermenschlichen, sie und ihre Heilkräfte „sehen". Wie Sie nach dem Lesen dieses Buches wissen aus gutem Grund. „Don't seperate – it's part of the result." Sie können weder dem einen, noch dem anderen Sachverhalt einen besonderen Wahrheitsgehalt zusprechen. Denn während es stimmt, dass die Evolution genau so arbeitet – fressen und gefressen werden –, stimmt es eben auch, dass es gewisse menschliche Eigenschaften genau aufgrund dieser Evolution gibt – aus genau den gleichen und guten Gründen.

Neulich schrieben wir einen Newsletter zum Thema „Gesetze". Alles auf dieser Welt funktioniert mit Gesetzen. Chemisch. Physikalisch. Biologisch. Sogar die Sportwissenschaft, also die Trainingslehre, fußt auf Gesetzen. Es kam eine Antwort-Mail von einem Leser. „Alles gut und schön. Wenn Wissenschaftler nun auch die geistigen Gesetze berücksichtigen, dann brauchen wir nicht mehr zu raten, sondern *wissen*." Auch hier wurde separiert. Denn selbst wenn es geistige Gesetze gäbe, die komplexe Vorgänge auf Makroebene präzise vorhersehbar machen würden, würde das nichts daran ändern, dass eben dieser Geist mithilfe der uns bekannten Gesetze arbeiten muss. Sie können also jahrelang beten – wenn Sie von einer Brücke springen, werden Sie immer sterben. Physikalische Gesetze. Es wird aus genau diesem Grund immer um Wahrscheinlichkeiten gehen. „Don't seperate – it's part of the result."

Im Alltag bräuchten Sie fast nie zu separieren, denn der Informationsgehalt steckt in der erfahrenen Sequenz selbst. Sie brauchen die Information nicht mehr aufzuschlüsseln, denn das hat Ihr Gehirn längst getan. Stellen Sie sich mal einen Bankraub vor. Sie werden, ohne groß darüber nachzudenken, *wissen*, dass das keine gute Tat ist. Abgesehen davon, dass hier mit Menschenleben gespielt wird, brechen andere Menschen *bewusst* Regeln, um sich einen Vorteil (= viel Geld im Rucksack) zu verschaffen. Das wissen Sie ganz genau. Würden Sie jetzt separieren, indem Sie die Räuber tiefenpsychologisch und im Detail analysieren, kämen Sie vielleicht zu ganz anderen Schlüssen: Vielleicht handelte es sich dabei um arme Menschen, denen das Leben übel mitspielte. Auf diese Weise könnten Sie jedes (schlechte) Verhalten eines anderen Menschen entschuldigen. Im Endeffekt aber, und genau zu diesem Schluss würden Sie irgendwann wieder kommen, haben sich andere Menschen *bewusst* dafür entschieden, etwas Schlechtes zu tun. „Don't seperate – it's part of the result."

Wenn wir *wissen*, dass ein Hamburger nicht gesund ist, ist es interessant herauszufinden, warum das der Fall sein könnte. Das ist Ernährungswissenschaft mit ihren vielen Trugschlüssen und falschen Interpretationen. Denn: Natürlich können Sie alles *separieren* und in die Einzelteile zerlegen. Ihnen wird das aber zum einen niemals vollständig gelingen, denn dazu gibt es zu viele Substanzen, die Sie in einem Hamburger finden. Zum anderen kann es sein, dass ein Hamburger nur deshalb ungesund ist, weil die Einzelteile synergistisch wirken – vielleicht wirken genau dieses Brot und genau dieses Fleisch in einem anderen Kontext ganz anders. Der Punkt ist nur: Es ändert nichts. Der Hamburger bleibt ungesund. Und das *wissen* Sie. Ohne zu separieren.

Freilich: Das heißt nicht, dass wir nie wieder separieren und Einzelteile eines Sachverhalts analysieren sollen. Leider treffen wir viele Entscheidungen im Leben aufgrund solcher Analysen, denen es am Ende an Ganzheitlichkeit fehlt.

Mein Team und ich wünschen Ihnen für die Zukunft alles Gute. Ich hoffe, Sie haben an Ernährung (und am „Separieren von Ernährung") genauso viel Spaß wie wir – und vergessen dabei das Gesamtbild nicht. Nämlich, dass Ernährung nur ein kleiner Teil des Ganzen, Ihres eigenen Lebensstils ist.

Sehr herzlich
Chris Michalk und Phil Böhm

Serviceteil

© Springer-Verlag GmbH Deutschland, ein Teil von Springer Nature 2019
C. Michalk, *Gesundheit optimieren – Leistungsfähigkeit steigern*,
https://doi.org/10.1007/978-3-662-58231-2

Sachverzeichnis

Ihr Bonus als Käufer dieses Buches

Als Käufer dieses Buches können Sie kostenlos das eBook zum Buch nutzen.
Sie können es dauerhaft in Ihrem persönlichen, digitalen Bücherregal
auf **springer.com** speichern oder auf Ihren PC/Tablet/eReader downloaden.

Gehen Sie bitte wie folgt vor:

1. Gehen Sie zu **springer.com/shop** und suchen Sie das vorliegende Buch
   (am schnellsten über die Eingabe der eISBN).
2. Legen Sie es in den Warenkorb und klicken Sie dann auf:
   zum Einkaufswagen/zur Kasse.
3. Geben Sie den untenstehenden Coupon ein. In der Bestellübersicht wird
   damit das eBook mit 0 Euro ausgewiesen, ist also kostenlos für Sie.
4. Gehen Sie weiter **zur Kasse** und schließen den Vorgang ab.
5. Sie können das eBook nun downloaden und auf einem Gerät Ihrer Wahl lesen.
   Das eBook bleibt dauerhaft in Ihrem digitalen Bücherregal gespeichert.

EBOOK INSIDE

eISBN	978-3-662-58231-2
Ihr persönlicher Coupon	xm73ZOPqZTLxJ17

Sollte der Coupon fehlen oder nicht funktionieren, senden Sie uns bitte
eine E-Mail mit dem Betreff: **eBook inside** an **customerservice@springer.com**.